図解

改訂新版

膠原病がよくわかる最新治療と正しい知識

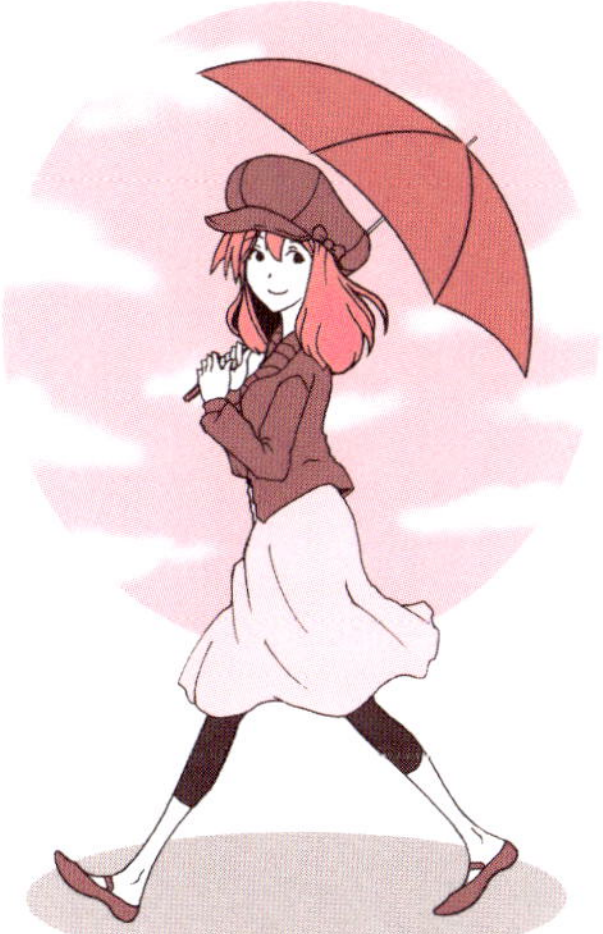

監修

順天堂大学名誉教授

馬事公苑クリニック 膠原病・リウマチ科

橋本博史

日東書院

監修にあたって

膠原病《こうげんびょう》への理解を深めるために

「膠原病」といわれて、膠原病がどんな病気であるのか、理解されている方は少ないでしょう。膠原病は、複数の病気の総称で、いまだ原因不明の慢性疾患です。発病や病状の背景にある病気のしくみが複雑であるため、「難しい病気」という印象をもたれる方も多いでしょう。

１９７２年に、膠原病に含まれる全身性エリテマトーデスやベーチェット病が、まれな病気で、原因がわからず、治療法もなく、先の見通しも不良であることから、厚生労働省の「特定疾患（難病）」に指定されました。以来、研究助成と医療助成が行われてきました。２０１４年には難病対策の見直しが行われ難病法が新しく制定され、翌年より膠原病に含まれるほぼすべての病気が指定難病として医療費の助成が行われるようになりました。

病態が発症する仕組みが明らかにされるとともに、医学の急速な進歩によって診断技術と治療法の発達がみられ、生命予後が大幅に改善されました。たとえば、全身性エリテマトーデスでは、ステロイド治療が導入される前は、

3年生存率は50％以下でしたが、１９９０年代以降は、95％以上と劇的な改善がみられています。膠原病は早期に診断し、早期に治療をはじめれば、多くは「よい状態」を維持できる病気へとさま変わりしています。

膠原病は、若い女性に発病が多くみられるのが特徴の一つです。発症しやすい年齢が20～30歳代というものもあります。働きざかりであるうえ、結婚・妊娠・出産という問題に直面し、不安を抱かれる方も少なくありません。

しかし、経過をみながら適切な治療を行えば、病気に縛られることなく病状をコントロールできる病気です。病状をコントロールするには、自分自身の病気のことをよく知り、理解することが大切です。

本書では、膠原病の初期症状、現時点で考えられる原因や誘因、病気別の症状・経過・治療法、日常生活の注意点、療養生活を支える制度などの最新情報をわかりやすく解説しています。患者さんだけでなく、患者さんの家族や周囲の方々にも読んでいただき、膠原病への理解を深めていただければ幸いです。そして、患者さんを支え励《はげ》ましていただきたいと思います。

橋本博史

序章

あなたの疑問や不安を少しでもなくすために……。

もしも「膠原病《こうげんびょう》」と診断されたら、どうすればいいのでしょう？

原因不明の発熱や発疹《ほっしん》、関節の腫れや痛みが続き、
医師から「膠原病が疑われます」といわれて、多くの人が困惑します。
「なぜ、わたしが？」「これから先、どうなるの？」という、
あなたの疑問や不安を少しでもなくすために、
わかりやすく解説します。

Q1 膠原病って、どんな病気？

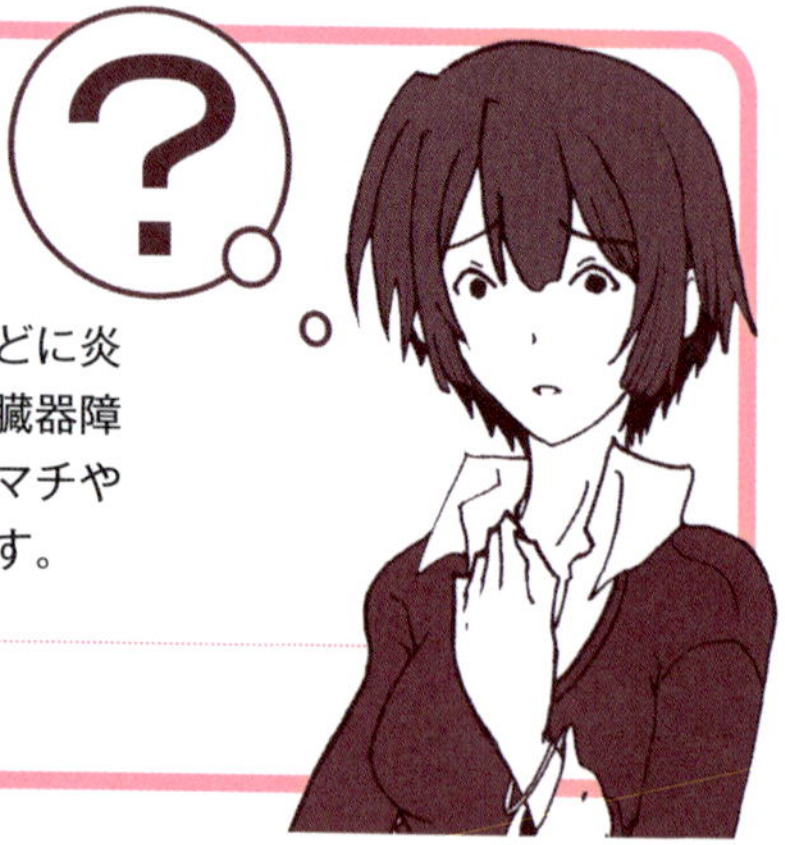

膠原病は、関節や筋肉、皮膚、血管などに炎症を起こし、さまざまな症状や多くの臓器障害をきたす病気の総称です。関節リウマチや全身性エリテマトーデスなどがあります。

＊詳しくは16ページ

Q2 膠原病は、遺伝するの？

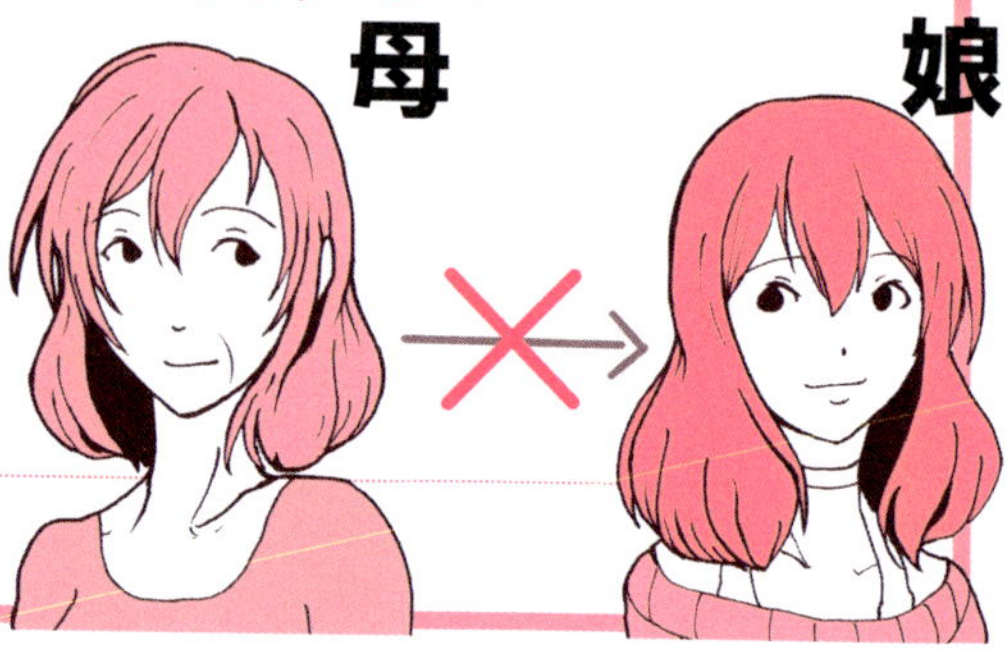

膠原病は、遺伝病や伝染病ではありません。かかりやすい体質は受け継がれることはあっても、はっきりとした遺伝性はありません。

＊詳しくは42ページ

Q3 なぜ発病したのだろう？

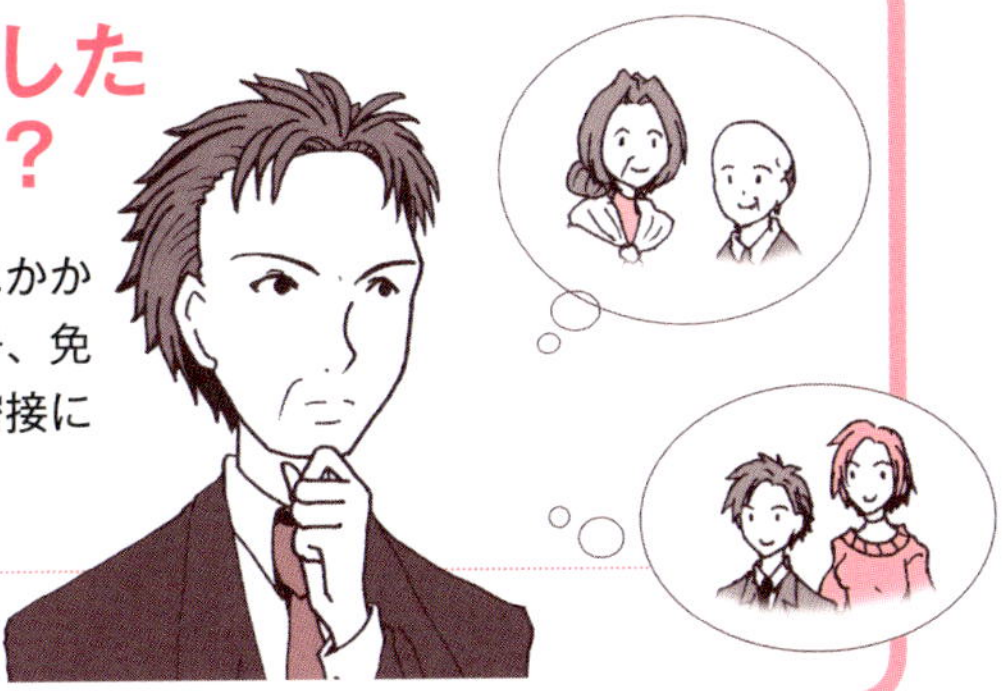

真の原因は不明ですが、病気にかかりやすい体質・素因[※1]、環境因子、免疫異常、女性ホルモンなどが密接に関わっているとされています。

＊詳しくは48ページ

Q4 膠原病は、一生治らない病気なの？

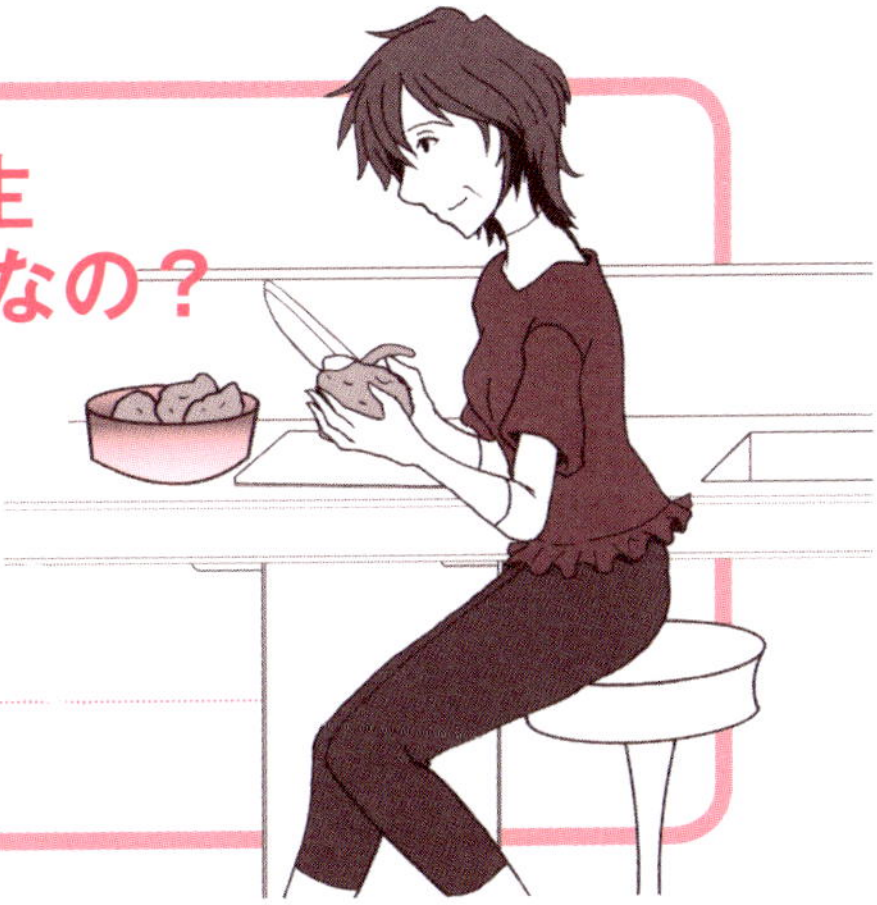

膠原病は、「よい状態」と「再燃[※2]」を繰り返す病気です。しかし、治療を続けていくことで、よい状態をコントロールすることが可能になります。

＊詳しくは162ページ

Q5 薬の副作用による「ムーンフェイス」は治るの？

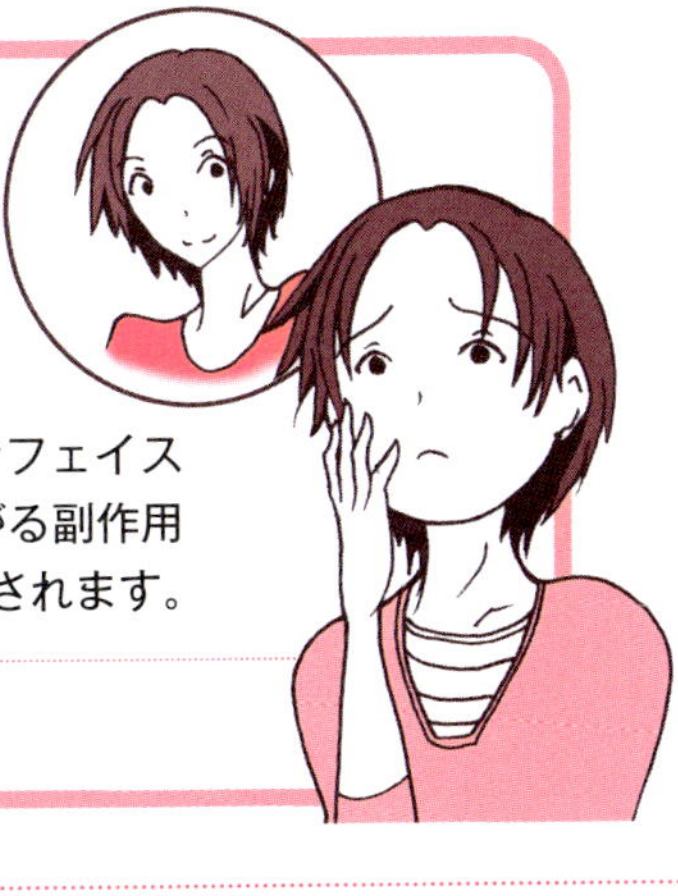

ステロイド薬によって体重増加とともにムーンフェイス（満月のように丸い顔）になります。女性が嫌がる副作用の筆頭にあげられますが、服用量が減れば解消されます。

＊詳しくは138、180ページ

※1・素因…ある病気にかかりやすい素質。
※2・再燃…再び病状が勢いを増す状態。

Q6 結婚や出産は、あきらめたほうがいいの？

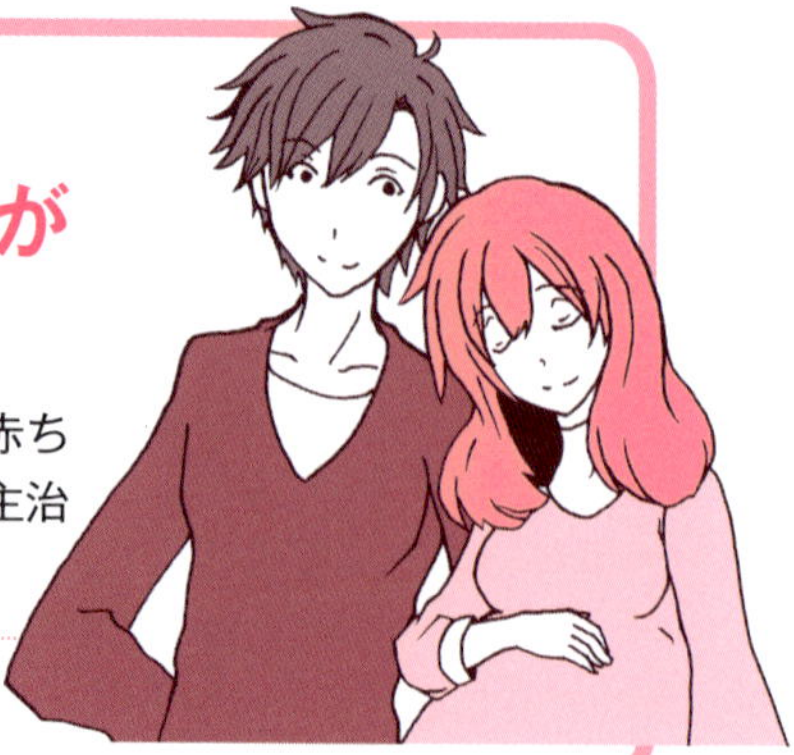

膠原病《こうげんびょう》であっても妊娠・出産して、元気な赤ちゃんを育てている人も少なくありません。主治医と相談して、計画的にのぞみましょう。

＊詳しくは168ページ

Q7 医療費の負担が心配なのですが？

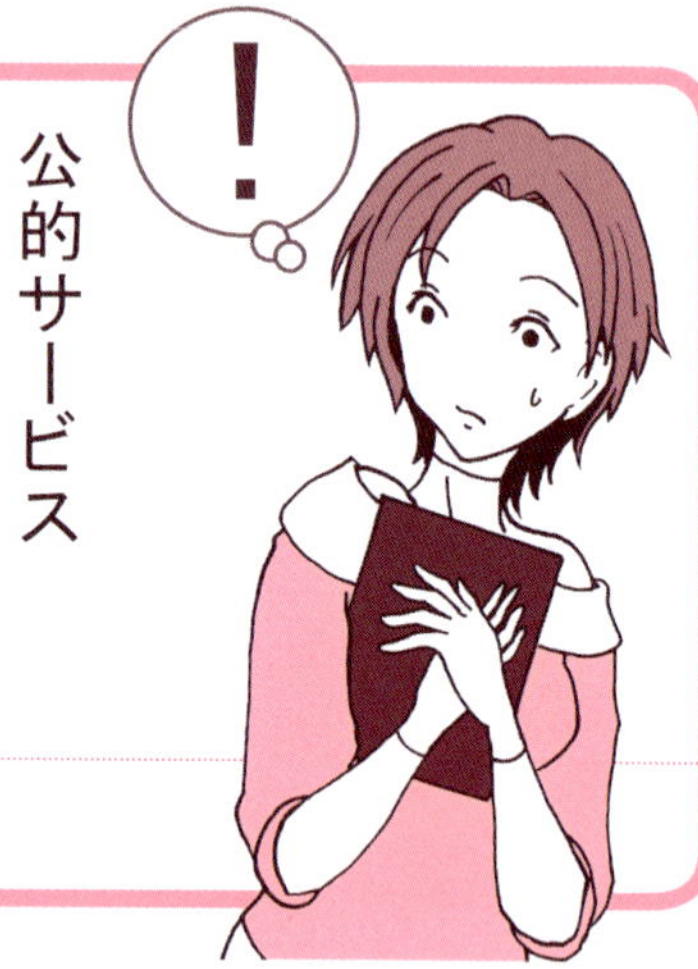

難病に指定されている病気（指定難病）に対しては、医療費援助が受けられます。対象外であっても社会保障制度を活用できます。

＊詳しくは187ページ

Q8 同じ病気で悩んでいる人もいますか？

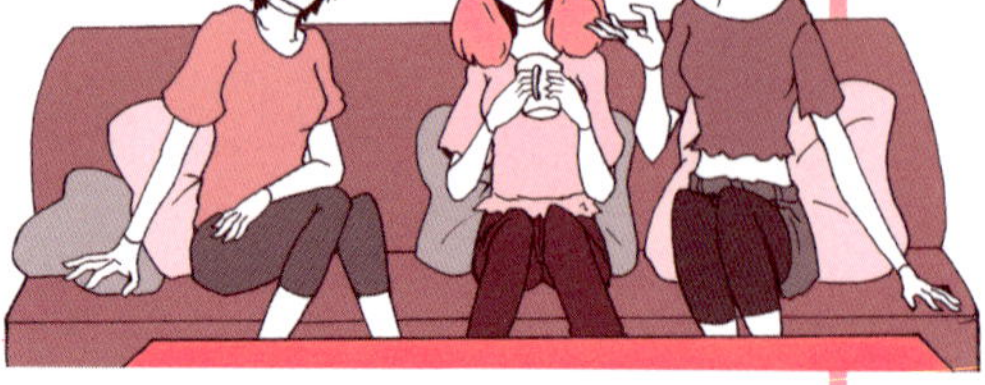

ひとりで悩まず、病気を隠さず、相談できる家族や友人、同僚をつくることが大切です。そして、同じ病気をもっている人たちと交流を図ることで、病気に対する疑問や不安も解消されていきます。

＊詳しくは184ページ

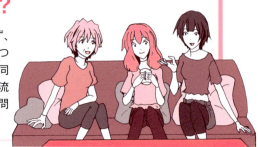

第1章

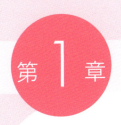

どんな
症状でしょうか？

～膠原病《こうげんびょう》の種類と症状～

膠原病《こうげんびょう》とは一つの病名ではなく、いくつかの病気の集合体

膠原病は、免疫の異常によって、関節や筋肉、皮膚、血管などの結合組織（細胞と細胞をつなぐ組織）に炎症を起こし、全身が障害される疾患の総称です。

なぜ膠原病が起こるのか、その病因は残念ながら明らかにされていません。しかしながら、膠原病の発病には、①病気にかかりやすい体質・素因※、②環境因子、③免疫の異常、④その他の原因（女性ホルモンなど）が、密接に関わっていることがわかっています。

膠原病に含まれる多くの病気は、２０１５年度から難病法により指定難病として、医療費を軽減するために医療費の援助が受けられます。指定難病とは、診断基準を確立しているものの、原因不明で根本から完全に治す治療法がなく長期療法を必要とし、患者数も少ない病気のことです。膠原病は〝難病〟といわれつつも、病気の原因究明や治療法の開発によって、現在は**〝予後のよい病〟となっています。**

この章では、膠原病を理解するために初期症状から紹介していきます。

※素因…ある病気にかかりやすい素質。

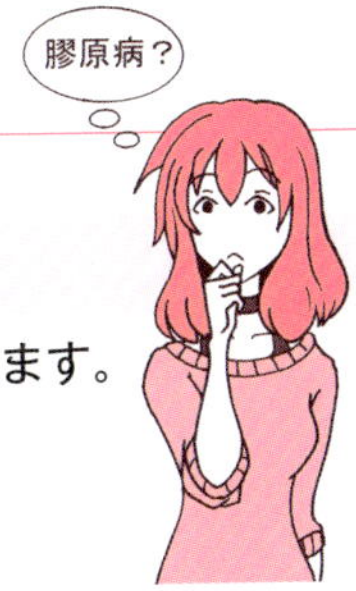

＊膠原病に含まれるおもな病気

それぞれの病気は、英語名の略称で呼ばれることがあります。
医師から説明を受ける際の参考にしてください。

●関節リウマチ　RA (Rheumatoid Arthritis)

※亜型：悪性関節リウマチ　MRA (Malignant Rheumatoid Arthrirtis) ＊

全身性若年性《じゃくねんせい》特発性関節炎（若年性関節リウマチ）＊
JIA (Juvenile Idiopathic Arthritis)

フェルティ症候群《しょうこうぐん》

カプラン症候群

●全身性エリテマトーデス　SLE (Systemic Lupus Erythematosus) ＊

●全身性強皮症《きょうひしょう》　SSc (Systemic Sclerosis) ＊

●多発性筋炎《たはつせいきんえん》・皮膚筋炎《ひふきんえん》　PM・DM (Polymyositis・Dermatomyositis) ＊

●シェーグレン症候群　SjS (Sjögren Syndrome) ＊

●混合性結合組織病《こんごうせいけつごうそしきびょう》　MCTD (Mixed Connective Tissue Disease) ＊

●抗《こう》リン脂質抗体症候群《ししつこうたいしょうこうぐん》　APS (Anti-phospholipid syndrome) ＊

●血管炎症候群

- 結節性多発動脈炎《けっせつしょうたはつどうみゃくえん》（結節性動脈周囲炎）　PN (Polyarteritis Nodosa) ＊
- 顕微鏡的《けんびきょうてき》多発血管炎　MPA (Microscopic Polyangiitis) ＊
- 多発血管炎性肉芽腫症　GPA (Granulomatosis with polyangiitis)
  または ウェゲナー肉芽腫症《にくげしゅしょう》　WG (Wegener's Granulomatosis) ＊
- 好酸球性多発血管炎性肉芽腫症《こうさんきゅうせいたはっけっかんえんせいにくげしゅしょう》（チャーグ・ストラウス症候群）
  EGPA (Eosinophilic Granulomatosis with Polyangiitis) ＊
- 高安動脈炎《たかやすどうみゃくえん》（大動脈炎《だいどうみゃくえん》症候群）　TA (Takayasu's Arteritis) ＊
- 巨細胞性動脈炎（側頭動脈炎）　GCA (Giant Cell Arteritis) またはTA (Temporal Arteritis) ＊
- 川崎病　KD (Kawasaki Disease)

●成人スチル病　AOSD (Adult-Onset Still's Disease) ＊

●その他

リウマチ熱、ベーチェット病＊、サルコイドーシス＊、
再発性多発軟骨炎＊など

※亜型《あけい》は、本来の型とは異なるが、それに準じるものという。
※＊印は、指定難病を示す。医療費援助が受けられます（187参照）。

原因不明の発熱、関節の痛みやこわばり……こんな症状がはじめにあらわれる

膠原病《こうげんびょう》という病名自体が聞き慣れないこともあって、医師から「膠原病が疑われる」といわれると、「膠原病って何?」「死に至る病気なの?」「なぜ、わたしが?」「これから先はどうなるの?」と、誰もが驚きと不安の念にかられるといいます。

膠原病は、まれに急に悪化することもありますが、発病初期の軽いうちに、適切な治療を開始すれば、症状をでにくくしたり、進行を抑えたりすることが可能な病気です。

膠原病の症状は、きわめて多彩です。それぞれの病気に特徴的な症状がありますが、共通してみられる症状がいくつかあげられます。原因不明の発熱や倦怠感《けんたいかん》、体重減少などの全身症状。関節の痛みやこわばり、筋力低下などの関節・筋症状。紅い発疹《ほっしん》（紅斑《こうはん》）や潰《かい》瘍《よう》、結節、硬化、レイノー現象、日光過敏症などの皮膚症状。さらに、病気によっては多くの内臓（腎臓、肺、心臓、肝臓、脳、消化器官など）に障害を伴います。これらの症状は、急性のものから、ゆっくり時間をかけて発病するものまでさまざまです。

＊膠原病にみられる特徴

それぞれの病気には、
つぎのような特徴がみられます。
推定患者数は、
従来の特定疾患治療研究事業における
受給者数であるため、
実際の患者数はさらに多いと
考えられています。

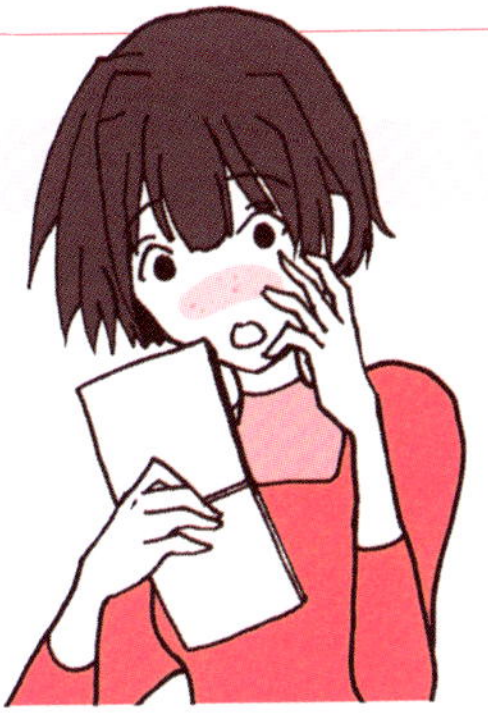

疾患名	推定 患者数	性差	発症 年齢	初期症状	主に侵《おか》される 臓器
関節 リウマチ RA	70～ 100万人	女性 75%	30～ 50歳	関節痛、 腫れ、 朝のこわばり	関節、肺
全身性 エリテマトー デス SLE	4万7000人	女性 90%	20～ 30歳	発熱、 関節痛、 蝶形《ちょうけい》紅斑、 レイノー現象	皮膚、腎臓、 心臓、脳、 肺、血液
全身性強皮症 SSc	9300人	女性 66%	30～ 50歳	レイノー現象、 皮膚の硬化、 こわばり	皮膚、肺、 腎臓、消化器
多発性筋炎・ 皮膚筋炎 PM・DM	7000人	女性 66%	10～ 50歳	筋力低下、 筋肉痛、 関節痛、 紅斑、 レイノー現象	皮膚、 筋肉、肺
シェーグレン 症候群 SjS	1万7000人	女性 90%	40～ 60歳	ドライマウス、 ドライアイ、 耳下腺腫脹《しゅちょう》	目、口腔、 外分泌線
混合性 結合組織病 MCTD	1万人	女性 90%	20～ 30歳	レイノー現象、 関節痛、 手指の こわばりと 腫脹・硬化	SLE、SSc、 PM・DMなど、 ２疾患以上が 重複

かぜの症状はないのに、微熱や高熱がいつまでも続く

かぜをひいたわけでもないのに、原因不明の微熱や高熱がいつまでも続くというのは、膠原病《こうげんびょう》に含まれる多くの病気に共通する症状です。**感染症と違い、抗生物質を服用しても熱が下がらないのが特徴です。**

高熱で発症しやすい膠原病は、全身性エリテマトーデス、結節性多発動脈炎、顕微鏡的多発血管炎、リウマチ熱などです。特徴的な熱型はないのですが、若年性特発性関節炎のスチル病といわれている病気では、高熱と解熱《げねつ》を繰り返す熱型がみられます。成人でも同じ病気がみられることがあり、成人スチル病と呼ばれています。高熱がでるときには寒気を伴い、解熱するときには発汗がみられます。

微熱（37℃台）が続くこともあります。これは、多くの膠原病でみられます。また、女性の場合には、生理的に体温が高まる時期がありますから、病的な微熱と区別しなければなりません。

＊原因不明の発熱や食欲低下などは注意が必要です。

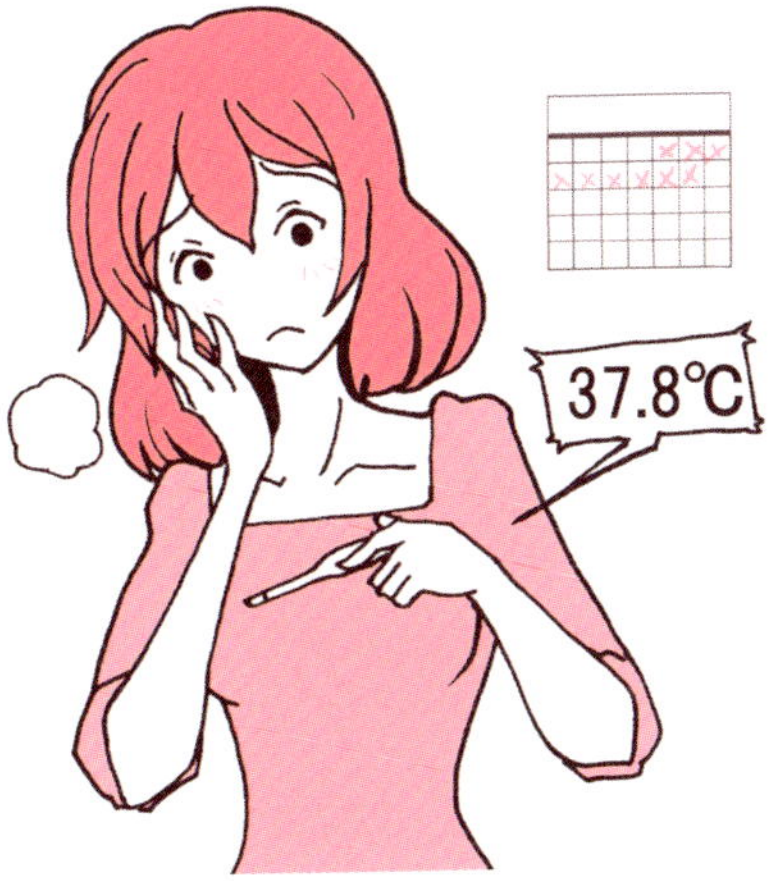

●微熱があってもわりあい元気がある

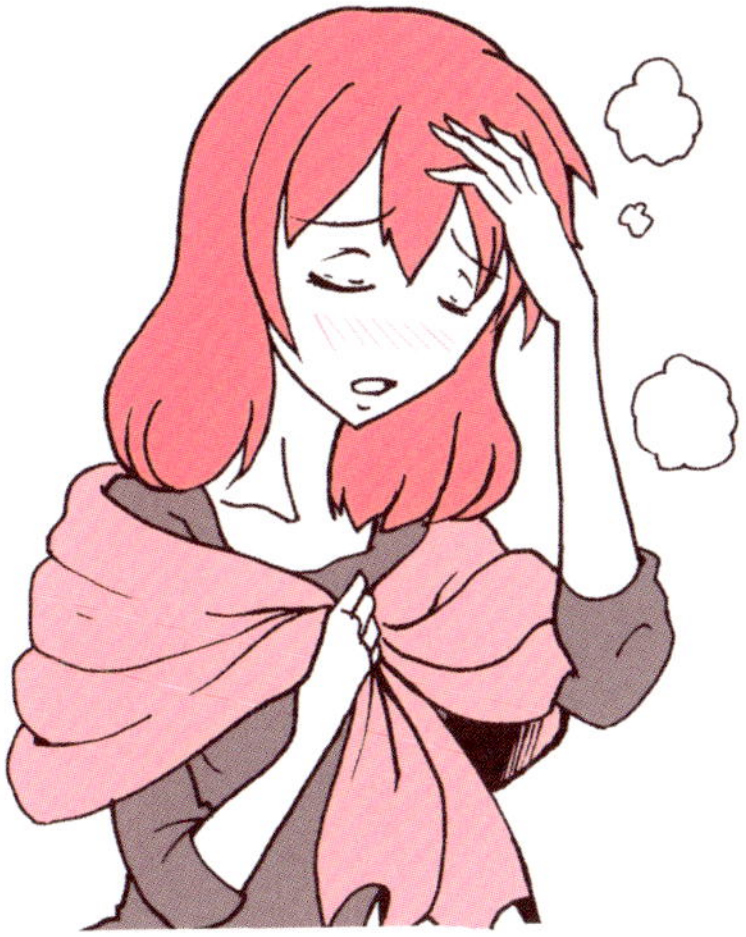

●高熱がでることもある。
抗生物質などを飲んでも治らない

体温は決まった時間に測り、記録しよう!!

体温は１日のうちでも変動します。毎日決まった時間（午前、午後、夕方）に検温して１か月ほど記録しておくと、受診する際、診察の参考になります。ただし、子どもは健康でも平熱は高め（37℃台）であることや、女性は月経前の約２週間は生理的に基礎体温が高くなるので考慮して検温しましょう。

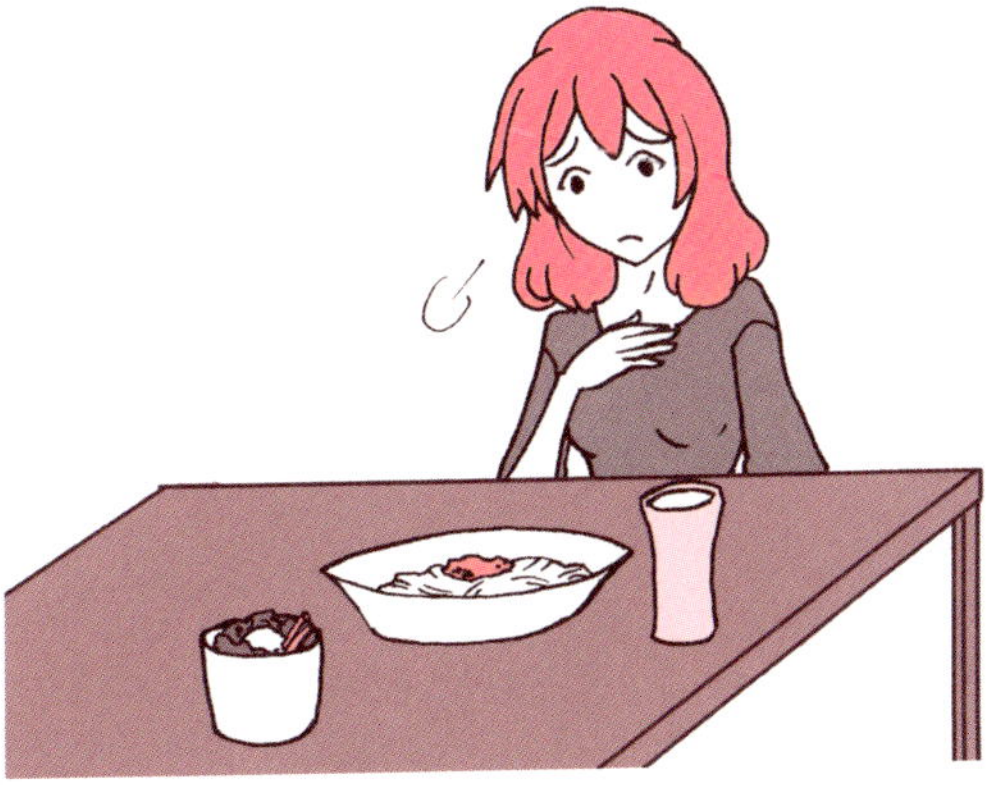

●食欲がなくなって、
急激に痩《や》せることもある

体のふしぶしが痛い!!
関節炎、関節痛、朝のこわばりがあらわれる

「体のふしぶしが痛い」や「関節が腫れる・痛い」という関節症状は、いずれの膠原病《こうげんびょう》にも共通する初期症状です。手や足、首、肩、ひじ、ひざなどの関節が、じっとしていても痛むこともあれば、動かすことで強い痛みを感じることもあります。また、雑巾《ぞうきん》を絞ったり、蛇口をひねったりすると、手首や指に痛みが走ることもあります。

関節症状がもっとも強くあらわれるのが、関節リウマチです。最初は、関節が痛むというより、朝起きたときに「関節がこわばって、おかしい!?」と感じます。これは「朝のこわばり」と呼ばれるもので、関節に炎症が起きて睡眠中に体液がたまって、むくみがでたと考えられます。体を動かすうちにこわばりはとれますが、起床して1時間以上も続くようであれば、関節リウマチが疑われます。

関節の腫れや痛みは、左右対称に起こります。また、関節リウマチでは、微熱を伴うこともあります。

＊手首と指の関節に症状がでやすい

関節リウマチの関節症状は、左右対称に起こるのが特徴です。
手首と指の関節は、腫れや痛みの起こる位置は違っても、
両手に症状があれば左右対称とみなされます。

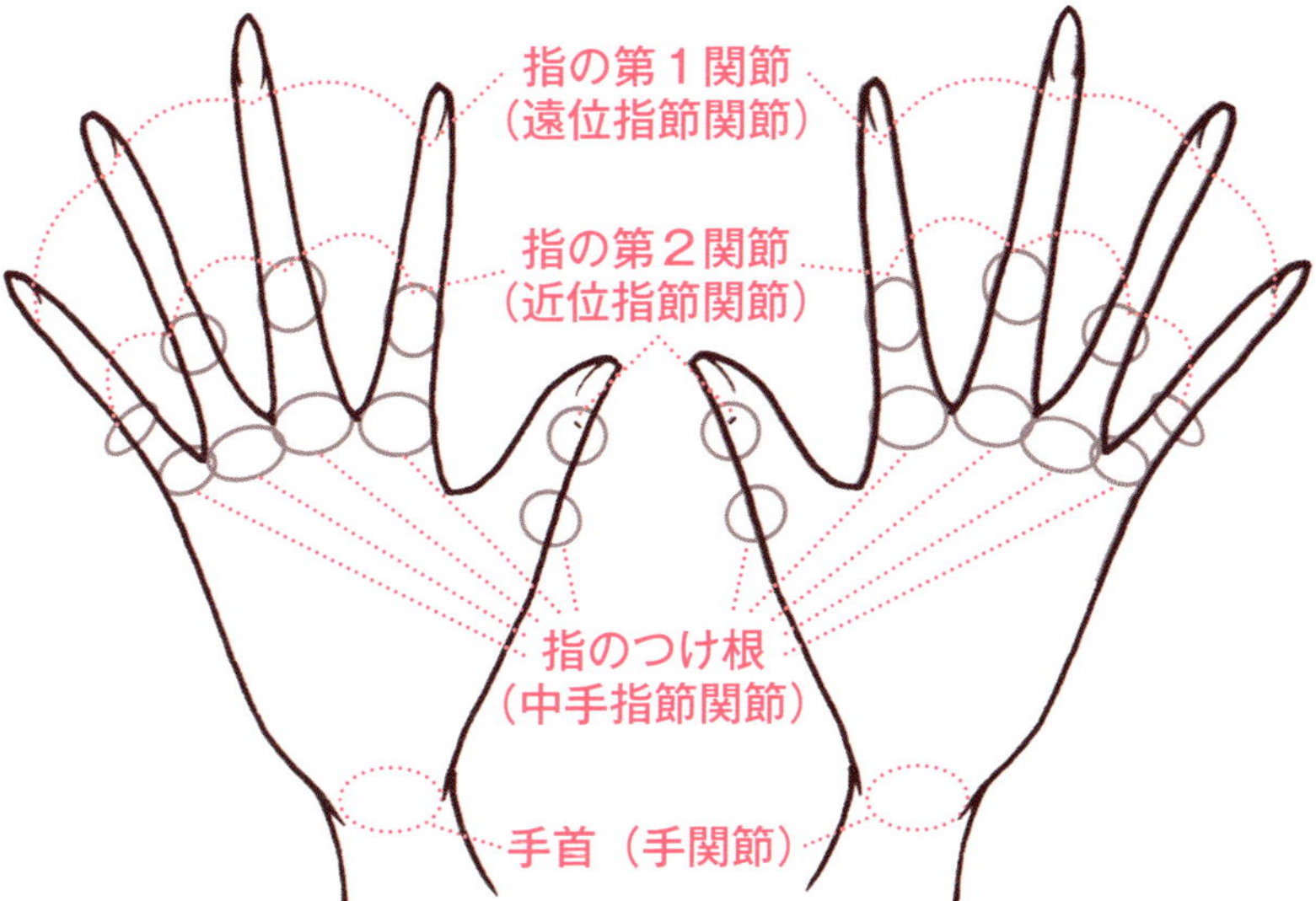

手首や指（第１関節を除く）の関節に腫れや痛みが起こる

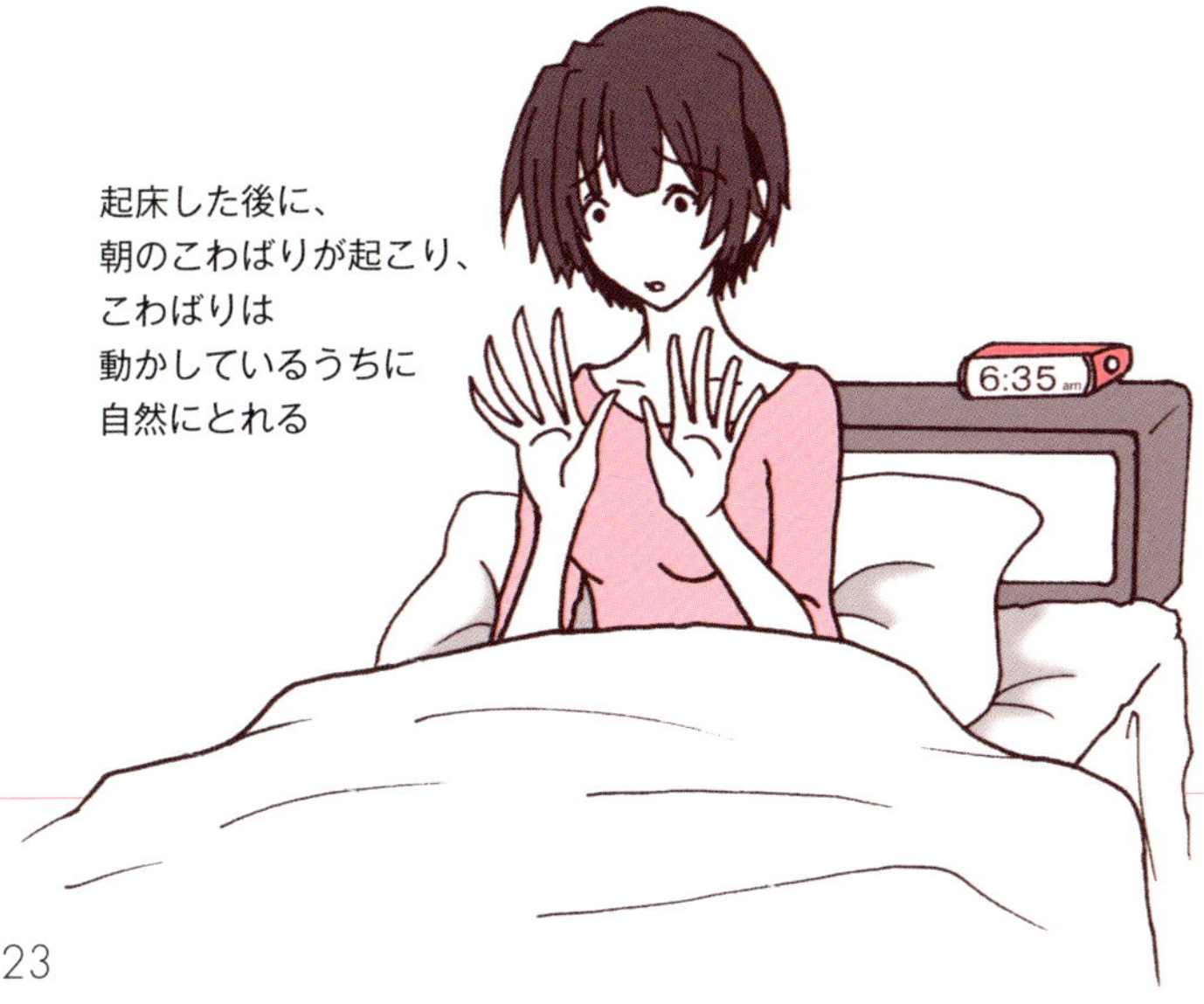

起床した後に、
朝のこわばりが起こり、
こわばりは
動かしているうちに
自然にとれる

なぜか体に力が入らない
気づかないうちに筋力低下がすすんでいる

膠原病《こうげんびょう》には、**筋肉に炎症が起きて障害を起こす「筋炎《きんえん》」または「筋症《きんしょう》」という症状があります。**筋炎を伴うものには、リウマチ性多発筋痛症、結節性多発動脈炎、顕微鏡的多発血管炎、好酸球性多発血管炎性肉芽腫《がしゅ》症、多発性筋炎・皮膚筋炎などの病気があります。

そのなかでも、多発性筋炎・皮膚筋炎は、筋炎をきたす代表的な病気です。首や肩のまわり、二の腕、太もも、腰、おしりなど、体の中心に近い筋肉に症状がみられます。初期症状としては、「なぜか体に力が入らない」という筋力の衰えによる脱力が、左右対称にあらわれます。筋炎がある程度続き、筋肉組織が壊されてくると、しだいに細くなり、萎《い》縮《しゅく》※し、伸ばしたり縮めたりすることができにくくなります。

たとえば、布団から起きようとしても頭が重くて上げられない、腕に力が入らず重い物が持ち上げられない、トイレの便座から立ち上がりにくい、といった症状があります。また、物を飲み込むのが困難になったり、声がでにくくなったりすることもあります。

※萎縮…組織や器官が萎《な》え小さくなること。

＊筋力が低下すると、こんなことができない

自覚症状が起こり、
病院へ行って膠原病と
診断されるのは、
炎症がある程度続き、
筋肉組織が壊されてからです。
早期発見によって、
早期治療を開始することが大切です。

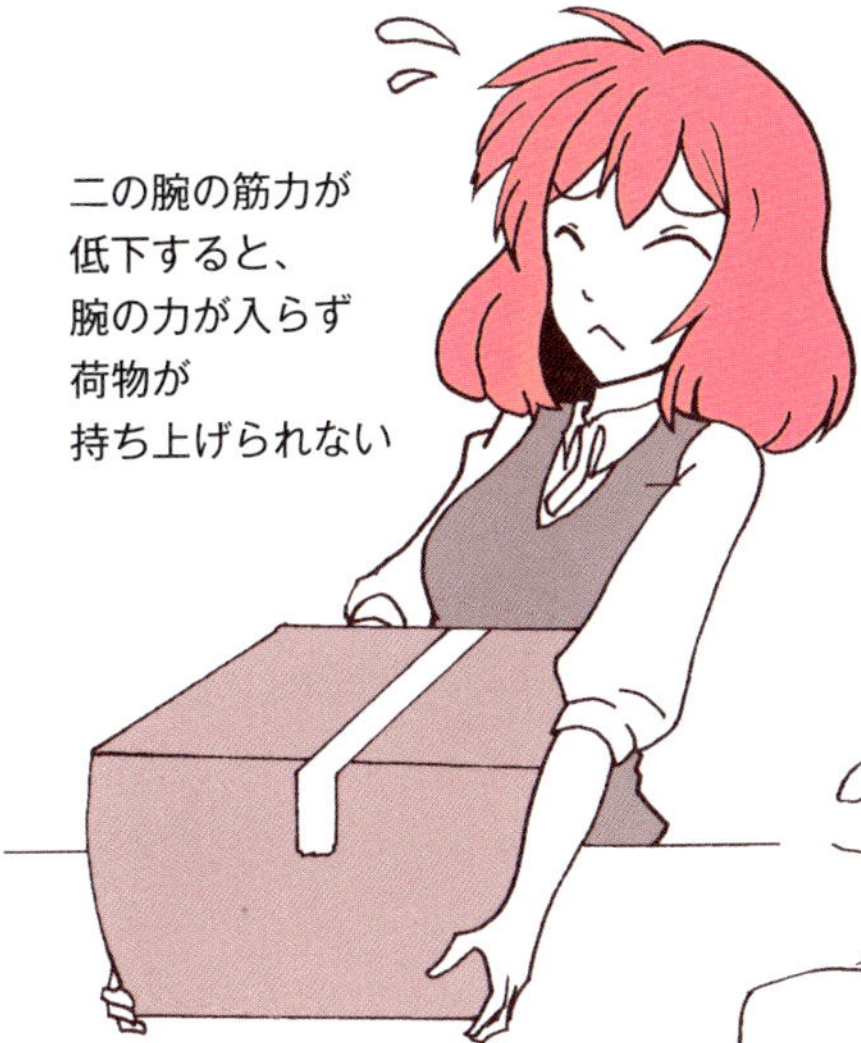

二の腕の筋力が
低下すると、
腕の力が入らず
荷物が
持ち上げられない

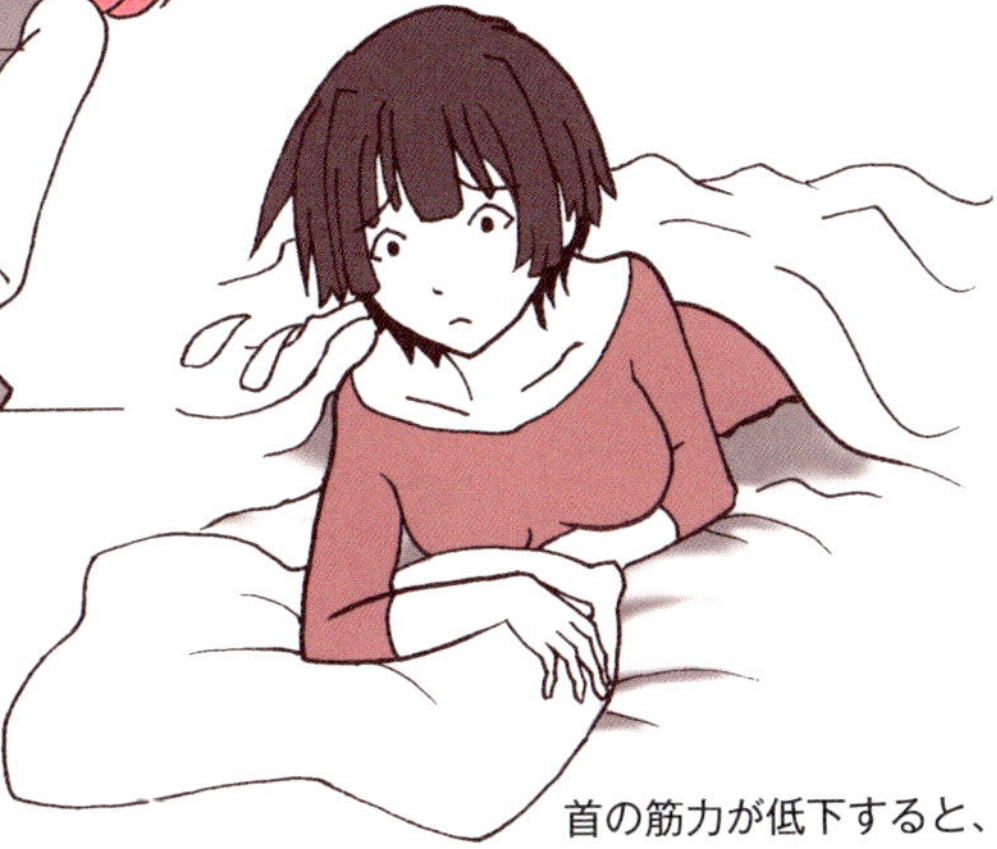

首の筋力が低下すると、
枕から頭を
持ち上げるのが
困難でなかなか
起き上がれない

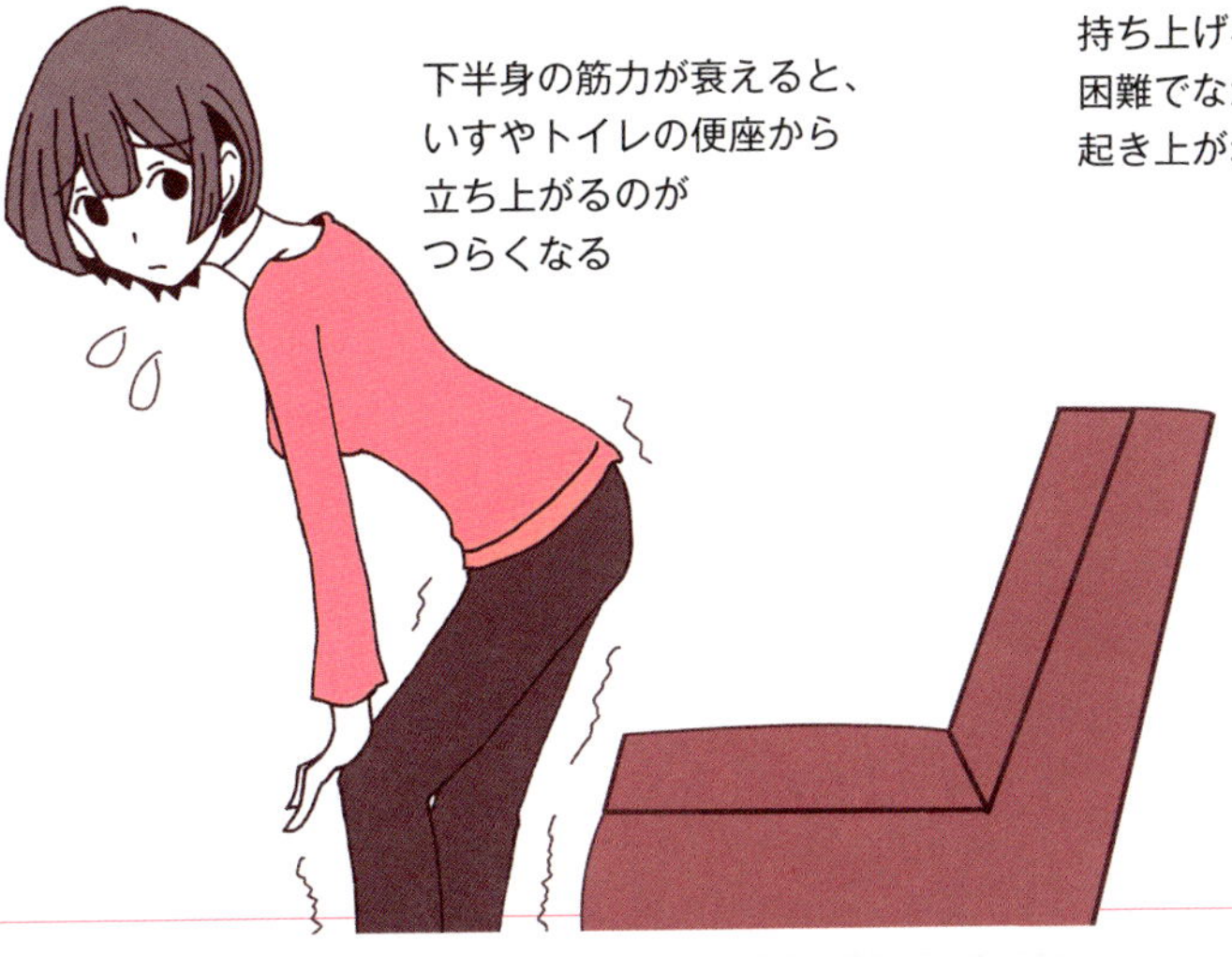

下半身の筋力が衰えると、
いすやトイレの便座から
立ち上がるのが
つらくなる

皮膚症状 1

体にでる多彩な発疹《ほっしん》は、さまざまな情報を発信している

「皮膚は体の窓」といわれています。皮膚にできる発疹は、膠原病《こうげんびょう》のさまざまな情報を発信しています。

膠原病では、さまざまな皮膚症状がみられますが、病気によって、発疹の特徴が異なります。たとえば、全身性エリテマトーデスでは、おもに顔面や指先、手のひら、前胸部、腕、足など、露出する場所にあらわれやすく、日光に当たることで悪化します。発疹の色も、赤い紅斑《こうはん》や薄紫《うすむらさき》の紫斑《しはん》であったりします。**ほとんどの場合、かゆみを伴わないため、虫さされやかぶれ、じんま疹《しん》などと区別することができます。**発疹があらわれるのは、全身性エリテマトーデス、皮膚筋炎、混合性結合組織病、血管炎症候群、成人スチル病などです。

発熱や痛みがあると、誰もが病気ではないかと感じます。ところが、皮膚症状の場合には、それが病的であるとは思わず見過ごしていることも少なくありません。気になる症状があるときは、放置しておかず原因を確かめることが大切です。

＊独特な四つの発疹

膠原病の皮膚症状には、独特な発疹がいくつかあります。
つぎの四つの発疹は、代表的なものです。

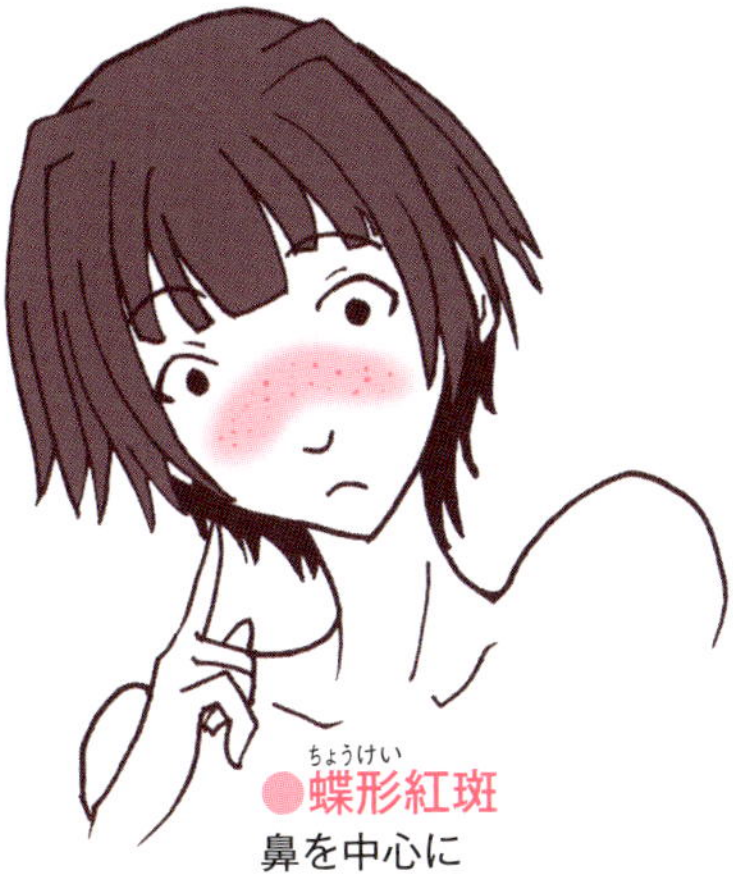

●結節性《けっせつせい》紅斑
足に盛り上がった
紅色の発疹ができ、
触れるとしこりがあって
痛みを感じます。
結節性多発動脈炎など、
血管炎を伴う膠原病に
みられます。

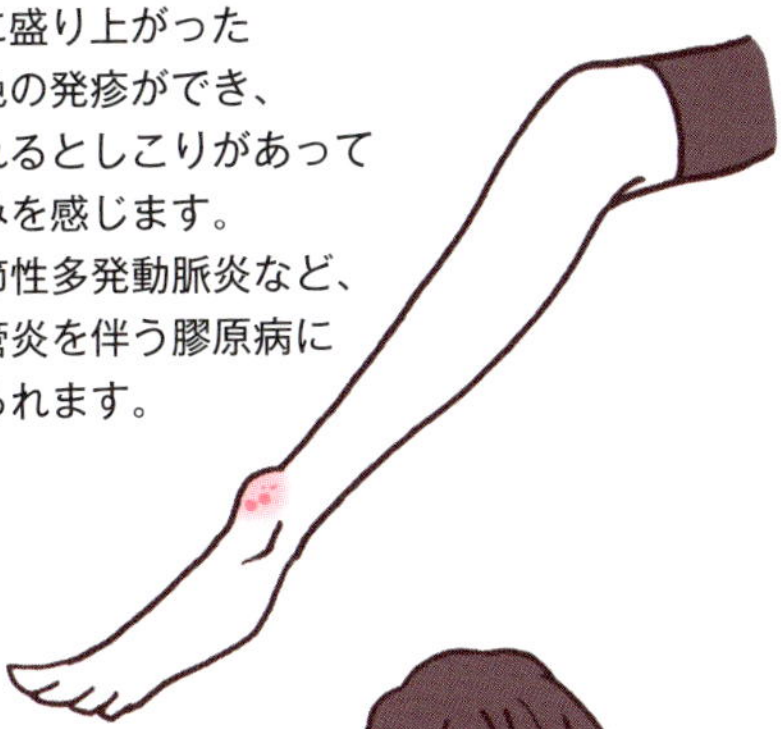

●蝶形《ちょうけい》紅斑
鼻を中心に
蝶が羽を広げたようにみえる
紅色の発疹ができます。
全身性エリテマトーデスの
特徴的な症状のひとつです。

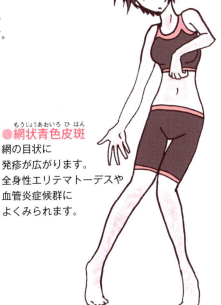

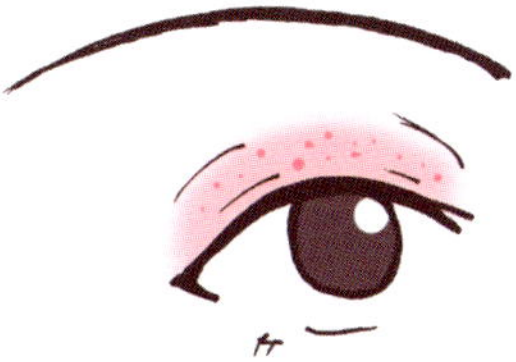

●ヘリオトロープ疹《しん》
腫れた両上まぶたに、
薄紫色のポツポツとした
発疹ができます。
皮膚筋炎では、蝶形紅斑と同時に
ヘリオトロープ疹が
特徴的です。

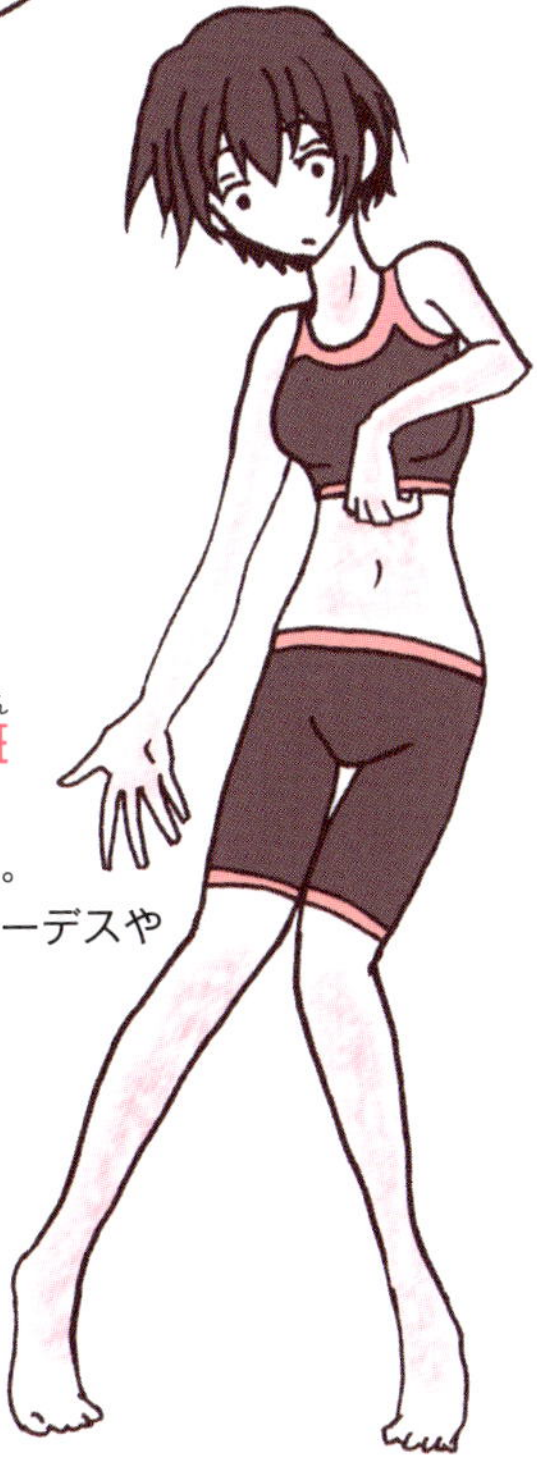

●網状青色《もうじょうあおいろ》皮《ひ》斑《はん》
網の目状に
発疹が広がります。
全身性エリテマトーデスや
血管炎症候群に
よくみられます。

皮膚症状
2

レイノー現象は、寒冷刺激や精神的緊張がきっかけで起こる

レイノー現象とは、急な寒さや冷たい水などにさらされたときに、血管が萎縮《いしゅく》し血液の流れが悪くなり、皮膚が蒼白色《そうはくしょく》になり、しばらくすると赤紫色（チアノーゼ）から赤色へ変化する現象をいいます。これは、手の指先などに起こる皮膚症状のひとつで、痛みやしびれ、冷たさを感じることがありますが、多くは自然に回復します。

レイノー現象は、寒冷、緊張、興奮、精神的ストレスなどに対して、手足の先端の細い動脈が発作的に収縮して起こると考えられています。健康な人にも2％程度の割合でみられますが、**膠原病《こうげんびょう》では全身性強皮症、混合性結合組織病、多発性筋炎・皮膚筋炎、全身性エリテマトーデスなどによく起こります。**全身性強皮症の場合は、かならずといっていいほどあらわれる症状です。レイノー現象が進行すると、皮膚硬化や皮膚潰瘍《かいよう》、壊死《えし》※1、壊疽《えそ》※2などを起こすこともあるので注意が必要です。なお、同じような症状をきたす病気に「レイノー病」がありますが、これは膠原病と区別されます。

※１・壊死…生物の細胞や組織が部分的に死んでしまうこと。
※２・壊疽…壊死した部分の表面が黒くなること。

＊手の指のレイノー現象

レイノー現象は、
フランスの医師である
M・レイノー氏に因《ちな》みます。
手の指先のほか、耳たぶ、鼻、足の指先、
ときに内臓に起こることもあります。
冬に起こりがちですが、
季節を問わず頻繁《ひんぱん》に起こるときは
受診をしましょう。

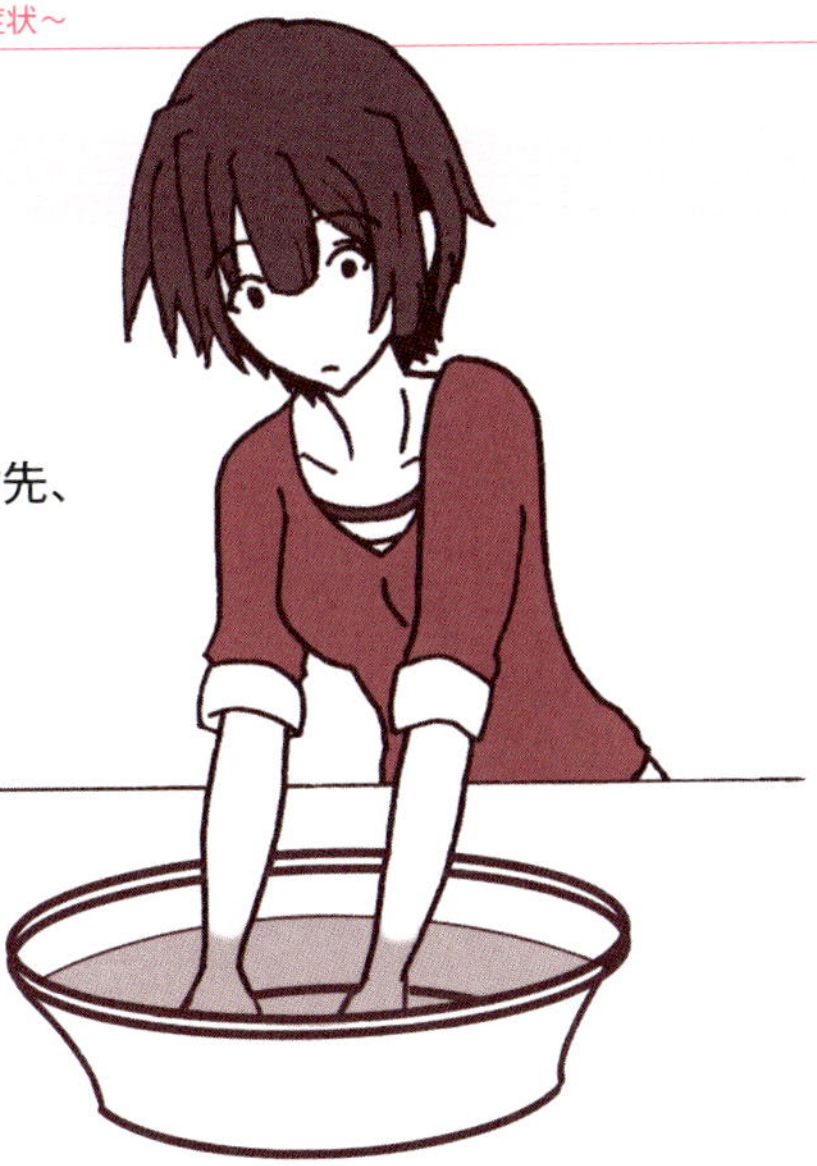

手の指を
冷たい水につけると
起こる現象

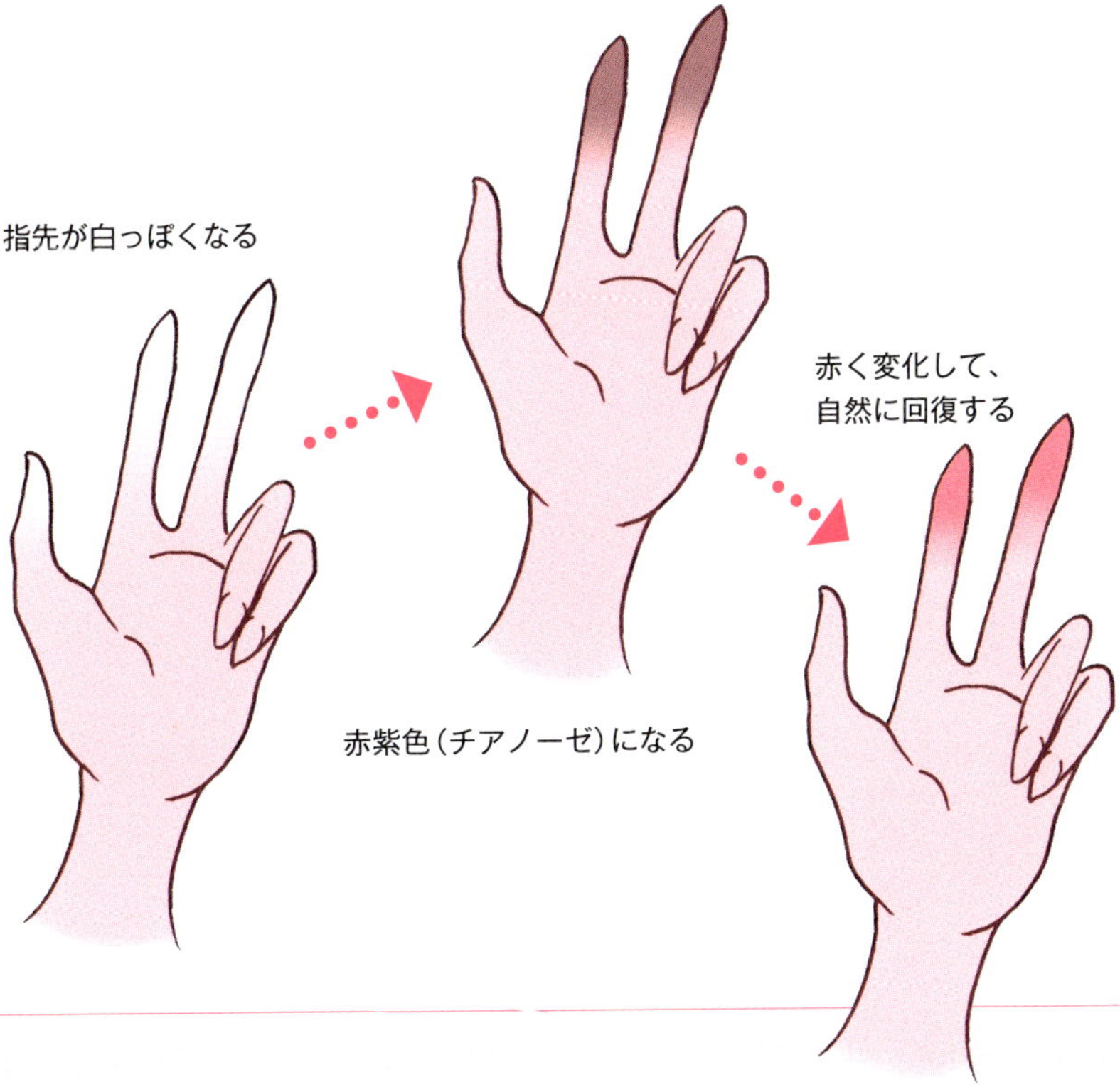

皮膚がこわばってつまめなくなる、小さなしこりの「皮下結節《ひかけっせつ》」ができる

皮膚のこわばりは、全身性強皮症にみられる代表的な症状です。最初は手の指にあらわれ、指全体が腫れぼったくなって、指でつまむことができなくなります。進行すると、腕や胸、背中、顔面へと広範囲に及びます。皮膚硬化と同時に、皮膚が黒ずんだり、色素が抜けて白くまだらになったりすることもあります。ほとんどの場合、左右対称にみられ、レイノー現象（29ページ参照）を伴います。

一方、**皮膚の下にできる小さいしこりを「皮下結節」といいます。**ひじの外側、ひざの前面、手の甲、後頭部、おしりなど、**擦《こす》れる刺激を受けやすい場所にできるのが特徴です。**関節リウマチによる皮下結節は、痛みやかゆみはなく、自然に消えては再びあらわれるということを繰り返します。このほか、触れると痛む皮下結節ができることもあります。この場合は、血管の炎症によって起こる結節性多発動脈炎が疑われます。血管に沿って、しこりができます。

＊できる場所で病気は異なる!!

皮膚のこわばりやしこりは、
発症する場所によって診断名が
異なることがあります。
その違いを理解しておきましょう。

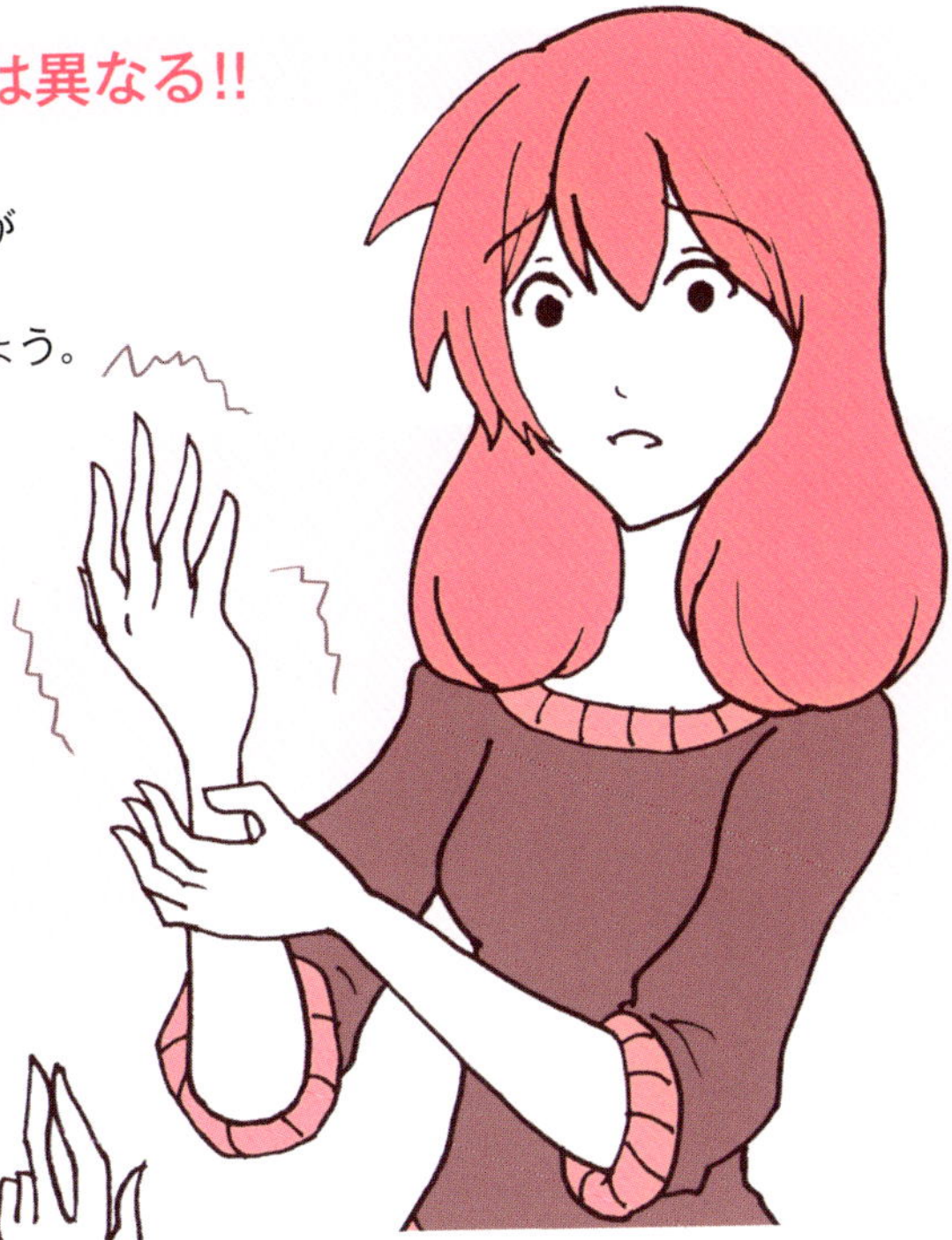

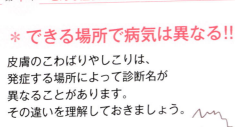

●手の指先がこわばる

皮膚のこわばりが、
手指から腕へと広がるときは
広汎性皮膚硬化型強皮症、
手首から先に限定されるときは
限局性皮膚硬化型強皮症、
混合性結合組織病が
疑われます。

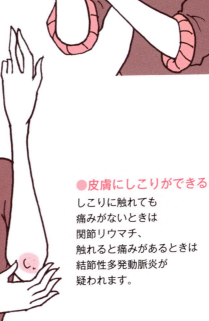

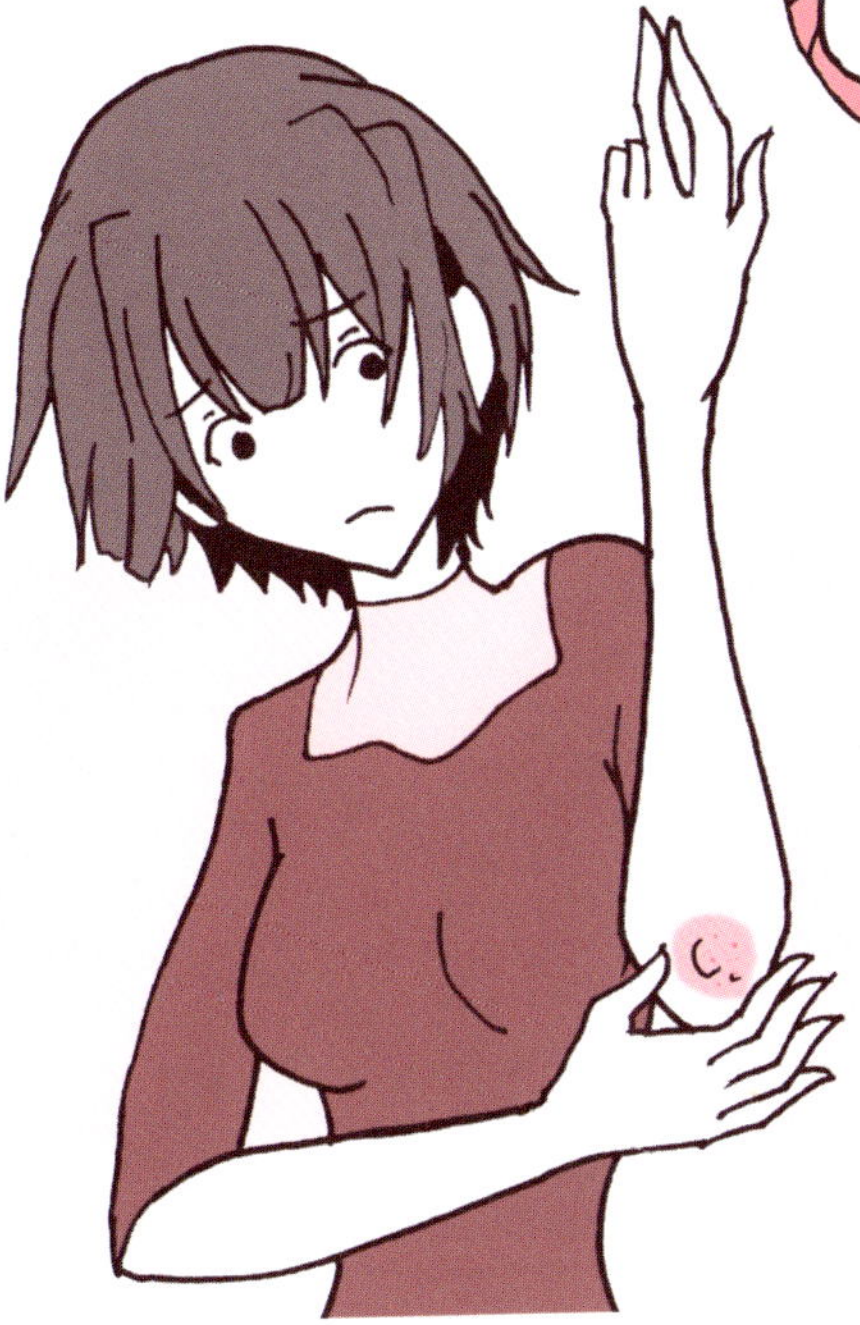

●皮膚にしこりができる

しこりに触れても
痛みがないときは
関節リウマチ、
触れると痛みがあるときは
結節性多発動脈炎が
疑われます。

その他の症状

口や目の乾き、鼻汁、鼻づまり、脱毛……こんな症状もみのがさないでほしい

膠原病《こうげんびょう》にみられる代表的な症状は、発熱や倦怠感《けんたいかん》、体重減少などの全身症状や関節症状、皮膚症状ですが、このほか、口腔《こうくう》、目、鼻、爪、脱毛などの異常、アレルギー症状などもみられます。これらも気がつきやすく、異常があってもわかりやすいものといえます。

膠原病では、病気によっては多くの内臓障害を伴います。しかし、内臓障害は、ある程度進行しないと症状がでないものです。医師の診察によって、はじめてわかることも少なくありません。内臓障害を思わせる症状には、顔や手足のむくみ、高血圧、胸痛・せき、食べ物がつかえる、食後の胸やけ、下痢・便秘、腹痛、てんかんのようなけいれん発作と精神症状などです。まれに、内臓障害が先行してみられることもあります。

また、健康診断の血液検査によって、膠原病にみられる異常（赤沈※が速い、白血球や血小板が少ない、尿にたんぱくや血尿がでる、抗核抗体が陽性など）を指摘され、膠原病が疑われるきっかけとなることもあります。いずれにしても早期発見が重要なのです。

※赤沈…64～65ページ参照。

●ドライマウス、口内炎

シェーグレン症候群では、
唾液《だえき》をだす組織の炎症によって
唾液の分泌が低下して
ドライマウス（口内乾燥）となり、
水を頻繁《ひんぱん》に飲む傾向があります。
口のなかに潰瘍《かいよう》を伴った
口内炎がでるのは、ベーチェット病や
全身性エリテマトーデスなどです。
唾液腺や耳下腺が腫れたり、
虫歯が増えたりすることもあります。

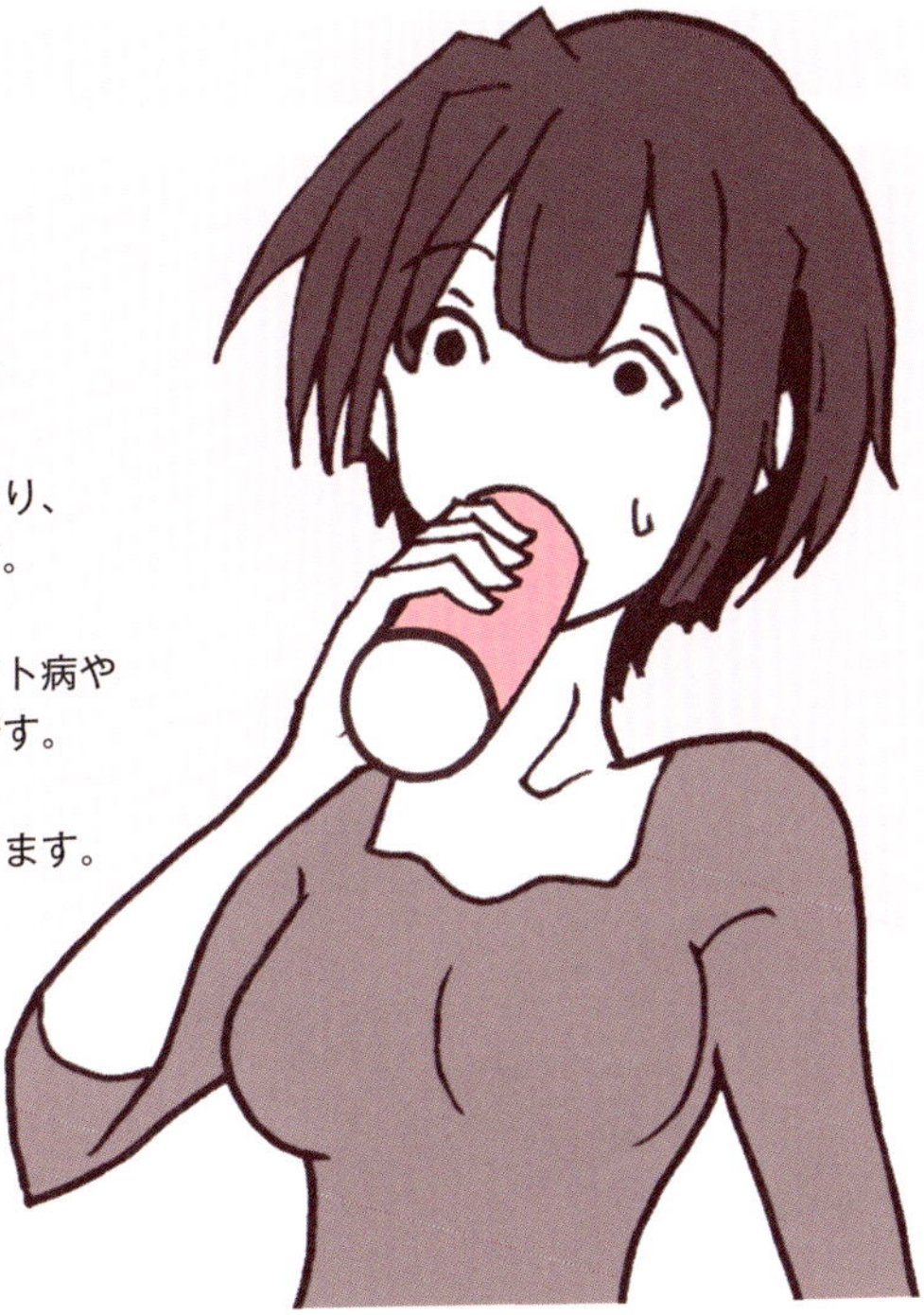

口が渇き、水分がほしくなる

●口が開けにくい

全身性強皮症は、
口のまわりの皮膚が硬くなって、
口が大きく開けられなくなります。
また、舌《した》の下部にある
薄い膜（舌小帯《ぜつしょうたい》）が短くなって、
舌がだしにくくなることもあります。
あごが痛んで口が開けにくくなる
顎《がく》関節症とは異なります。

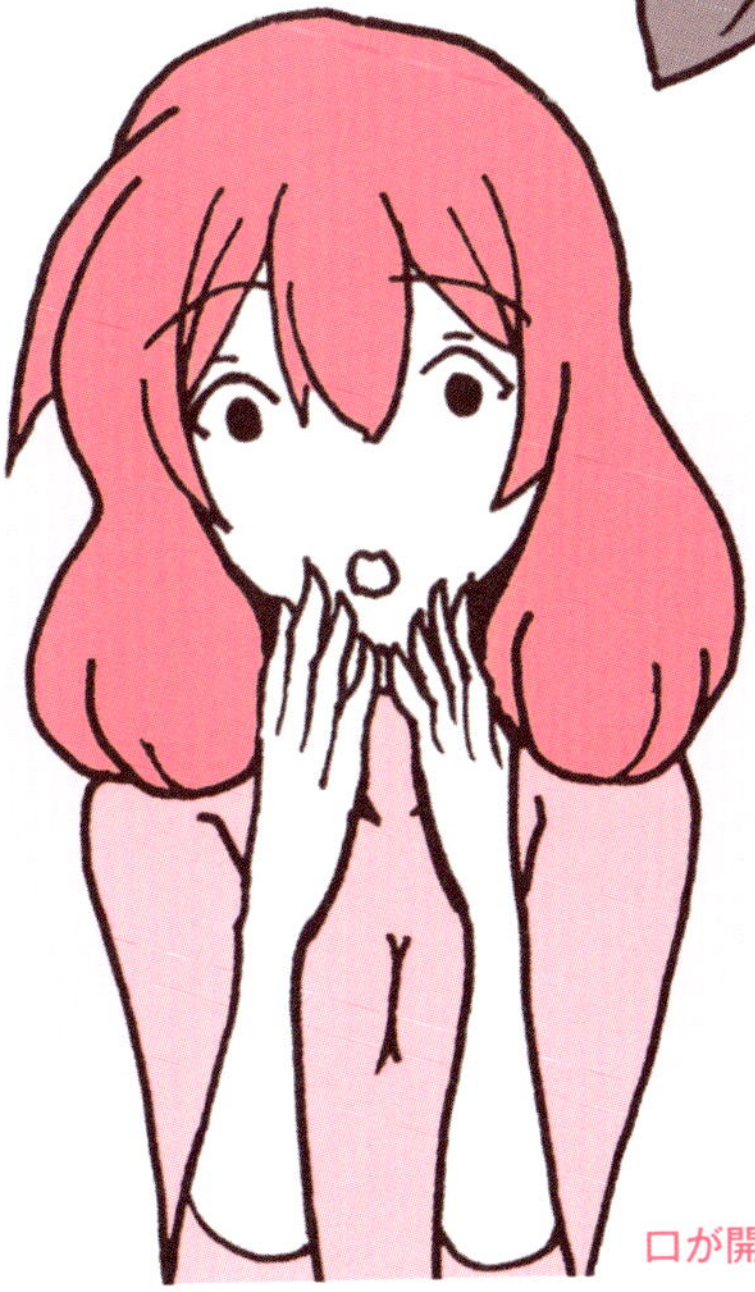

口が開けにくい

●爪の異常

栄養障害や末梢《まっしょう》の血液循環などが悪くなると、
爪が薄くなったり、
横溝ができたりすることがあります。
爪の異常は、
全身性強皮症や
全身性エリテマトーデス、
混合性結合組織病、
関節リウマチ、
多発性筋炎・皮膚筋炎、
血管炎症候群などに
起こります。

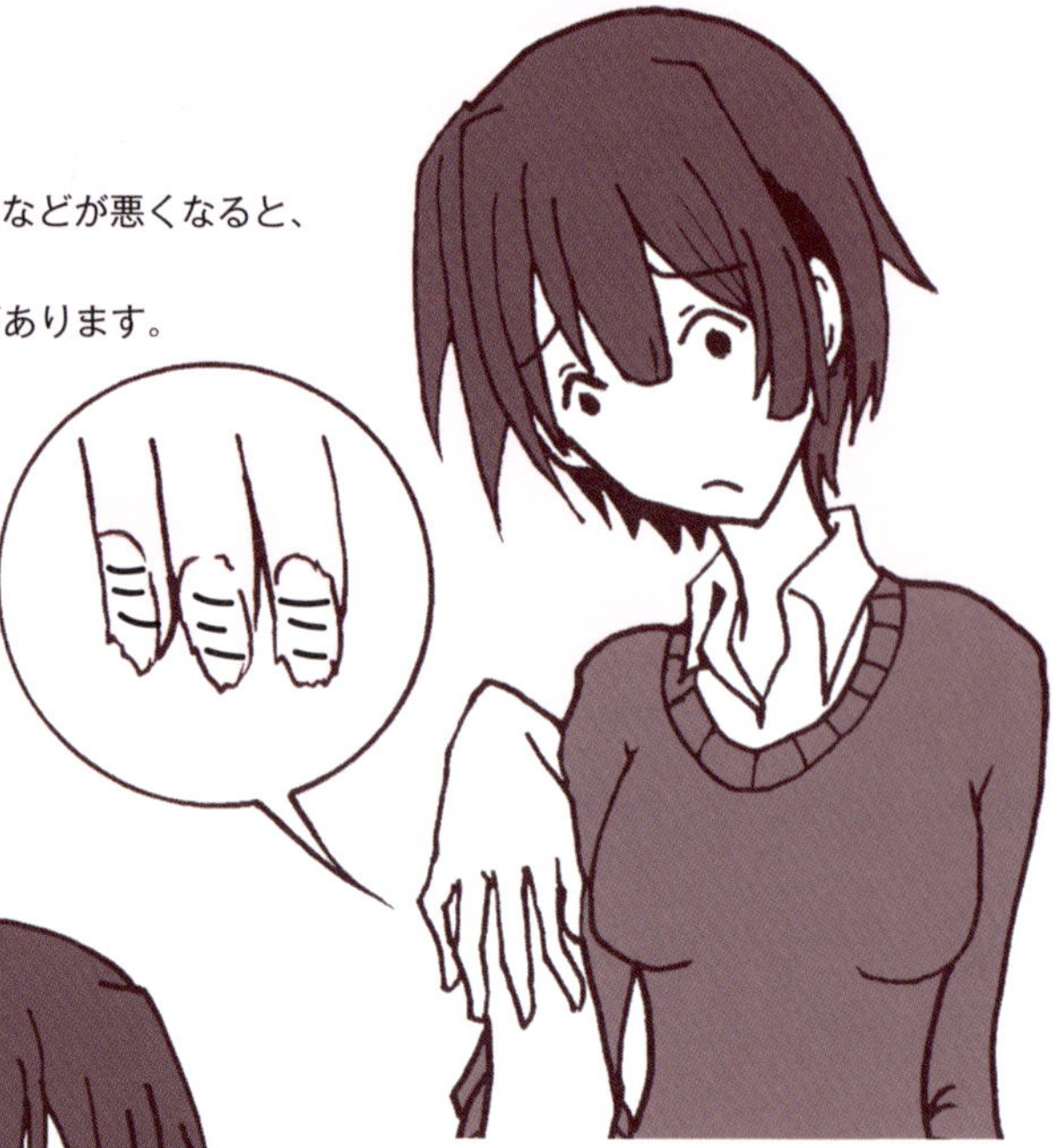

爪が薄くなって溝ができる

●目の症状

シェーグレン症候群では、
目にごみが入ったときのような違和感や、
明るいところを見るとまぶしいなどの
ドライアイ（乾燥性角結膜炎）の
症状がみられます。
血管炎を伴う関節リウマチでは、
白眼が充血して出血することもあります（強膜炎）。
また、ぶどう膜や網膜、視神経の障害をみる
膠原病《こうげんびょう》もあります。

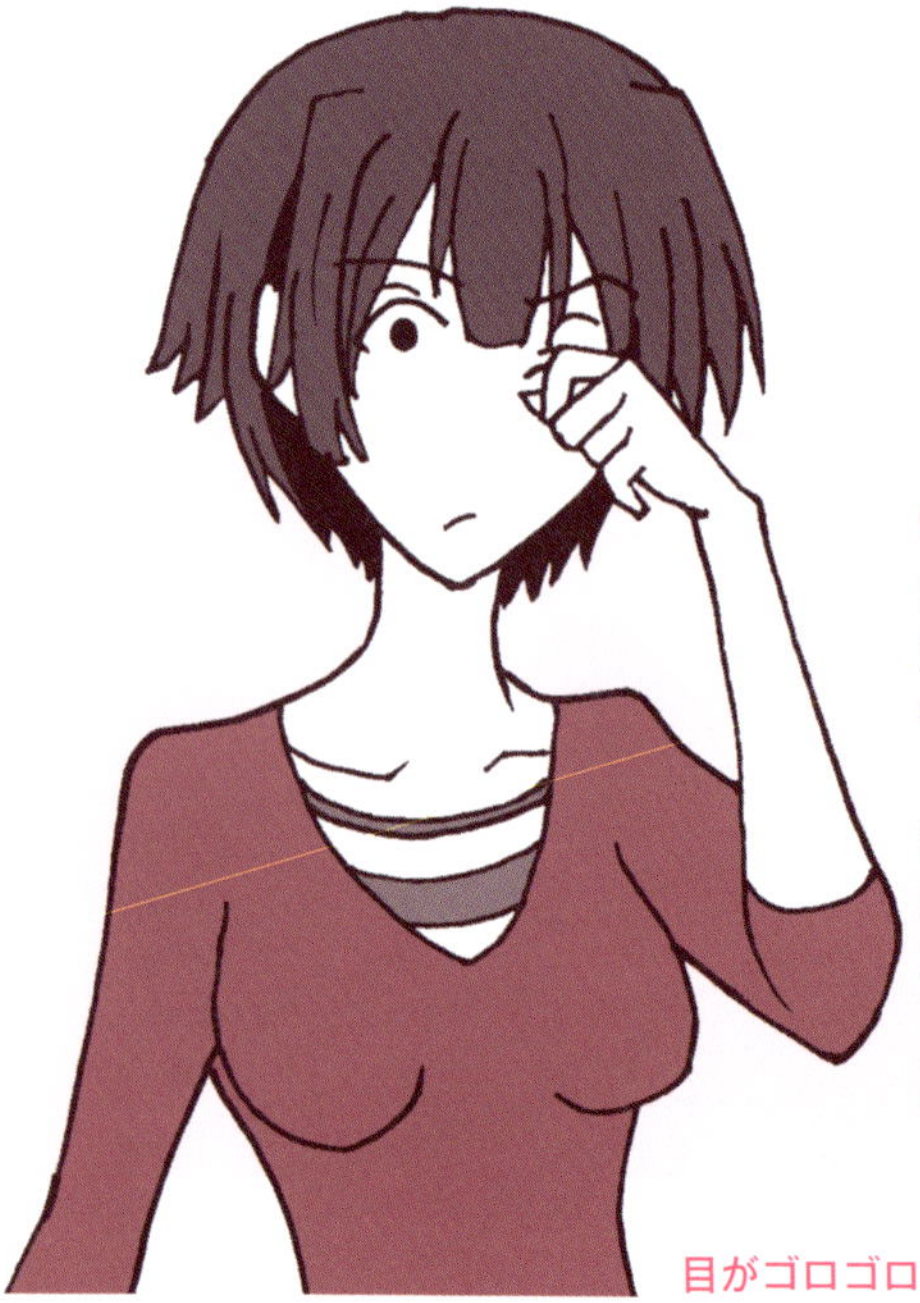

目がゴロゴロする

●脱毛

全身性エリテマトーデスでは、
頭髪の脱毛がよくみられます。
頭皮が透けてみえて、
紅斑《こうはん》を伴っていることもあります。
さらに、前頭部の
髪の発育が悪く、
短く、細く、光沢があるのが
特徴的です。

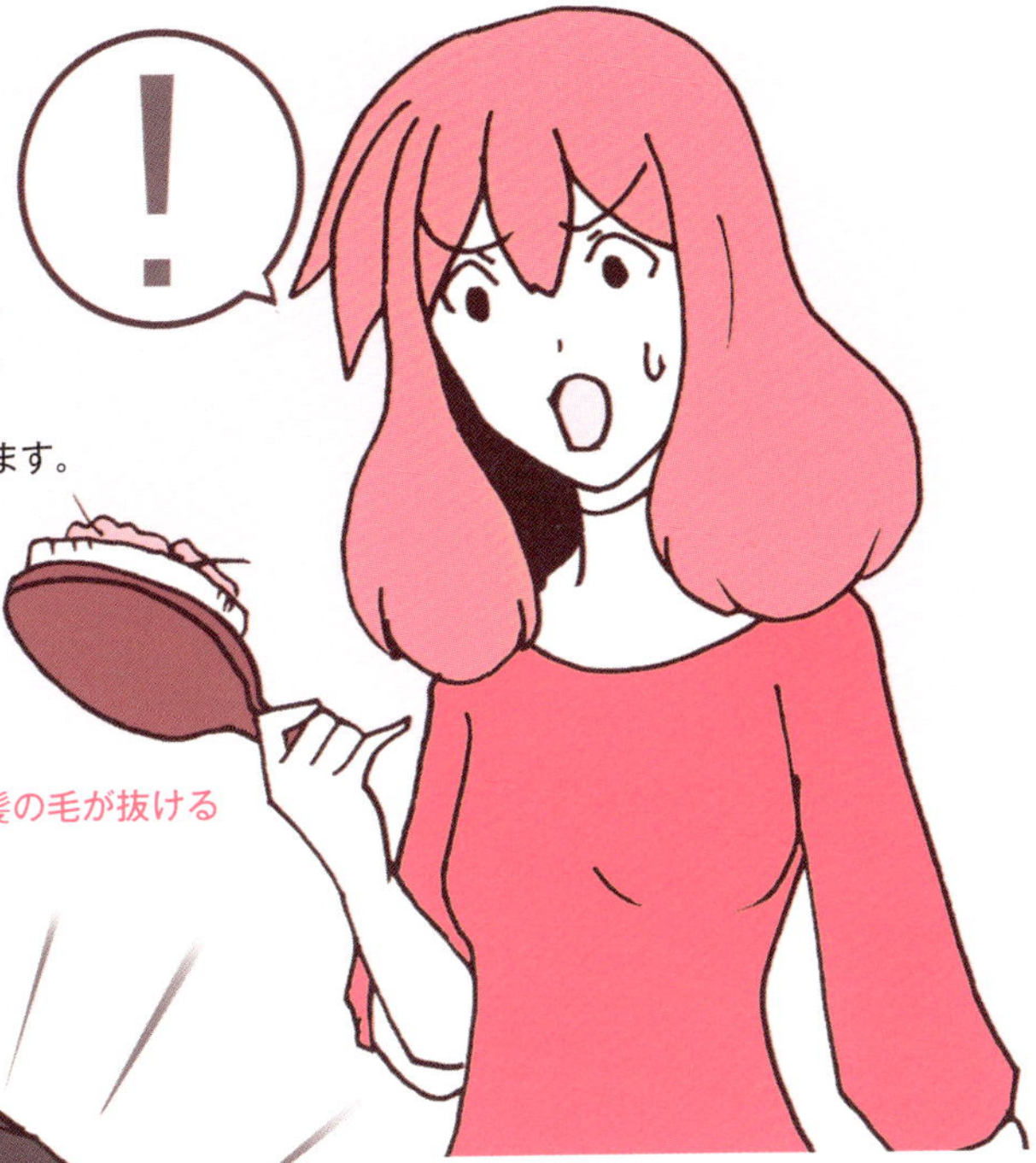

髪の毛が抜ける

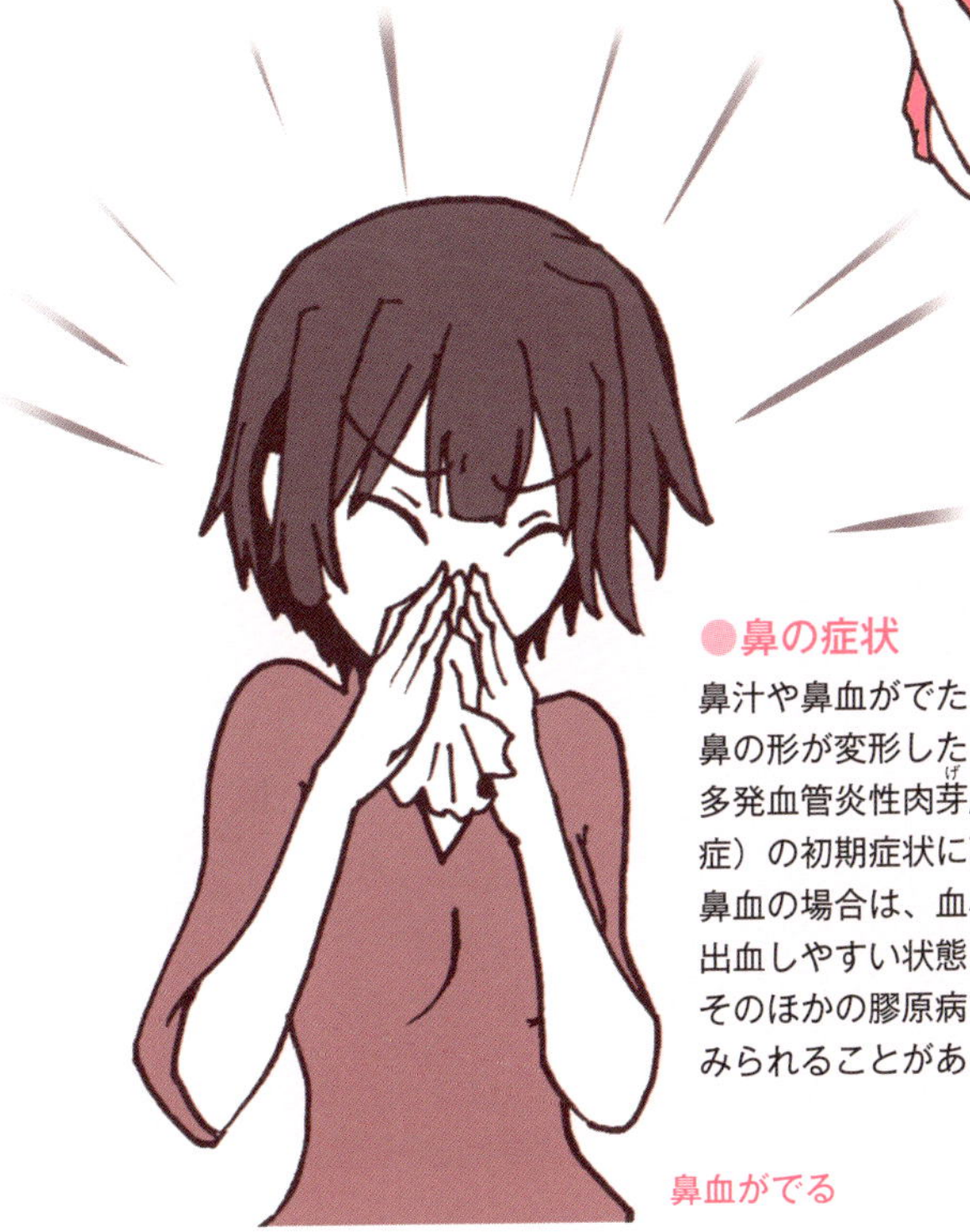

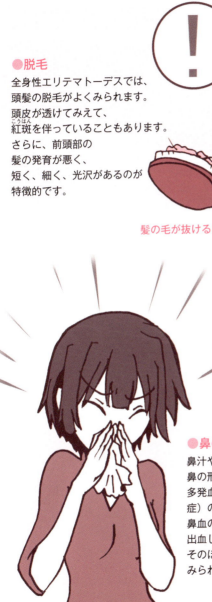

●鼻の症状

鼻汁や鼻血がでたり、鼻が詰まったり、
鼻の形が変形したりするのは、
多発血管炎性肉芽腫《げしゅ》症（ウェゲナー肉芽腫症）の初期症状に高い頻度《ひんど》で起こります。
鼻血の場合は、血小板減少などによって
出血しやすい状態にある、
そのほかの膠原病でも
みられることがあります。

鼻血がでる

Column

膠原病《こうげんびょう》とともに生きる①

膠原病と診断されたとき、どんな不安がありましたか？

膠原病と診断されたとき、
ほかの人はどんなふうに受け止めたのでしょう。
「Column ①～④」は、膠原病のみなさんの生の声です。
参考にしてみてください。

case study 1

膠原病の説明を受けても、むずかしい言葉や聞き慣れないことばかりでした。診察室をでると、頭が真っ白な状態になって、正直なところ何をいわれたのか、はっきり覚えていませんでした。

case study 2

「これから先どうなるの？」と不安でいっぱいでした。当時、ある本に、全身性エリテマトーデスは「５年生存率27%」と書かれていて、精神的にも落ち込んでしまい、ひきこもりのような状態になりました。

case study 3

わたしの場合は、診断されるまで何か月もかかりました。ある意味では膠原病と診断が下され、納得できた面もありました。ただ、全身性エリテマトーデスの生存率が低かったので、自分がどのくらい生きられるかと不安でした。せめて、子どもたちが中学生になるまでは生きていたいと願いました。あれから30年、こうして元気でいられることに感謝の気持ちでいっぱいです。

＊本やインターネットで得られる情報が、
そのまま自分にあてはまるとはかぎりません。
不安や疑問は、直接主治医にぶつけるのが最善策です。

第2章

膠原病《こうげんびょう》が起こるメカニズム

～特性、要因、しくみ～

膠原病《こうげんびょう》は、クレンペラー氏によって74年前に見いだされた新しい考え方

膠原病という病気は、１９４２年にアメリカのポール・クレンペラーという病理学者が提唱《ていしょう》した新しい考え方です。クレンペラーは、さまざまな臓器に病変が起こり、最終的には原因不明で亡くなる患者さんに注目して、従来の臓器病理学にとらわれず、病理組織を詳しく観察しました。その結果、体の細胞と細胞を結びつけている「膠原線維《せんい》」という成分に、※フィブリノイド変性という病変がみられる、いくつかの病気を見いだしたのです。その病気を総称して、「膠原病＝コラーゲン・ディジーズ」と命名したのです。

しかし、現在では、コラーゲン（若さを保つたんぱく質として知られる）は、結合組織のなかの線維性《せんいせい》たんぱくを意味すること、膠原病に含まれる病気には線維性たんぱくの構造や代謝に異常がないこと、フィブリノイド変性は膠原病以外の病気にも認められることなどがわかり、はたして膠原病という名前が適切かどうかという疑問もでてきます。**すでに欧米では、膠原病に代わって「結合組織病」と呼ばれています。**

※フィブリノイド変性…フィブリン様《よう》という物質が沈着して、血管や結合組織を変質させていること。

＊ 膠原病のそれぞれの病気は氷山の一角

膠原病を「氷山」にたとえて、
「表面にあらわれる一つひとつの病気は違ってみえても、
根底には共通する原因があり、表面下ではつながっている」
という考え方があります。

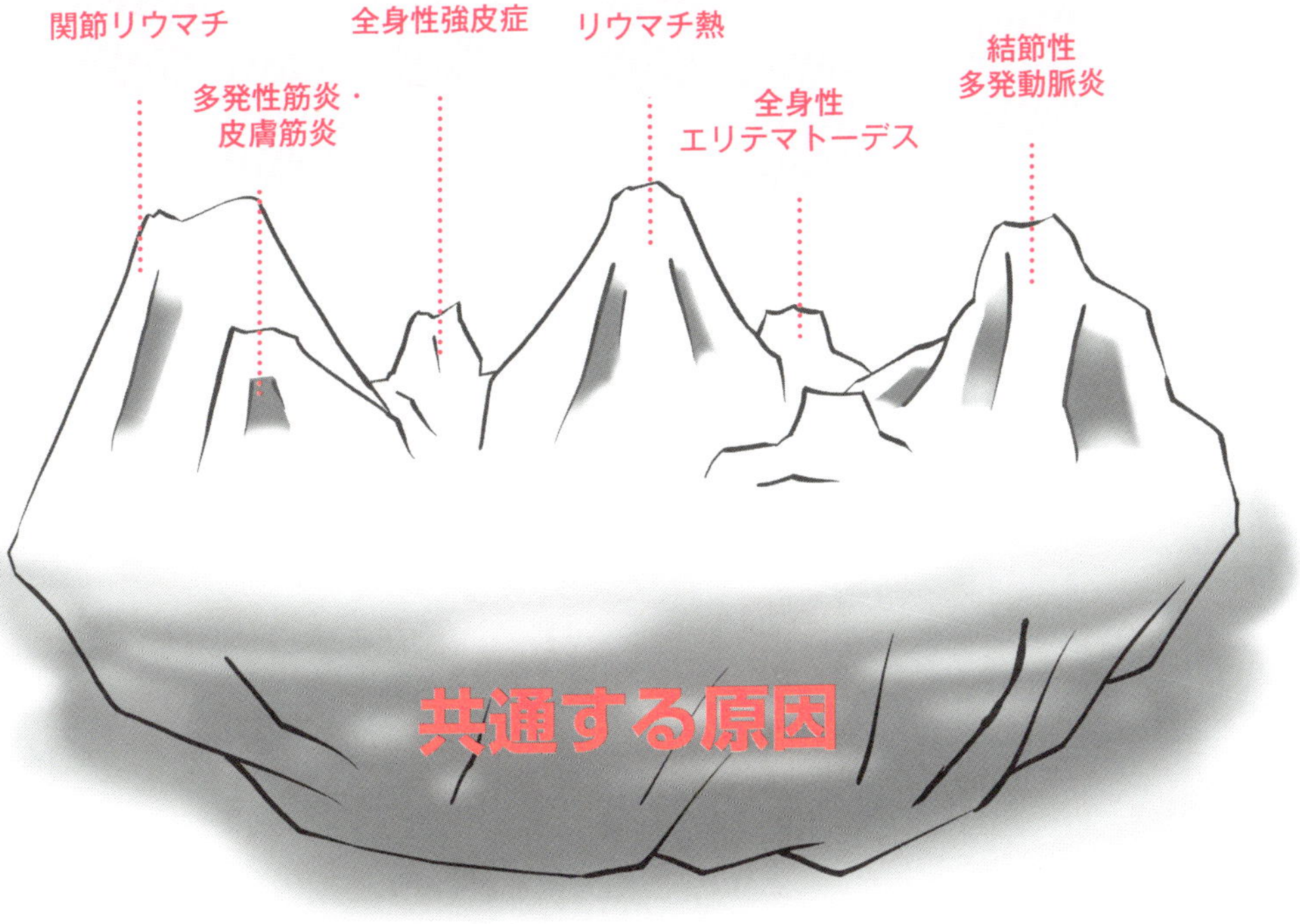

当時、クレンペラーが膠原病に含めたのは、関節リウマチ、全身性エリテマトーデス、全身性強皮症、多発性筋炎・皮膚筋炎、結節性多発動脈炎、リウマチ熱の6種類。ただし、リウマチ熱は、溶連菌《ようれんきん》という細菌が原因で起こる感染症であることがわかり、現在は膠原病からはずされています。

特性1

特定疾患に指定されている膠原病《こうげんびょう》は〝難しい病気〟なのか？

膠原病に含まれる多くの病気は、２０１５年からの難病法による指定難病となり、公費医療費が受けられる対象になっています。そのため〝難しい病気〟といわれますが、それは「原因がまったくわからない病気」や「たちまち命に関わる病気」という意味ではありません。難しい病気とされるのには、二つの理由があります。

一つは、腎臓病や心臓病というように特定の臓器に起こる病気ではなく、血管や皮膚、関節、筋肉などの結合組織（細胞と細胞をつなぐ組織）に炎症が起こるため、多くの臓器に障害をみる全身病だからです。しかも、病状は長期間続いたり、一時的に治まった症状が再びあらわれたりするなど、多くは慢性的に経過します。

もう一つは、真の原因が特定できず原因療法がないことがあげられます。膠原病の発病には、いくつもの要因が複雑に関わりあっています。膠原病と診断されると不安になるでしょうが、**近年はそれぞれの病状に適した治療方法が開発されています。**

＊「寛解《かんかい》⇄再燃《さいねん》」を繰り返す慢性疾患!!

膠原病は、“不治の病”ではありませんが、
完治治《ち》癒《ゆ》にいたるのは、
きわめて少ない慢性疾患です。
病状が落ち着いた状態「寛解」と、
再び病状が勢いを増す状態「再燃」を繰り返します。
医師から「病状が落ち着いてきましたね」と
いわれたときは、
「よい状態」にあるという意味です。

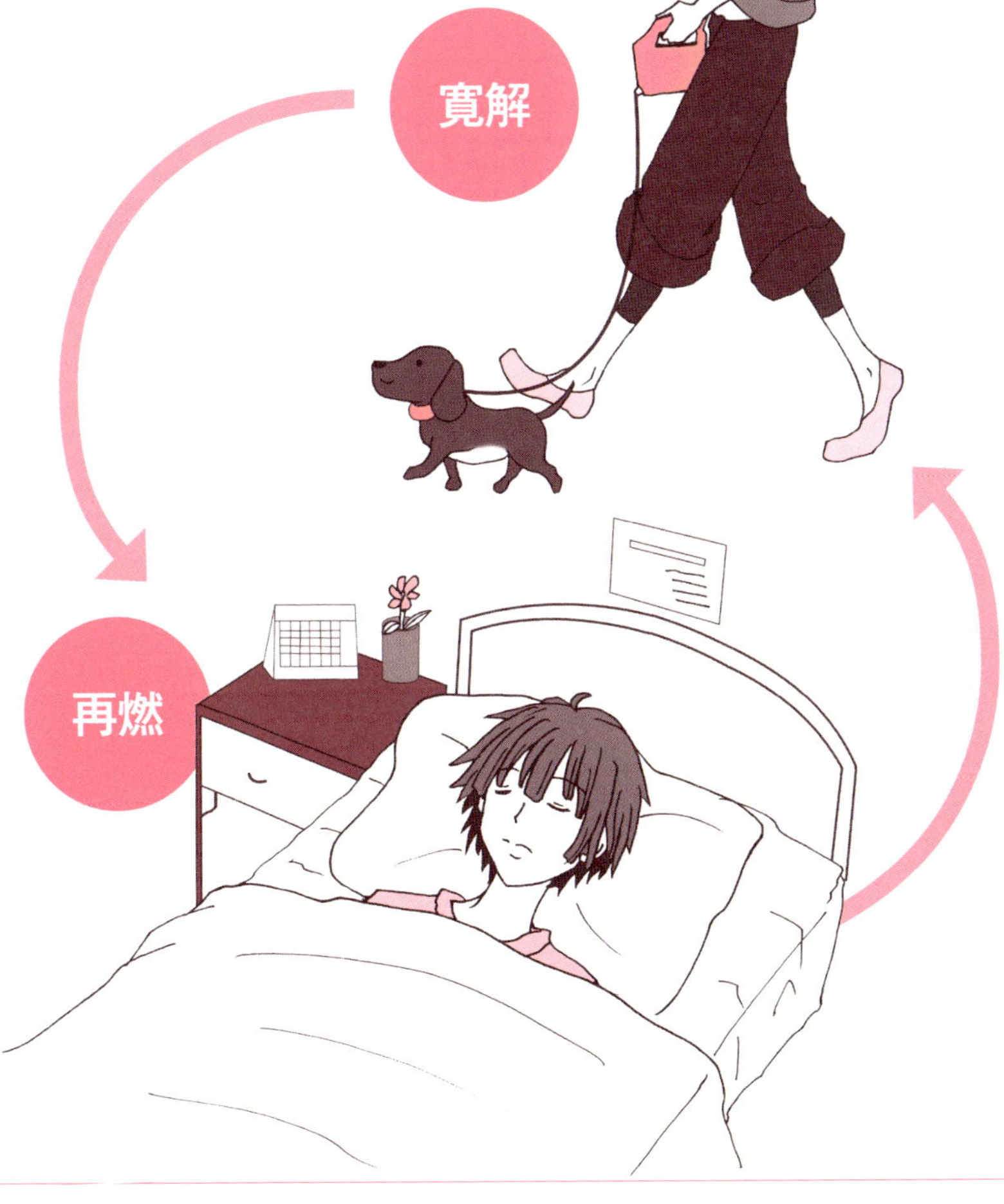

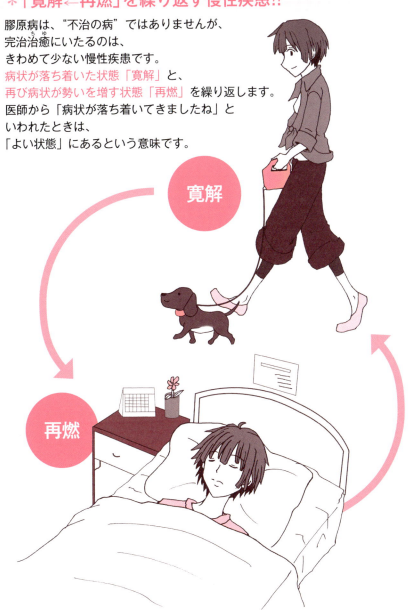

特性2

一つひとつは独立した病気でも、共通する「三つの疾患要素」をあわせもっている

膠原病《こうげんびょう》に含まれる病気は、一つひとつ独立した病気の集合体ですが、いくつかの共通性がみられます。その共通性は、①症状からみると「リウマチ性疾患」の特徴があり、②病変が起こる場所からいうと「結合組織疾患」であり、③病気になる原因によると「自己免疫疾患」の性質というものです。

このほか、膠原病にかかりやすい体質は受け継がれることはあっても、はっきりとした遺伝性はありません（遺伝病ではない）。ほかの人にうつる伝染病ではありません。悪性腫瘍《しゅよう》（がん）の病気ではありません。感染症ではないので抗生物質は効きません。副腎皮質ステロイド薬が効きます。このような共通性をもつ病気が「膠原病」と呼ばれます。

とくに、リウマチ性疾患・結合組織疾患・自己免疫疾患という「三つの疾患要素」を同時にあわせもつのが特徴です。

では、三つの疾患要素について詳しく説明しましょう。

1、あらわれる症状からみると「リウマチ性疾患」

リウマチは、関節や筋肉、骨、腱《けん》、靱帯《じんたい》など、**体を動かす運動器官に痛みやこわばりを起こす病気の総称です。**関節や筋肉の痛みやこわばりがある場合は、リウマチ性疾患という範《はん》ちゅうに含まれ、膠原病はリウマチ性疾患として扱われることもあります。膠原病での関節や筋肉の痛みは、自己免疫疾患と関係していて、炎症によって痛みや腫れを招きます。しかし、老化によって起こる変形性関節症や痛風などのリウマチ性疾患は、自己免疫とは関係がないため膠原病ではありません。

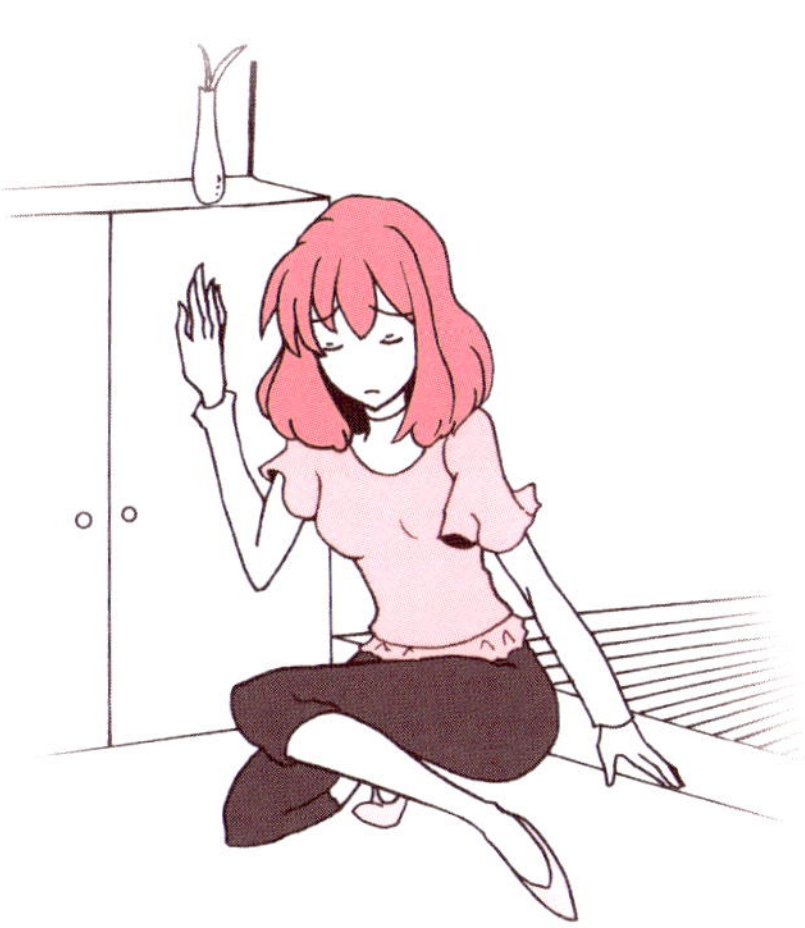

手首の関節が痛むといった
関節リウマチの症状が起こる

2、病変が起こる場所からいうと「結合組織疾患」

わたしたちの体は、60兆個もの細胞からできています。その**細胞と細胞を結びつけている成分が「結合組織」です。**結合組織は、細胞に栄養を補給したり、細胞の老廃物を排除したり、異物の進入を防止したりするなど、体にとって重要な働きを担っています。その結合組織に炎症がみられたり、変性によって侵されたりする病気を結合組織疾患といいます。欧米では、膠原病《こうげんびょう》に含まれる病気を「炎症性結合組織疾患」と呼ぶことがあります。

膠原病では、全身に炎症による病変が起こりますが、これは結合組織が皮膚や関節、筋肉、血管など、全身にくまなくあるからです。

3、病気になる原因からみると「自己免疫疾患」

わたしたちの体には、外敵（異物や細菌）から身を守る「免疫《めんえき》」という生体防御システムが備わっています。これは、**病原体などの異物（抗原）を自分の体の成分とは別のものと区別して排除するしくみ**です。ところが、免疫に異常が起き、本来は排除する必要のない自己の成分を異物と認識して排除しようと、自己に向かって攻撃してしまうことがあるのです。これを自己免疫といい、自己免疫が関係する病気は、自己免疫疾患と総称されます。膠原病は「全身性自己免疫疾患」とも呼ばれ、自己免疫反応によって、多くの臓器障害を引き起こすのです。

膠原病では、自己の細胞や成分（たんぱく質）を抗原と認識し、それを攻撃する抗体（自己抗体）やリンパ球（自己反応性リンパ球）がつくられます。

＊膠原病の三つの共通性

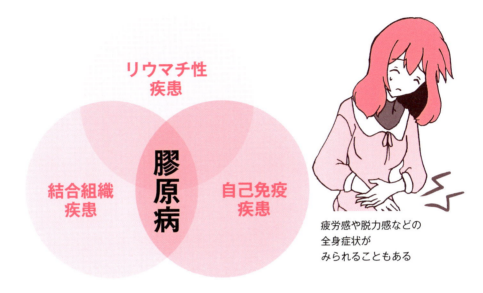

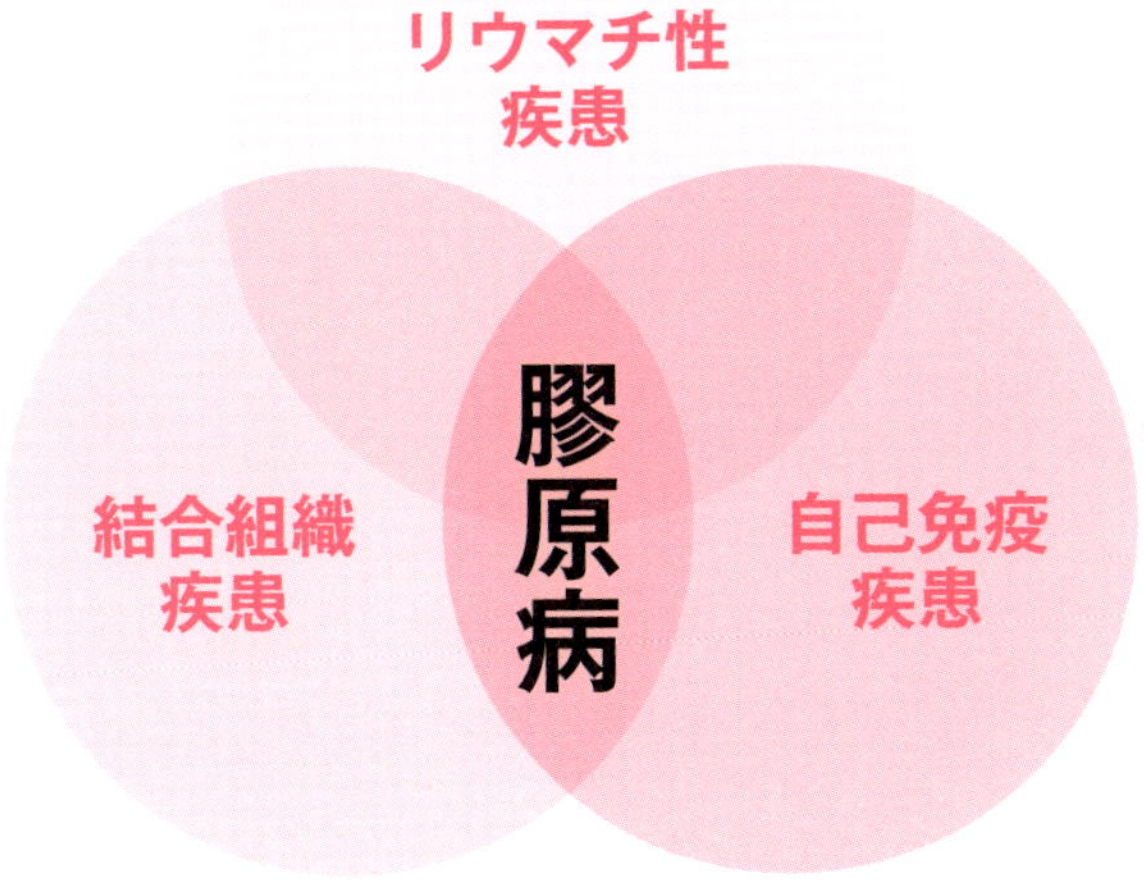

疲労感や脱力感などの
全身症状が
みられることもある

●あらわれる症状からみると「リウマチ性疾患」

関節や筋肉、骨などの体を動かす運動器官に痛みが起こる病気。痛みのあらわれ方に違いはあっても、すべての膠原病にみられる症状です。

＊膠原病以外のリウマチ性疾患 ▶ 変形性関節症、痛風、血友病など

●病変が起こる場所からみると「結合組織疾患」

皮膚や関節、筋肉、血管などのいたるところにある細胞と細胞をつなぐ結合組織に炎症や病変が起こる病気。

＊膠原病以外の結合組織疾患 ▶
神経線維腫症《しゅしょう》、ムコ多糖沈着症、マルファン症候群など

●病気の原因からみると「自己免疫疾患」

外敵（異物や細菌）の侵入に対して、身を守るための「免疫」が、自己の細胞や組織を異物と認識して攻撃してしまうことで起こる病気です。

＊膠原病以外の自己免疫疾患 ▶ バセドウ病、橋本病、重症筋無力症など

特性3

膠原病《こうげんびょう》の患者さんは90％以上は女性ってほんとうか？

膠原病は、**女性に多く発病することも特徴のひとつです。**関節リウマチをみると、女性患者が占める割合は75％に及びます。シェーグレン症候群や全身性エリテマトーデス、混合性結合組織病では、90％を示します。これほど患者数に性別の差がある病気はあまりないでしょう。また、発症年齢（病気が起こりやすい年齢）をみると、とくに若い働きざかりの20〜40歳代に発病していることがわかります。

女性に多いはっきりした理由は明らかではありませんが、自己免疫疾患と女性ホルモンの関係が指摘されています。一般に、**女性は妊娠・出産をするにあたって感染防御などのために男性に比べて抗体をつくりやすく、移植などのときに作動する細胞性免疫が低下しています。この女性の免疫のしくみは、女性ホルモンの影響によります。このことは膠原病の発病という観点から考えると、都合のよいことなのです。**また、妊娠・出産をきっかけに発病する女性もいます。妊娠・出産については、第6章で詳しく紹介します。

＊女性ホルモンは、自己抗体をつくりやすくする

女性ホルモン（エストロゲン）自体が、膠原病や自己免疫疾患の
引き金になるわけではなく、
免疫反応のときに自己抗体をつくりやすい
働きをもたらしています。

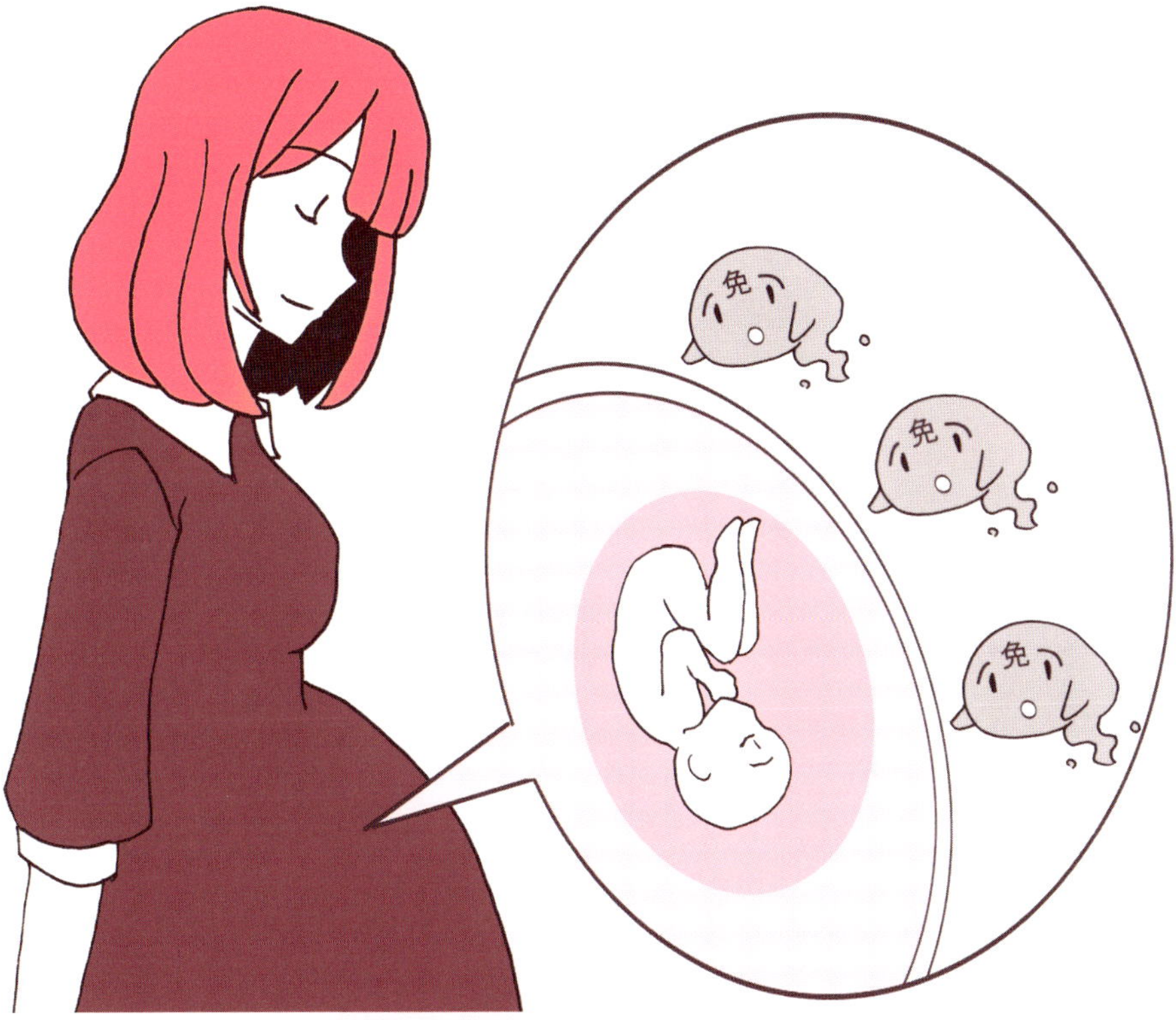

胎内《たいない》では赤ちゃんの細胞は、いわば異物。身を守る「免疫」が強く働くと、異物と認識して排除するようなこと（流産）が起こる可能性もあるため、妊娠中は免疫系は抑《よく》制《せい》されている

要因

膠原病《こうげんびょう》の真の原因は不明、かかりやすい体質と環境因子が重なったときに発病しやすい

膠原病は、親から子へと受け継がれて発症する遺伝病ではありません。では、遺伝と無関係なのかとなると、そうでもないのです。

膠原病は多因子性疾患[※1]で、膠原病を発病する人は、膠原病にかかりやすい体質や素因[※2]をいくつかもっていて、環境因子やその他の因子（性ホルモン）と免疫の異常が複雑に重なったときに発病していると考えられています。

遺伝病の場合は、一つの遺伝子の欠損や異常が原因で起こりますが、膠原病の場合は、複数の病気にかかりやすい遺伝子（疾患感受性遺伝子という）を持っています。現在、それぞれの病気でその解析が進められています。

膠原病にかかりやすい遺伝子をもっていても、それだけで発病するわけではありません。一卵性双生児《いちらんせいそうせいじ》のように同じ遺伝子をもっていても、一人が膠原病を発病した場合、もう一人が必ず発病するわけではないのです。膠原病には環境因子も大きく関与しているのです。

※1・多因子性疾患…いくつかの原因が重なって発病する病気。
※2・素因…ある病気にかかりやすい素質。

＊膠原病の発病・悪化につながる「環境要因」とは？

発病の要因としては、①免疫《めんえき》システムの異常、②体質や素因、③環境因子、④その他（女性ホルモン、加齢による免疫能力の低下、栄養状態など）があげられます。一つひとつの要因は発病させるほどの影響力はありませんが、重なりあったときに発病しやすくなると考えられています。

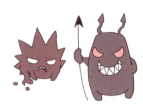

●感染症

ある種のウイルスは、自己抗体をつくるBリンパ球に直接作用して、活動を活発にすることがあります。ウイルス感染をきっかけに発病することがあります。

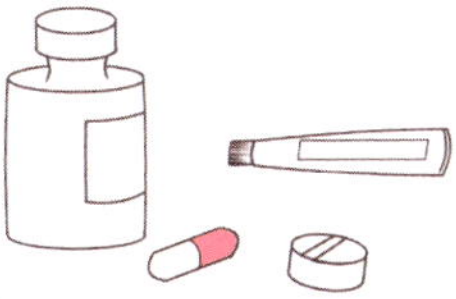

●薬物

薬を服用して体の成分と結合すると、それを異物と認識して自己抗体がつくられることがあります。薬物アレルギーによって組織が壊されることもあります。

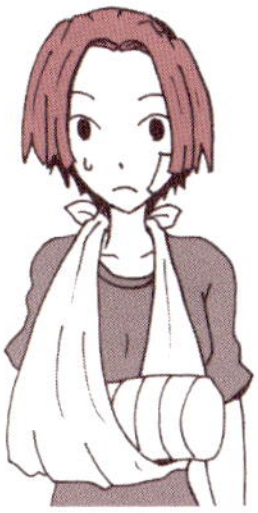

●外傷・外科手術

ケガや外科的手術によって体が傷つくと、壊れた組織を異物と認識して自己抗体がつくられることもあります。

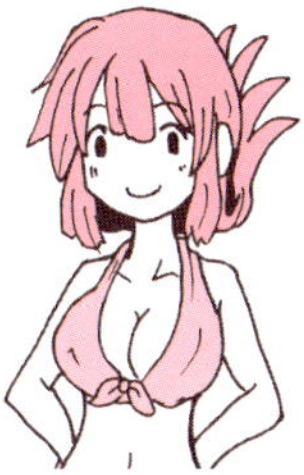

●美容整形

美容整形で用いられているシリコンやパラフィンなどの異物を体内に入れることで、免疫反応が高まることがあります。

●寒冷刺激・ストレス

寒い・冷たいという寒冷刺激や精神的緊張（ストレス）は、正常に働く免疫システムを乱すもとになることがあります。

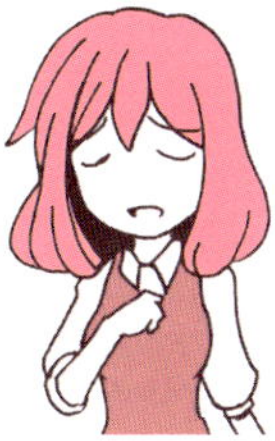

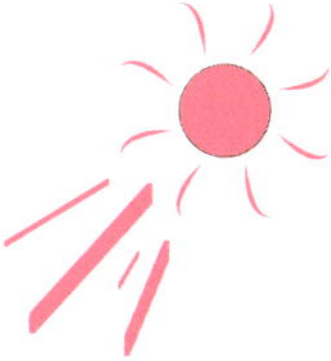

●紫外線（日光の刺激）

日焼けによって皮膚に炎症が起こり発病することがあります。紫外線を浴びることで、障害を受けた皮膚組織が異物と認識され、自己抗体がつくられるようになります。

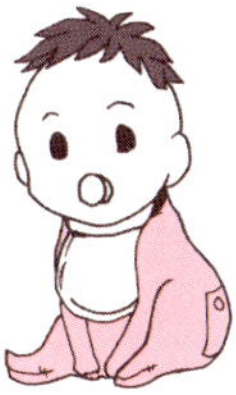

●妊娠・出産

妊娠中は体内にいる赤ちゃんを異物と認識して流産しないように免疫の働きが低下しています。出産後は、免疫の働きが高まるために自己抗体をつくるのに都合が良いのです。

しくみ 1

免疫《めんえき》システムの異常により免疫担当細胞が自分の体を攻撃する!?

前述の「自己免疫疾患」（44ページ参照）で話したとおり、免疫は、わたしたちを外敵（異物や細菌）から守るための〝生体防御《せいたいぼうぎょ》機構《きこう》〟です。

膠原病《こうげんびょう》では、大きく二つの異常がみられます。一つは、排除する必要のない自分自身の体の成分（自己抗原）を外から侵入した異物と勘違いして、免疫反応を起こしてしまうことです。もう一つは、自己抗原に対して免疫反応が起こると、自己抗原を排除するために、抗体をつくる指令が「マクロファージ」や「Tリンパ球」からだされ、その指令を受けた「Bリンパ球」は抗体（自己抗体）をつくります。

また、Tリンパ球自体が、体のなかの成分や組織に立ち向かって、直接障害することもあるのです。そして、これらの反応は止まることなく、沈静化することなく、持続します。

自己の成分と反応するリンパ球や自己抗体が自分の体を攻撃し、さまざまな症状と多くの臓器障害を引き起こします。

＊体を守る「免疫システム」の異常とは？

わたしたちの体を守る「免疫」が、なんらかの異常によって
自分自身を攻撃してしまい、膠原病を引き起こすと考えられています。

外から体に異物や細菌が侵入する（外来抗原）

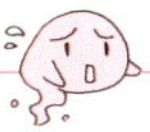

↓

警備隊

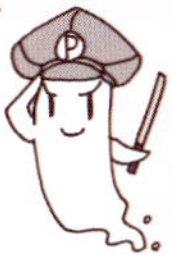

警備隊（マクロファージや好中球《こうちゅうきゅう》）

血液中に含まれる「白血球」のなかの
マクロファージや好中球という細胞が警備隊となって、
外敵を発見すると自ら飲み込んで処理すると同時に
「抗体をつくれ！」と指令します。

↓

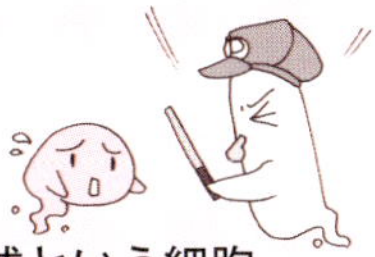

Tリンパ球

最初に指示を受けるのが、白血球のなかのTリンパ球という細胞。
自分では抗体をつくれないので、Bリンパ球に連絡したり、
リンパ球を増やしたりします。

↓

Bリンパ球

外敵に対する抗体をつくる。

↓

抗体

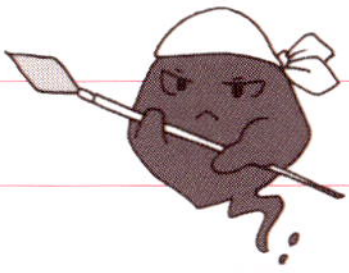

自己抗体

↓

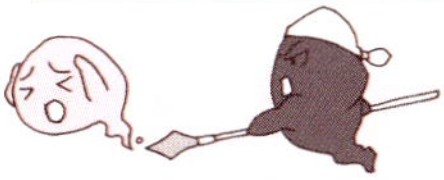

「正常な免疫反応」の場合

自己抗体が異物や細菌を攻撃して退治する。
これを見届けたTリンパ球は「もう抗体をつくらなくてもよい！」と
指示して、事態は沈静化します。

「膠原病の免疫反応」の場合

外来抗原が自己抗原となり、抗体は自己抗体となります。
自己抗体は、自分の体を攻撃し、さらに自己抗原と結合して
「免疫複合体」に変化します。免疫複合体が増えると、
皮膚や血管、臓器などに沈着して、炎症を強くする成分を勢いづけます。
また、自己の組織と反応するリンパ球は、直接組織に障害をあたえることもあります。
その結果、持続的な炎症反応を引き起こします。

しくみ 2

どうして数多くの症状があらわれ、臓器障害が起こるのでしょうか

膠原病《こうげんびょう》では、さまざまな症状と多くの臓器障害が起こります。では、どうして多彩な症状と臓器障害が起こるのでしょう。それは、つぎの四つのメカニズムが混在して、膠原病の基盤となる「免疫」と「炎症」に深く関係していることがわかっています。

①は、自己抗体が直接組織（自己抗原）と結合して、組織を障害する場合（白血球の減少、血小板減少など）です。②は、自己抗体と自己抗原が結合して免疫複合体をつくり、それが炎症に関与する場合（腎炎、関節炎、血管炎など）です。③は、自己免疫反応のとき、Tリンパ球が組織に直接障害するほか、分泌物（サイトカイン）をだして、これが組織障害に関与する場合（筋炎、脳症状など）です。④は、外来抗原（花粉、ハウスダストなど）が侵入すると、アレルギー反応をもたらす物質が放出され、炎症を起こす場合があります。これは、じんま疹《しん》や薬物アレルギーで引き起こされる症状や気管支ぜんそくが基盤にある好酸球性多発血管炎性肉芽腫《にくげしゅ》症に関係します。

＊膠原病発症のメカニズム

膠原病では、その基盤に「免疫の異常」があり、さまざまな症状や
多くの臓器障害は、最終的には「炎症」によってもたらされています。
つぎの図は、膠原病の発症から臓器障害にいたるまでを
わかりやすく示したものです。

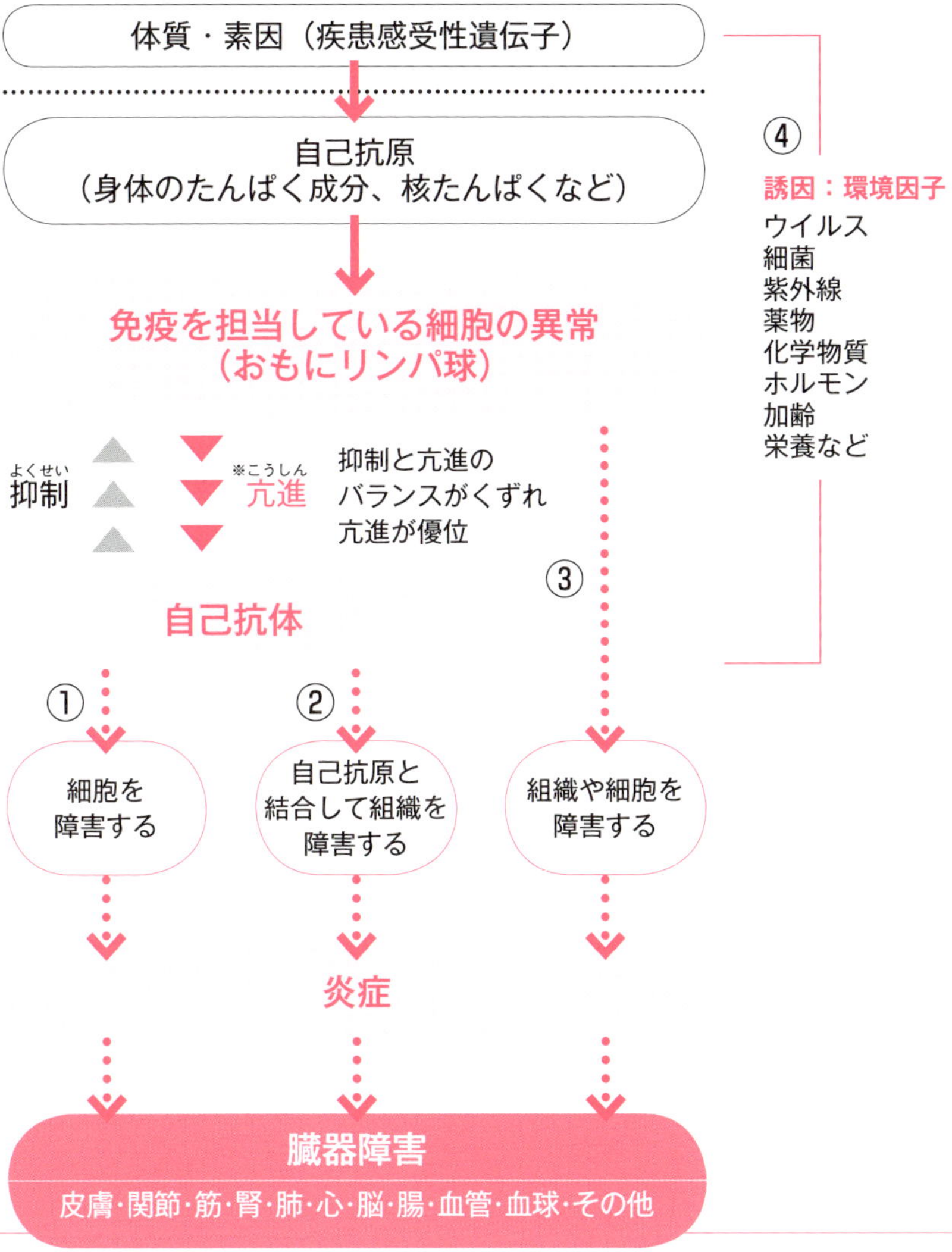

※亢進…たかぶり進むこと。

Column

膠原病《こうげんびょう》とともに生きる②

病気のことは
誰に相談していますか？

case study 1

身近な家族には心配をかけたくないという思いや、子どもには病気の姿を見せたくないという思いから、つらさや症状を隠したいという気持もあります。しかし、いざというときに助けてもらえるのは家族です。外見上はわかりにくいので、だるさや疲れ、痛みなどを言葉にだしてわかってもらえるようにしています。

case study 2

家族はもちろん、親戚、友人、ご近所の人にも膠原病であることは話しています。町内会や学校行事などで、参加することができないことは遠慮なく伝えています。子育てでは、ずいぶん助けていただきました。

case study 3

わたしは、家族以外には病気のことはあまり知らせていません。「全国膠原病友の会」に入会して、病気の悩みは聞いてもらっています。病歴の長い先輩からのアドバイスは、具体的なので参考になります。同じ病気の人に相談するのが、いちばん理解してもらえるので安心ができます。ふだんの生活では、病気のことばかりを考えないようにして、病気のことを知らない友人とは、発病前と同じようにつきあっています。

＊いちばん身近にいる家族がよき理解者に。
仕事をもっている人は、
友人や同僚などの存在も大切です。

第3章

どこで受診するのか？

～受診、診察・検査～

気になる症状があるときは、どの診療科を受診するのか？

多彩な症状があらわれる膠原病《こうげんびょう》は、どこの病院へ行けばよいのか、何科にかかればよいのか、迷うものです。まずは、**かかりつけの医師や総合病院を受診するとよいでしょう。そして、診察の際に「膠原病ではないかと気になっている」と伝えましょう。**

膠原病の疑いがあると判断されれば、専門医の受診をすすめられるはずです。そこから専門医のいる医療機関を教えてもらうか、紹介状を書いてもらうのがよいでしょう。

膠原病の専門医という場合、一般に「内科医」あるいは「整形外科医」のなかの一部をさしますが、医療機関によっては「リウマチ科」「膠原病内科」という専門診療科を設けています。多くの臓器障害や合併症を引き起こす膠原病では、基本的には「内科」が中心となって治療にあたり、それぞれの病態に応じて、整形外科、皮膚科、眼科、耳鼻咽喉《じびいんこう》科《か》、産婦人科などと連携して診療を受けられるのが望ましいのです。膠原病の患者さんをよくみている専門医がいて、診療体制や検査設備の整っている医療機関を受診しましょう。

＊膠原病の専門医のいる病院は、インターネットでもわかります

インターネットで調べると、
膠原病の専門医のいる医療機関がわかります。
こうした情報を活用しながら自宅や職場から通院しやすい病院を探し、
直接受診するのもよいでしょう。

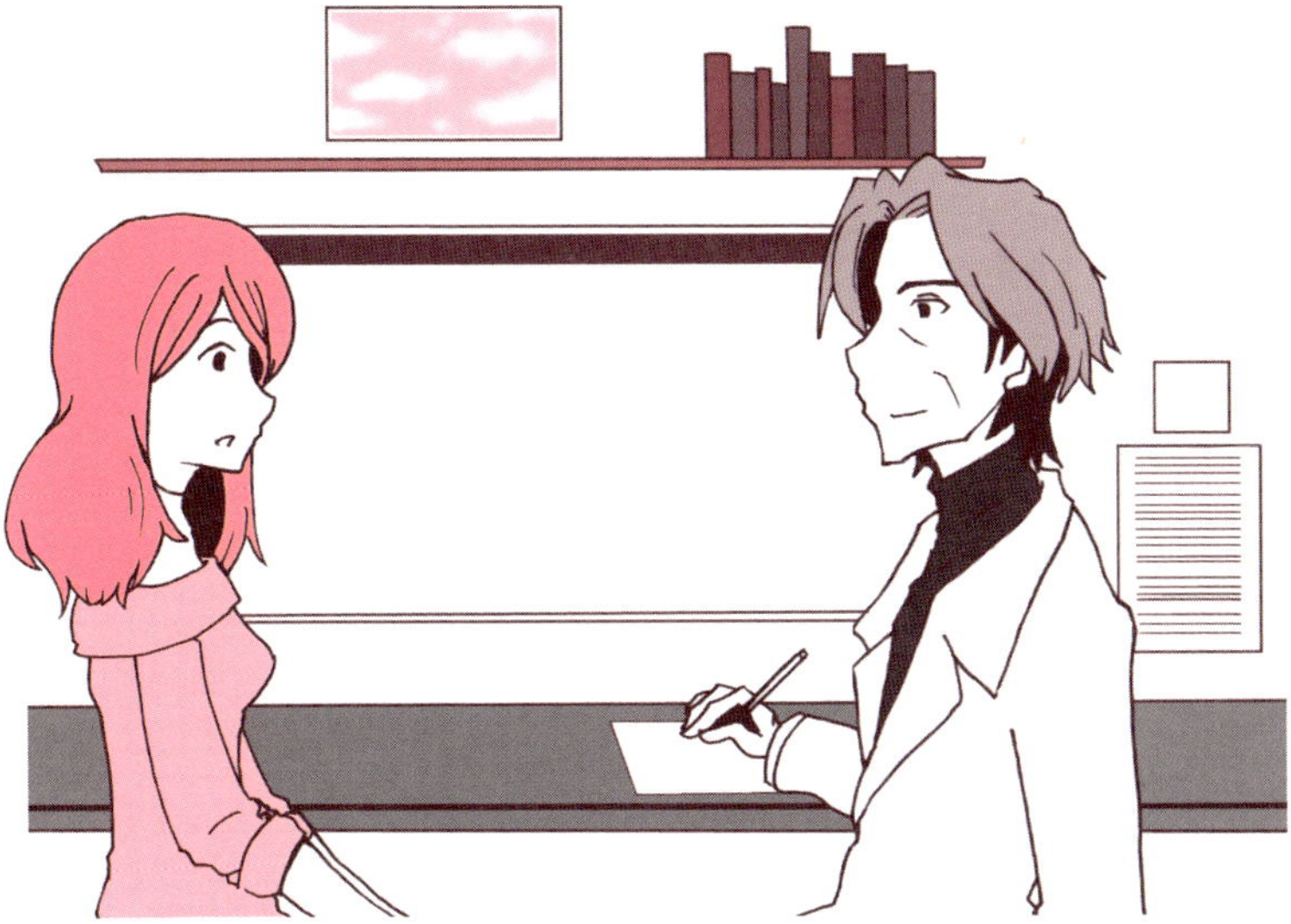

●日本リウマチ学会
リウマチ専門医・指導医の氏名や
教育施設の連絡先などを公表しています。
＊ http://www.ryumachi-jp.com

●日本リウマチ財団
リウマチ登録医制度を設けて、
登録したリウマチ登録医（整形外科医を含む）の
いる医療機関をホームページ上で
公表しています。
＊リウマチ情報センター
http://www.rheuma-net.or.jp

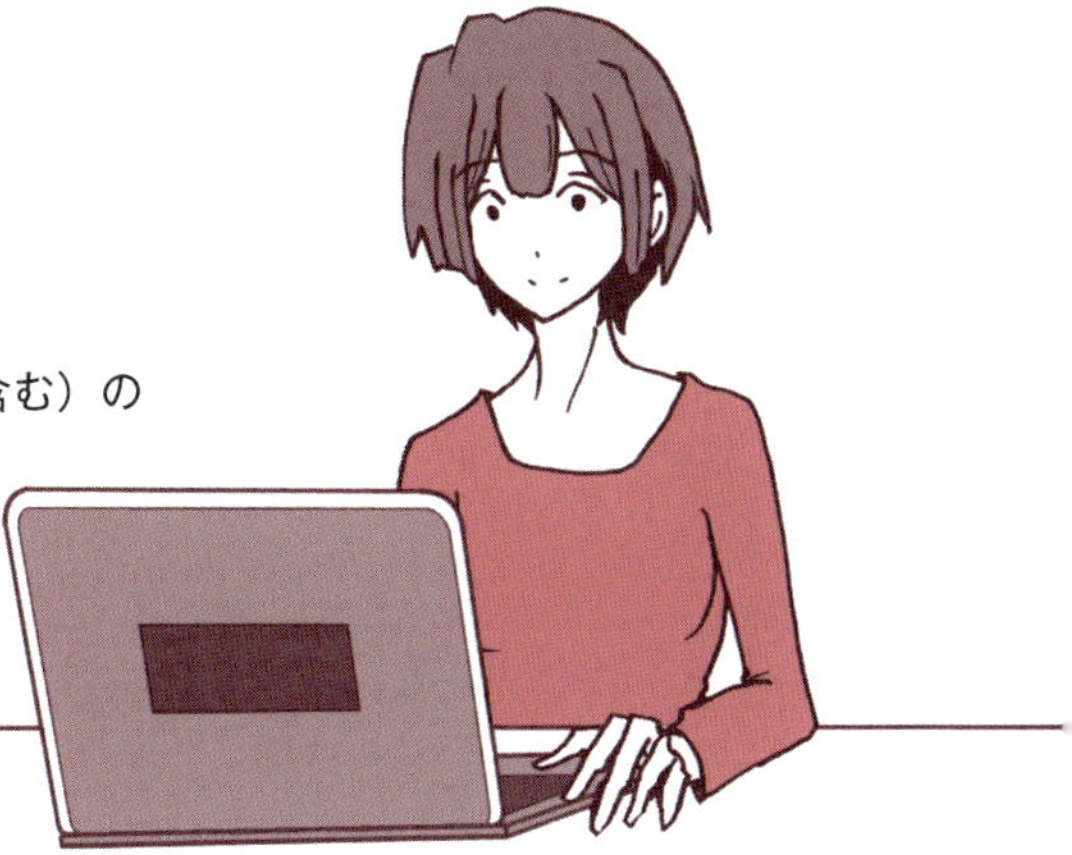

※ 2012年8月時点でのアドレスです。

診察

膠原病《こうげんびょう》の専門医を受診するときに準備しておきたいことは？

膠原病は、膠原病の患者さんをよくみている専門医のもとで「正しい診断」を受けて、症状の軽いうちに「適切な治療」を開始することが重要です。

膠原病であるかの判断は、ほかの病気と同様に「問診」「診察」「検査」という基本的な手順を踏んで、総合的に「診断」が下されます。そして、膠原病と診断された場合は、話し合いのもとで症状に応じた「治療方針」が決められます。

はじめて受診すると、一般に質問事項をまとめた「問診表」が渡されますので、できるかぎり詳しく記入します。診察がはじまると、医師はその問診表をもとに、発病の時期や症状、経過をはじめ、これまでどのような病気にかかったか、さらに家族の病歴など、さまざまな質問をします。また、職業や仕事内容、日常生活や衣・食・住などについても質問することがあります。これは、膠原病を診断するうえで欠かせない情報であり、病気だけでなく患者さんをよく理解して、よりよい治療をしていくために大切なことなのです。

＊症状の経過を“メモ”しておこう

受診した際の「問診」は、“正しい診断”に必要な情報源です。
診察を受けるにあたって、自分の症状を医師に正確に伝えるために、
これまでの症状の経過について、事前に整理してメモをしておきましょう。
メモをみながら話せば、いい忘れることもないので安心です。

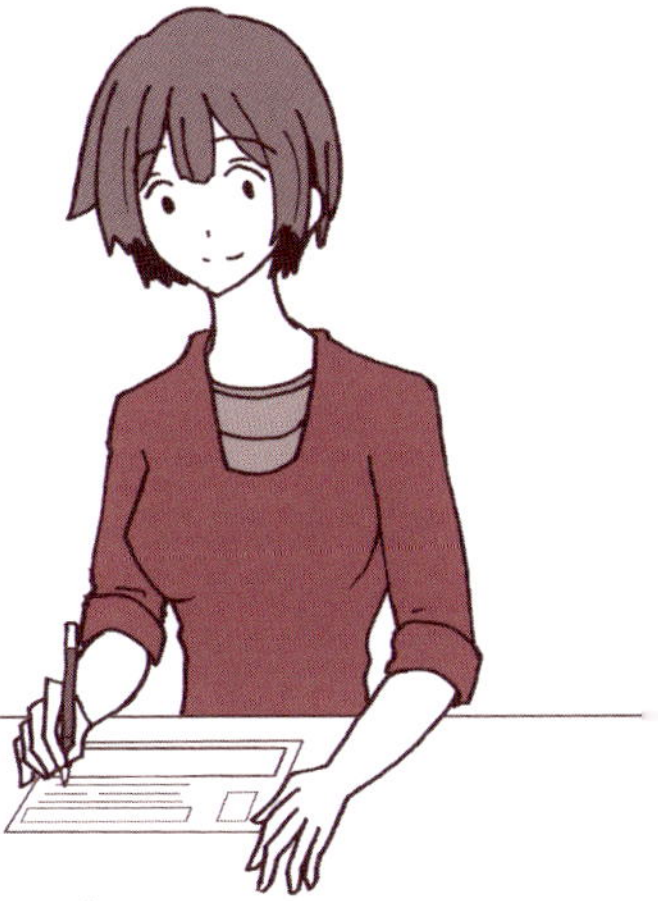

●いつから、どのような症状があらわれたのか？

▶気になる症状があらわれたのはいつごろ
▶きっかけになるようなこと
＊思いあたることはなんでも書きましょう。

●その症状は、どう変化しているのか？

▶今も継続してでている
▶今は消えてしまったが、過去にでていた
＊気になる症状がでた手や足、体の場所を
図に記入できるように確認しておきましょう。

●これまでの病歴は？

▶大きな病気にかかったことはあるか。どんな病気をいつごろ
▶外科手術や美容整形を受けたことはあるか。どんな手術をいつごろ
▶現在、治療している病気はあるか。どんな治療か
▶現在、服用している薬の名前。
市販の薬（ビタミン剤、漢方薬）も含めて
▶食品や薬剤に対するアレルギー、紫外線に対する過敏症はあるか
▶女性の場合は、出産、早産、自然・人工流産、死産などの妊娠歴
＊美容整形などの外科的手術がきっかけになることもあります。

●家族の病歴は？

▶両親、兄弟、姉妹、祖父母、子どもなどに膠原病の人はいるか
＊膠原病の発病には、体質や素因などが関係します。
家族の病歴も必要な情報です。

●その他

▶嗜好品《しこうひん》（酒、たばこ）や健康食品など
▶ペットを飼っているか

診断・治療方針を決めるために さまざまな検査が行われる

問診が終わると、膠原病《こうげんびょう》の特徴的な症状があるか、ほかの病気の疑いはないかなど、身体を診察します。膠原病が疑われるとすれば、膠原病に含まれる病気のなかで、どの病気にあてはまるかを判断します。膠原病をみなれた専門医は、初診時の問診と診察によって、おおよその病名を絞り込むことができますが、多くの検査が必要となります。

膠原病の検査には、**診断するための検査と、治療方針を決めるために病気の状態を把握するための検査があります。**さらに、**治療が開始されると、治療経過をみるための検査、薬の副作用をみるための検査、合併症を知るための検査など、必要に応じて行われます。**

膠原病には「診断基準」という、厚生労働省が定めた診断するための目安があります。症状や検査異常が典型的であれば診断は容易《ようい》ですが、非定型的な場合や診断基準に満たない軽症の場合もあり、診断はなかなかむずかしいものです。そのような場合には「膠原病の疑い」と診断されて、しばらく経過を観察することもあります。

＊検査はさまざまな目的で行われる

膠原病の検査は、病名が確定したあとも治療中にたびたび行われます。
自分の病状と治療効果を把握するために、検査の意味を知っておきましょう。

1 ▶診断のための検査
2 ▶病気の状態を把握するための検査
3 ▶治療経過をみるための検査
4 ▶薬の副作用をみるための検査
5 ▶合併症を知るための検査

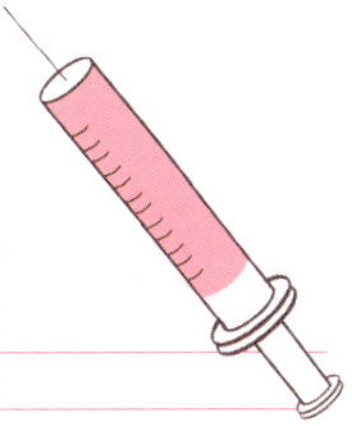

▼血液検査

赤沈、ＣＲＰ（Ｃ－反応性たんぱく）	1	2	3		5
血球検査（赤血球、白血球、血小板）	1	2	3	4	5
抗核抗体（ＤＮＡ抗体、Ｕ１－ＲＮＰ抗体など）	1	2	3		
リウマトイド因子、抗ＣＣＰ抗体	1	2	3		
クームス抗体（赤血球抗体）、抗リン脂質抗体などの自己抗体	1	2	3		
血清補体価	1	2	3		
免疫複合体	1	2	3		
筋原性酵素〔ＡＳＴ（ＧＯＴ）、ＣＫ、アルドラーゼなど〕	1	2	3		
血漿たんぱく、免疫グロブリン	1	2	3		
肝機能検査〔ＡＬ－Ｐ、ＡＬＴ（ＧＰＴ）、ビリルビンなど〕		2		4	5
腎機能検査（ＢＵＮ、クレアチニンなど）		2	3	4	5
骨代謝（Ｐ、Ｃａなど）		2	3	4	5
脂肪代謝（コレステロール、中性脂肪など）		2		4	5

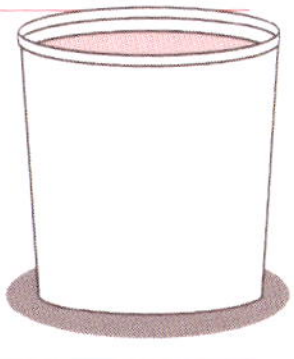

▼尿検査

尿たんぱく、糖、沈渣、クレアチニン排泄など	1	2	3	4	5

▼画像検査

Ｘ線（レントゲン）撮影（胸部、骨、関節、血管、胃など）	1	2	3	4	5
ＣＴスキャン、ＭＲＩ（頭部、心、肺、肝、脾《ひ》、腎など）		2	3		5
シンチグラフィ（唾液腺、肺、心、腎、血管など）	1	2			5
超音波（心、甲状腺、腹部など）		2	3		5

▼その他の検査

機能検査（心電図、脈波、脳波、筋電図など）	1	2	3	4	5
穿刺液の検査（関節液、胸水、髄液など）	1	2	3		5
病理学的検査（皮膚、筋、滑膜、腎、血管など）	1	2			5
眼底検査、眼科的検査（シルマー、ローズベンガルなど）	1	2			5
細菌学的検査（血液、尿、便、咽頭、髄液など）					5

検査 2

早期診断に欠かせない血液検査 赤血球・白血球の数でわかることは？

血液検査は、**静脈血を採取して病状などを調べる臨床検査**の一つで、1回の採血でさまざまな情報を得ることができます。膠原病《こうげんびょう》は炎症を起こす病気ですから、まず赤沈《せきちん》（赤血球沈降速度）や炎症反応を調べます。また、赤血球・白血球・血小板の血球（細胞）成分や、血漿《けっしょう》または血清の液体成分を調べます。

赤血球が少ないときは貧血を示します。慢性の炎症や出血があるときも貧血がみられますが、**膠原病の診断で重要なのは、全身性エリテマトーデスにみられる溶血性貧血で、赤血球に対する自己抗体（クームス抗体）が、赤血球を破壊してしまうことで起こります。**

白血球の減少は、全身性エリテマトーデスやシェーグレン症候群、混合性結合組織病によくみられます。白血球の中には、好中球、リンパ球、好酸球などの細胞が含まれていますが、とくにリンパ球の減少が特徴的です。反対に、結節性多発動脈炎などの血管炎を伴う膠原病では、白血球が増えると同時に血小板も増える傾向にあります。

＊血液とは？

血液は、体重の約７～８％を占めます。
そのうち約45％が、赤血球、白血球、血小板などの細胞成分。
残りの約55％は、血清または血漿の液体成分です。

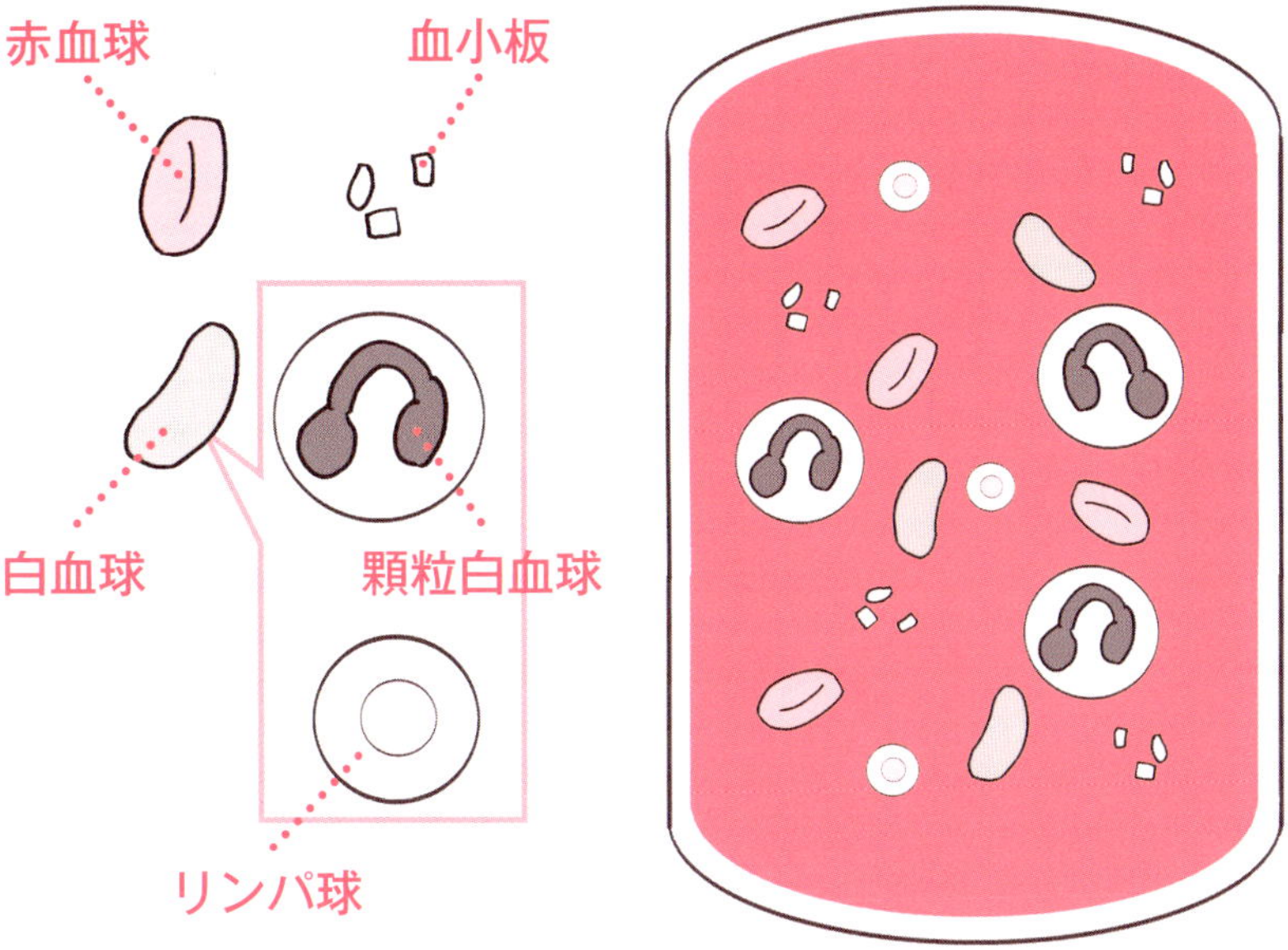

●赤血球 …… 赤い個体成分。
ヘモグロビン（血色素）によって酸素を運ぶ

●白血球 …… 無色の個体成分。体内に入った異物や細菌を処理する

●血小板 …… かけら状の個体成分。血液凝固や止血作用など

●リンパ球 …… 免疫を担当しウイルス等に感染した細胞や腫瘍《しゅよう》細胞を処理する

●顆粒《かりゅう》白血球 …… 顆粒（微小なつぶ）を持っている白血球

●血漿（血清） …… 淡い黄色の液体成分。たんぱく成分、肝機能、
腎機能、脂質、電解質、自己抗体、補体価などをみる

血液を調べると、体のさまざまな情報が得られます。
それぞれの検査の意味を知っておきましょう。

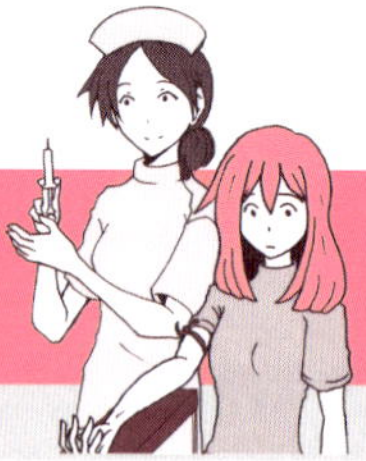

	検査の内容・目的
	ガラス管の中に血液を入れて赤血球成分の沈降する速度を計る。炎症があると数値が高い
	炎症があるときにつくられるたんぱく質。炎症が強いと陽性を示す
	血管炎や感染症があるときは、白血球数や血小板数が増加する。全身性エリテマトーデスでは減少傾向が強い。慢性の炎症、出血、鉄欠乏、溶血などで貧血になる
	※ＩｇＧに対する抗体。関節リウマチでは８０％の確率で陽性を示すが、健康な人でも５％は陽性を示す。抗ＣＣＰ抗体陽性の場合は関節リウマチの可能性が高い
	細胞の核にあるたんぱく成分に対する抗体。陽性の場合は、ＤＮＡ、Ｕ１-ＲＮＰ、Ｓｍ、ＳＳ-Ａ、ＳＳ-Ｂ、セントロメアなど、どの成分に対する抗体なのか調べる。健康な人でも５％ほどは陽性を示す
	クームス試験は赤血球に対する抗体を調べる検査。抗リンパ球抗体や抗血小板抗体はリンパ球減少や血小板減少と関係する。全身性エリテマトーデスなどで陽性を示すことがある
	体内のリン脂質に対する抗体。全身性エリテマトーデスのほか、流産を繰り返す人にも認められることがある
	抗リン脂質抗体があると、梅毒《ばいどく》にかかっていなくても陽性を示す
	補体は炎症や免疫に関わるたんぱく質の一種で、血液中に一定量存在する。Ｃ３とＣ４は補体の量を、ＣＨ５０は補体の活性を調べる。全身性エリテマトーデスで病勢が強いと減少する
	筋からでる酵素。筋炎によって筋肉が破壊されると数値が増加する。とくにＣＫは病勢を知る検査として欠かせない
	腎臓から排泄《はいせつ》される血液中に増える老廃物量を測定して、腎臓機能を調べる。全身性エリテマトーデス、全身性強皮症、血管炎症候群などは腎機能障害を起こす

※ＩｇＧ…ガンマグロブリン（免疫グロブリン）の一つ。

＊おもな血液検査の基準値と検査内容・目的

	検査項目	基準値
急性期反応物質	赤沈（赤血球沈降速度）	２０mm以下／１時間
	ＣＲＰ（Ｃ-反応性たんぱく）	陰性（０．３以下）
血球	赤血球数	３８０万/mm^3以上
	血色素	１２．０g/dℓ以上
	ヘマトクリット	３８％以上
	白血球数	４０００～８０００/mm^3
	血小板数	15～40万/mm^3
自己抗体	リウマトイド因子 抗ＣＣＰ抗体	陰性
	抗核抗体	陰性
	クームス試験	陰性
	抗リンパ球抗体	陰性
	抗血小板抗体	陰性
	抗リン脂質抗体	陰性
	ワッセルマン反応（梅毒血清反応）	陰性
その他	血清《けっせい》補《ほ》体《たい》価《か》	Ｃ３：６４～１１６mg/dℓ Ｃ４：１５～３８mg/dℓ ＣＨ５０：２８～３６mg/dℓ
	筋《きん》原《げん》性《せい》酵《こう》素《そ》	クレアチンキナーゼ（ＣＫ）：１８０以下、 アルドラーゼ：６以下、 ＡＳＴ（ＧＯＴ）：３５以下
	腎《じん》機能検査	尿《にょう》素《そ》窒《ちっ》素《そ》：１７mg/dℓ以下、 クレアチニン：１．２mg/dℓ以下

※基準値は、医療機関によって異なる場合があります。

検査3

膠原病《こうげんびょう》の診断にもっとも重要なのが、血液中の「抗核抗体《こうかくこうたい》」の存在

膠原病では、自分の体の組織や成分を異物と勘違いして排除しようと、自分の体を標的とする「自己免疫《めんえき》」が起こります。このとき、体の成分に対する抗体が産出されますが、これが「自己抗体」です。代表的な自己抗体が「抗核《こうかく》抗体」と「リウマトイド因子《いんし》」です。**自己抗体の有無や種類、量を調べることで、確実に膠原病を診断することができます。**

抗核抗体にはたくさんの種類がありますが、特定の病気にかぎってみられるものと、複数の病気にまたがってみられるものがあります。陽性がみられれば、病気の診断に有力な手がかりとなりますので、病気の目印となります。一方、ガンマグロブリンに含まれるＩｇＧ※に対する抗体が「リウマトイド因子」で、関節リウマチでは80％の陽性を示しますが、他の膠原病でも陽性をみることがあります。むしろ「抗環状シトルリン化ペプチド（ＣＣＰ）抗体」のほうが関節リウマチに特異性の高い抗体で診断に有効です。また、血管炎症候群にみられる抗好中球細胞質抗体も自己抗体で診断に有効です。

※ＩｇＧ…67ページ参照。

＊自己抗体とは？

自己抗体は、自己免疫疾患の証ともいえますが、
その多くは病気の標識ともなり診断に有効です。
その代表的なものが、「抗核抗体」と「リウマトイド因子」です。

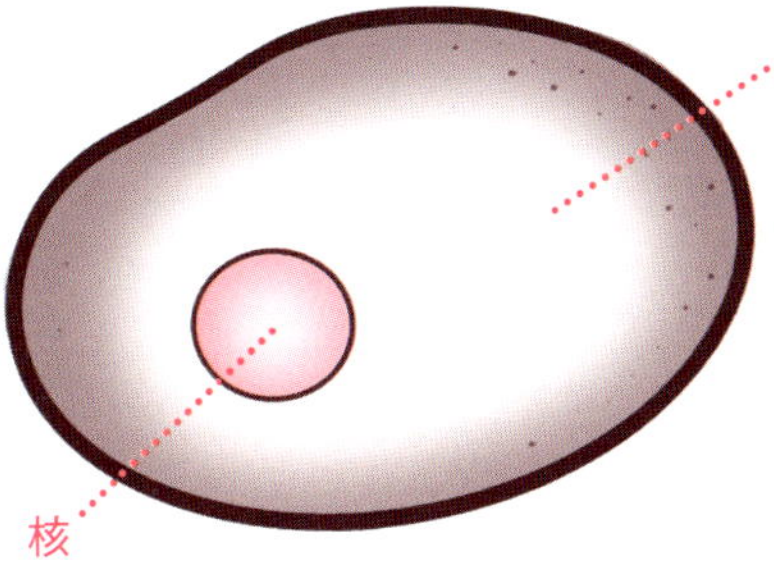

抗核抗体

細胞の核のなかには、ＤＮＡ（遺伝子）などのたんぱく成分があり、この核にふくまれる成分に対してできた抗体です。

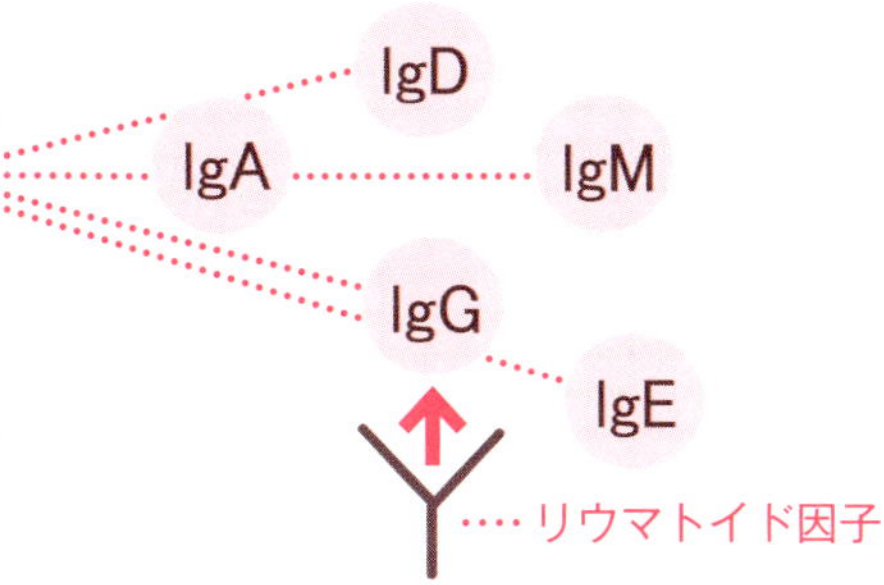

リウマトイド因子

体内には、ガンマグロブリンという、細菌やウイルスなどを排除する抗体があります。そのなかの「IgG」に対する抗体です。

●特定の病気にかぎってみられやすい抗核抗体

全身性エリテマトーデス …… 抗ＤＮＡ抗体、抗Ｓｍ抗体、ＬＥ細胞など
関節リウマチ …… 抗ＣＣＰ抗体
全身性強皮症 …… 抗Ｓｃｌ－７０抗体
ＣＲＥＳＴ症候群 …… 抗セントロメア抗体
多発性筋炎・皮膚筋炎 …… 抗Ｊo-１抗体
シェーグレン症候群 …… 抗ＳＳ－Ｂ抗体：

●複数の病気にまたがってみられる抗核抗体

抗ＵＩ－ＲＮＰ抗体 …… 混合性結合組織病、全身性エリテマトーデス、強皮症など
レイノー現象、肺高血圧症など
抗ＳＳ－Ａ抗体 …… シェーグレン症候群、混合性結合組織病、
全身性エリテマトーデスなど

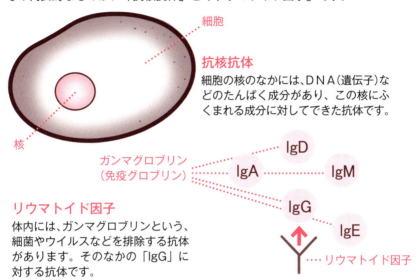

血液検査以外の検査は内臓障害や合併症を知るために調べる

血液検査は、肝機能検査や腎機能検査、脂肪代謝、骨代謝などを調べるためにも行われます。これは、病気の状態をみるためや、治療中の薬の副作用や合併症を知るために状況に合わせて行われます。血液検査以外にも、いくつかの検査が行われます。腎臓障害を調べる「尿検査」、内臓病変や骨・関節の状態をみる「画像検査」、体の働きを調べる「生理学的機能検査」、体液を取りだして調べる「貯留液の検査」、組織を採取して調べる「病理学的検査（組織検査）」、眼の病変を発見する「眼科的検査」などがあります。

画像検査でよく行われのが、レントゲン（X線）検査です。胸部X線では、肺の炎症、胸膜炎、心膜炎などの有無をみます。骨・関節のX線は、骨破壊や関節炎の程度を知ることができるため、関節リウマチやその周辺疾患では不可欠の検査です。

血管炎を伴うときは、その部位に血管の病変があるかを知るために血管造影《ぞうえい》を行うこともあります。また、シェーグレン症候群では、唾液腺造影を行うこともあります。

＊膠原病《こうげんびょう》では、こんな検査も行われる

膠原病の疑いがあるときは、血液検査以外にも、
ほかの病変の有無、程度を調べるためにさまざまな検査が行われます。

尿検査

尿検査によって、尿たんぱく、尿糖、沈渣《ちんさ》、
クレアチニン排泄などを調べます。
膠原病では腎機能障害や糖尿病などの合併症が起こるために、
治療中も定期的に尿検査を行って腎臓の状態を確認します。

画像検査

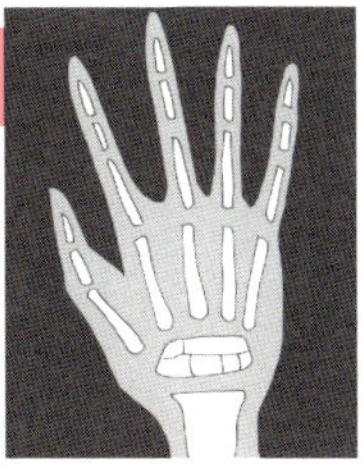

内臓病変や骨・関節に変形がないかなどを調べるために、
レントゲン（X線）検査や内視鏡検査などが行われます。
レントゲン検査ができない部位や
情報が不明確なときに、超音波（エコー）、ＭＲＩ、
ＣＴスキャン、ＲＩ（シンチグラフィ）なども行われます。

生理学的機能検査

心電図、呼吸機能、脈波、脳波、筋電図、神経伝導速度などによって、
膠原病による障害で体の機能に異常がないかどうかを調べます。

貯留液の検査

関節が腫れたり、胸や心臓、お腹に水（貯留液）が
たまったりした場合に調べる検査。関節液、胸水、髄液《ずいえき》などを取りだし、
膠原病なのか、細菌感染による合併症なのかなどを確かめます。

病理組織学的検査（組織検査）

病変が疑われる組織（皮膚、筋肉、滑膜、口唇粘膜、腎臓、肺など）の一部を
採取して、顕微鏡で観察する検査です。
病気の現場をみるにはもっともよい検査方法です。
ただ、外科的な処置をするため、あらかじめ出血しやすくないか、
感染症がないかなど、安全にできるかどうか確認します。

眼科的な検査

血管の炎症を伴うものは、網膜に変化をみることが多いので眼底検査を行い、
シェーグレン症候群では乾燥性角結膜炎をきたすために、
涙の分泌を調べるシルマーテストを行います。
ステロイド薬によって白内障や緑内障をきたすことがあり、
定期的な検査とともに治療も併せて行われます。

Column

膠原病《こうげんびょう》とともに生きる③
お薬手帳や病状日誌を つけていますか？

case study 1

わたしは血圧が高いので、１日２回、起床時と就寝時に血圧を測って記録しています。また、服用薬が変わったとき、服用量が増えたとき、体調が悪い日の具体的な様子（頭痛や発熱など）をメモ程度ですが、手帳に書いています。外来の際に、メモを持っていくと先生に伝えやすく、とても役立っています。

case study 2

病状が悪化する前には、検査値や体調が変化することが多いです。どの項目を注意すればよいのかを判断するには、体調を記録しておくことは大切だと思います。自分の病気の特徴や管理項目、指標となる症状などが、ある程度わかってくれば、手帳レベルで管理するとわかりやすいかもしれません。

case study 3

以前は、体調管理をするために、毎日を神経質なくらいに病状日誌を書いていました。しかし、そうすることで病気にとらわれ、病気のなかでしか生きられなくなっていました。いまは、もちろん日々の体調変化には気を配りますが、神経質になりすぎないように心がけています。

＊日ごろの体調管理を行うためにも、
服用薬や服用量は把握する必要があります。
緊急時に備えて、必要な情報を書いた手帳を
常に携帯しましょう（184ページ）。

第4章

これから どうなるのか？

～病気別の症状と経過・治療～

関節リウマチ ― どんな病気？

推定患者数は70万人以上、関節の炎症による痛みは子どもから大人まで起こりえる

リウマチという言葉は、ギリシア語の「ロイマ（Rheuma ＝流れ）」に由来します。古代ギリシャでは、関節が痛むのは「頭から悪い液体が流れでて、体のすき間にたまって痛みが起こる病気」と考えられていました。リウマチは、古くより世界中に存在するのです。日本では、一般にリウマチといえば、広い意味で「リウマチ性疾患」をいい、狭い意味では「関節リウマチ」を指します。リウマチ性疾患には、関節リウマチ、痛風、変形性関節症、リウマチ熱など、**100種類以上の病気が含まれています。**

関節リウマチの推定患者数は、70～100万人といわれ、膠原病のなかで最も患者数の多い、代表的な病気です。関節リウマチというと、高齢者の病気のように思われがちですが、発症年齢をみると働きざかりの30～40歳代に最も多いのです。しかし、小児や高齢者でも発病します。15歳以下の場合は「若年性特発性関節炎（若年性関節リウマチ）」と呼ばれ、成人の場合と区別されます。

＊早期関節リウマチの診断基準

日本リウマチ学会、1994年

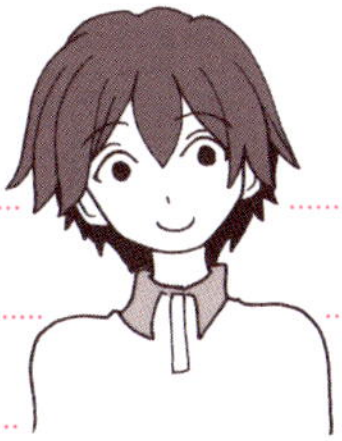

1. 三つ以上の関節で、指で押さえたり動かしたりすると痛みを感じる
2. 二つ以上の関節に炎症による腫れがみられる
3. 朝のこわばりがある
4. 皮下結節（リウマトイド結節）がひじ・ひざなどにみられる
5. 血液検査で※赤沈に異常がみられる。または※ＣＲＰが陽性である
6. 血液検査で※リウマトイド因子が陽性である

以上６項目のうち、
３項目以上が認められる場合に
「早期関節リウマチ」と診断され、
病態に応じた適切な治療を
開始する必要がある、とされています。

●DATA●
日本の推定患者数▶70～100万人
男女比▶男性１：女性３
発症年齢▶30～50歳代

関節リウマチの新診断（分類）基準

アメリカ・リウマチ学会、ヨーロッパ・リウマチ学会、2010年

アメリカ・リウマチ学会とヨーロッパ・リウマチ学会は、
「関節リウマチは早い時期での診断と寛解《かんかい》を目指すための治療が重要」
という考えから、新しい診断基準を提唱《ていしょう》しました。
それは、ひとつ以上の関節が腫れているのが認められ、
関節リウマチ以外の病名の診断がつかない場合に、
下記の４項目について重要度に合わせて点数をつけて、
その合計（６点以上）から診断するというものです。
そして、診断されれば、関節が破壊される前に
関節リウマチへの治療が開始されます。

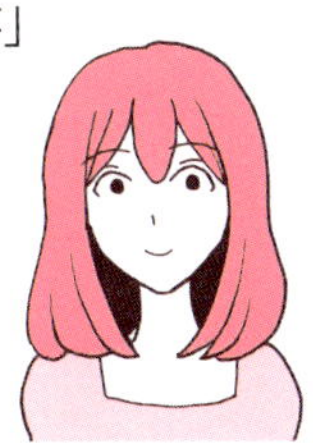

1. 腫れと圧痛のある関節の部位と数（０～５点）
2. リウマトイド因子ないし※抗 CCP 抗体の値（０～３点）
3. 急性期反応物質（赤沈、CRP）（０～１点）
4. 関節滑膜炎の持続期間（０～１点）

※・赤沈　CRP　リウマトイド因子　抗CCP抗体…64～65ページ参照。

朝、起きたときに強く感じるこわばりが、1時間以上続くようであれば要注意!!

関節リウマチとは、全身にある関節に炎症（関節炎）が起きて、腫れや痛みをもたらす病気です。炎症が起きる関節は人によってさまざまですが、最初は手指《しゅし》（第1関節を除く第2関節・指のつけ根）や手首に起こります。また、足趾《そくし》（足の指）や足首、ひじ、ひざ、首、あごなどの関節にも起こります。

関節症状は、左右対称性にあらわれる傾向があり、初めは片側だけであっても徐々に両側にあらわれてきます。

関節に腫れや痛みがあるのは、炎症を起こしている証拠です。ただ、関節の症状の前に、微熱や倦怠感《けんたいかん》、食欲低下といった全身症状もみられます。また、長時間、関節を動かさないでいたあと、関節がこわばって思いどおりに動かせないということがあります。このこわばりは、とくに朝起きたときに強く感じるために「朝のこわばり」と呼ばれます。

関節の症状は、天候に影響されやすく、雨の日や寒い日はこわばりや痛みが強まります。

＊関節リウマチにみられる症状

- 微熱、倦怠感がしばしば起こる
- 朝起きたときに、
  手の指の関節がこわばり、
  1時間以上続くこともある
- 関節の腫れやこわばり、
  痛みがある
- ひざやひじ、頭に、
  皮《ひ》下《か》結節《けっせつ》が
  できるが痛みはない
- まれに、上強膜炎《じょうきょうまくえん》や
  虹彩炎《こうさいえん》によって、
  目の充血や出血がみられる

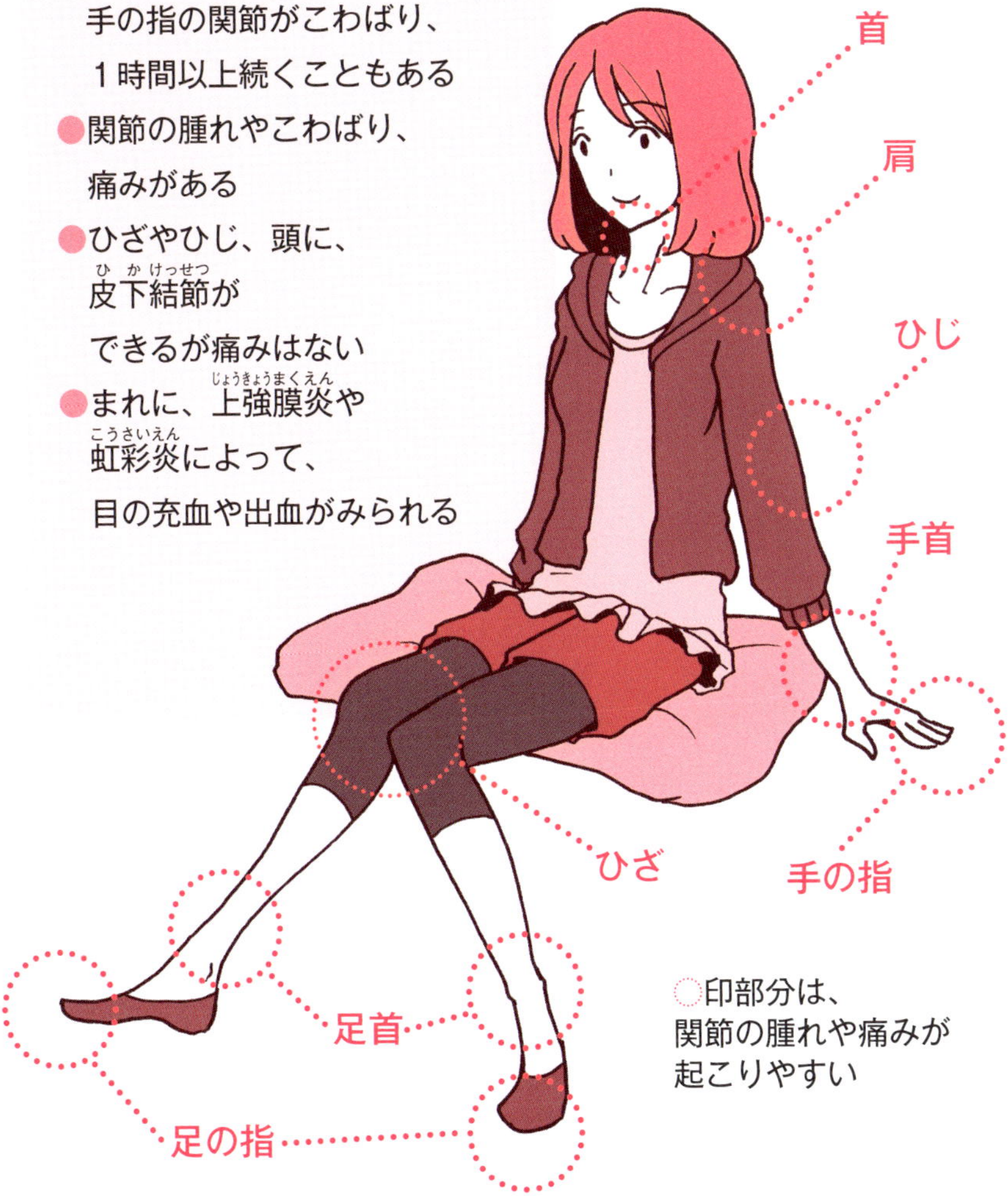

◌印部分は、
関節の腫れや痛みが
起こりやすい

関節リウマチ 3 亜型

時に血管炎が原因で臓器障害を起こすときは、「悪性関節リウマチ」と診断される

「関節リウマチ」と診断された患者さんのなかには、時に関節の症状以外にも、既存の関節リウマチにはない血管炎[※1]などが原因で重篤《じゅうとく》[※2]な臓器障害を起こすことがあります。この場合は「悪性関節リウマチ」と診断されて、特定疾患（難病）の対象となります。

関節リウマチを長く患っている患者さんに発病する傾向にありますが、関節リウマチが悪化した状態をいうものではありません。また、寝たきりの状態や車いすの生活を余儀《よぎ》なくされている患者さんとは区別されています。

悪性関節リウマチでは、関節痛、発熱（38℃以上）、体重減少などを伴って、皮下結節《ひかけっせつ》、紫斑《しはん》、筋痛《きんつう》、筋力低下、間質性《かんしつせい》肺炎、胸膜炎《きょうまくえん》、消化管出血といった症状がみられます。また、皮膚の潰瘍《かいよう》や梗塞《こうそく》、指趾先端《ししせんたん》の壊死《えし》・壊疽《えそ》などの症状がでる場合もあります。

悪性関節リウマチの治療は、侵される内臓によって千差万別ですが、早期発見・早期治療することで、「よい状態」を保つことができます。

※1・血管炎…血管が炎症を起こしている状態。
※2・重篤…重い病状。

＊悪性関節リウマチの診断基準

厚生労働省特定疾患調査研究班、1989年改訂

①末梢神経障害によって、手や足のしびれ、
感覚や動きの異常がみられる（多発性単神経炎）

②皮膚や指に潰瘍《かいよう》や壊疽《えそ》が起こる

③皮膚の下にしこりができる（皮下結節）

④目に上強膜炎や虹彩炎《こうさいえん》が起こる

⑤胸や心臓に水がたまる胸膜炎、
または心嚢炎《しんのうえん》

⑥心臓の筋肉に炎症が起こる（心筋炎）

⑦肺に炎症が起こる間質性肺炎、
または肺線《はいせん》維症《いしょう》

⑧血管の炎症によって、腸や心筋、
肺などに梗塞《こうそく》がみられる（臓器梗塞）

⑨リウマトイド因子が高い値で
陽性を示す

⑩血清補体価が低下したり、血中免疫複合体が陽性を示したりする

⑪皮膚、筋、神経、その他の組織を顕微鏡で調べると、
小・中動脈に血管炎を認めること

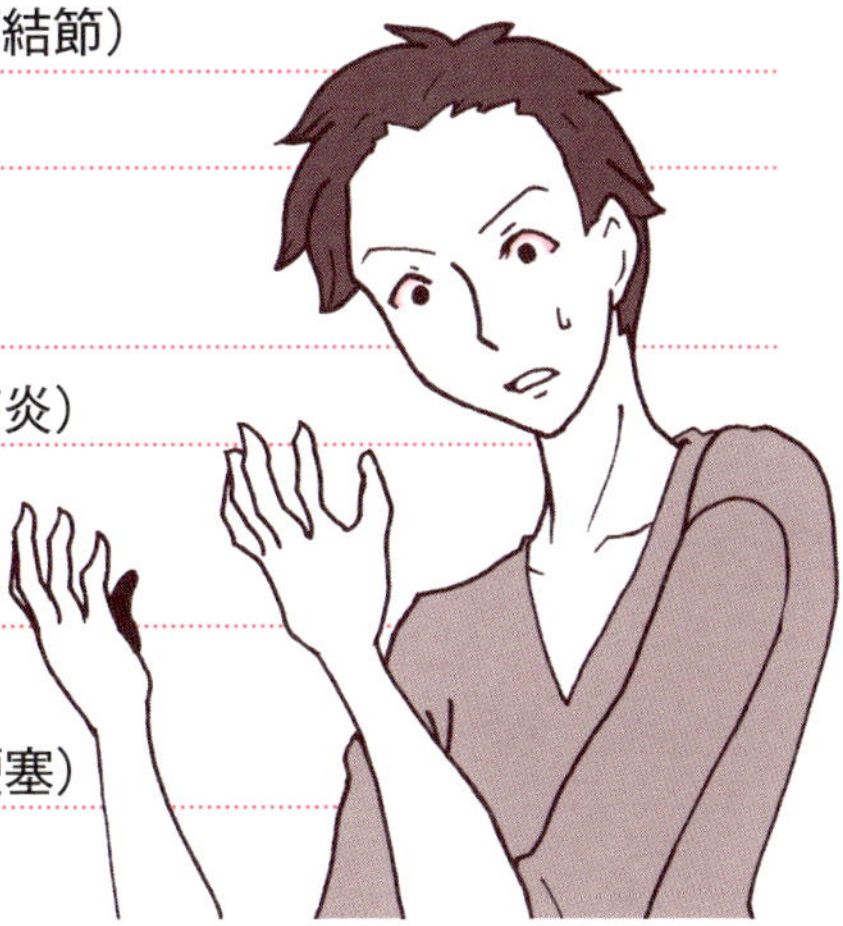

関節リウマチと診断されている
患者さんのなかで、①～⑩までのうち
3項目以上を認められるか、
1項目以上と⑪の所見がある場合に
「悪性関節リウマチ」と診断されます。

●DATA●
日本の推定患者数▶4200人
男女比▶男性1：女性2.7
発症年齢▶50歳代がピーク
＊指定難病です

関節リウマチ 4 経過

関節の破壊、筋の萎縮《いしゅく》などによって関節機能が失われる

関節リウマチが進行すると、骨と関節の破壊、筋の萎縮、腱《けん》の断裂などによって、骨と骨の隙間が狭くなったり、**骨同士が結合して動かなくなったりして、関節機能は失われます。**また、関節リウマチ特有の関節変形もみられるようになります。根本的な原因は、いまだ解明されていませんが、免疫の異常が関係していることがわかっています。

関節リウマチでは、最初に関節の内側をおおっている「滑膜《かつまく》」という結合組織が炎症を起こします。炎症が進むと、滑膜組織からさまざまな炎症を悪化させる物質が産出され、滑膜や軟骨だけでなく、関節のまわりを支えている腱鞘《けんしょう》や靱帯《じんたい》などへも波及していきます。

以前は患者さんのうち、治療によって症状が軽快するのは35%、寛解《かんかい》※1と悪化（再燃《さいねん》）※2を繰り返すのは50%、悪化して身体障害に至るのは15%とされました。最近の研究では発症から2年の間に関節の破壊が急速に進むこともわかっています。関節の悪化を防ぐには早期治療が大切で、進行の度合いを調べるにはX線検査が不可欠です。

※1・寛解…病状が落ち着いた状態。
※2・再燃…再び病状が勢いを増す状態。

＊関節の構造

関節とは、骨と骨がつなぎ合わさっている部分のことです。
正常な関節では関節の表面は弾力性に富んだ組織からなる
軟骨で覆われ、衝撃をやわらげたり、動きを滑らかにしたりしています。

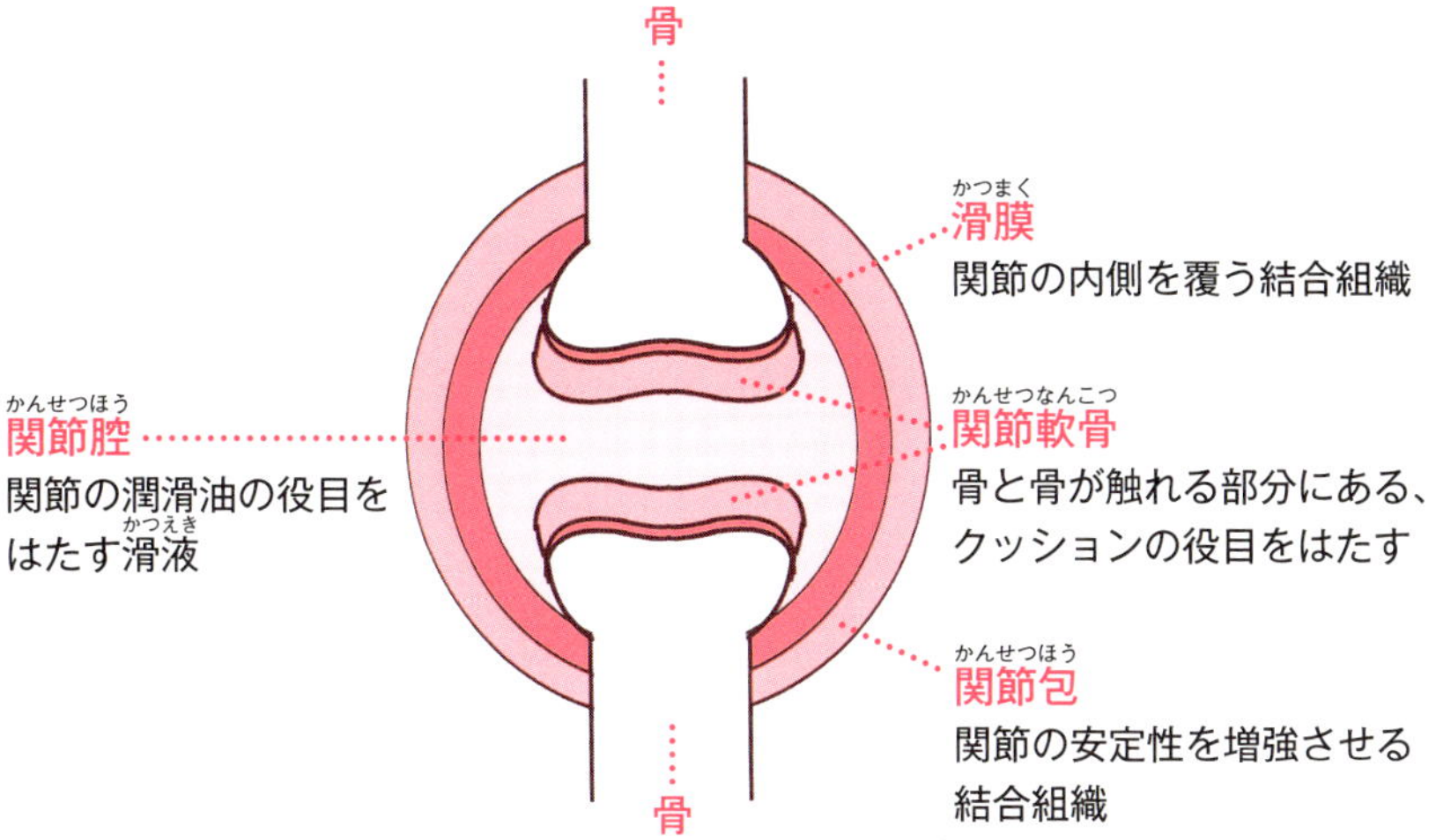

＊関節リウマチの進行していくステージ

初期●ステージⅠ
炎症が起きて腫れ上がり、熱感や圧痛などの症状があらわれます。X線写真では関節の変形はみられません。

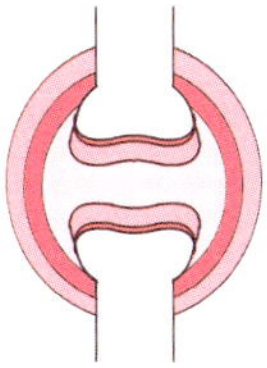

中等期●ステージⅡ
滑膜が増殖し、軟骨を浸食します。X線写真では関節の変形はみられませんが、骨粗しょうがみられ、関節は腫れて痛み、動きは制限されます。

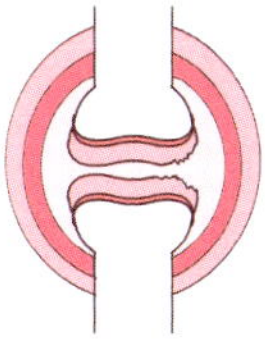

重症期●ステージⅢ
軟骨だけでなく骨にも破壊が進んで筋肉が萎縮します。X線写真では、関節の変形や骨粗しょう症がみられ、痛みを伴って動きは極端に制限されます。

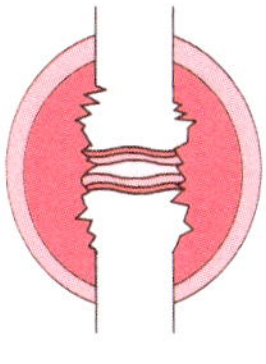

末期●ステージⅣ
関節の骨と骨とのすき間（関節腔）が狭くなり、進行すると軟骨は完全になくなって骨と骨が結合します。痛みはやわらぎますが、関節は機能しません。

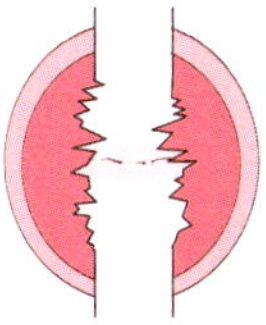

「四つの治療法」で関節炎による痛みをやわらげ進行を阻止し、身体機能を保持していく

関節リウマチの治療における目的は、**関節炎による痛みをやわらげ、関節や骨の変形・破壊をできるだけくい止めて身体機能を保持し、生活の質（QOL＝Quality of Life）を高めることにあります。**そのための治療の柱となるのが、**基礎療法・薬物療法・運動・理学療法・手術療法**の四つです。

おもに薬による薬物療法が中心となりますが、症状を悪化させないための日常生活における基礎療法（注意点）や、症状に合わせたリハビリテーション（運動療法）を組み合わせて治療が行われます。そして、薬による効果がでない場合や関節機能が失われた場合などに外科的な処置（手術療法）が行なわれます。

近年、新薬や医療技術の開発は著しく進歩しています。一人ひとりの病態に応じた治療薬が使われるようになり、治療によって症状がなくなるという患者さんも増えてきています。悪化する前に、適切な治療を行えば重症化を防ぐことも可能になっているのです。

＊関節炎による痛みと進行を防ぐ「四つの治療法」

関節リウマチでは、一人ひとりの症状に応じて、つぎの四つの治療法を組み合わせて行われます。

1　基礎療法

日常生活のなかで、自分自身で行う治療法です。症状を悪化させないような暮らし方、疲労をためないための安静の目安、感染症を防ぐ対策などになります。

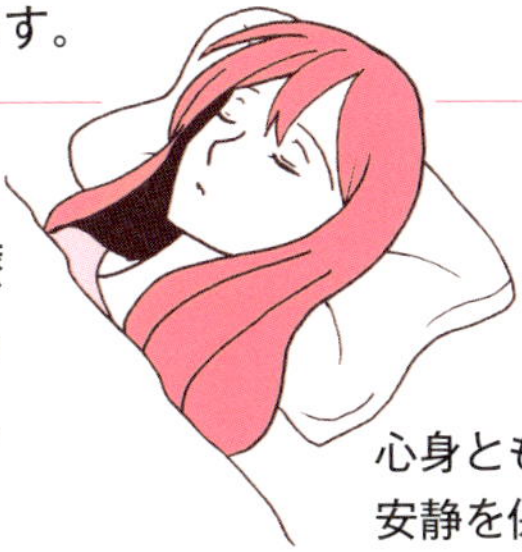

心身ともに
安静を保つ

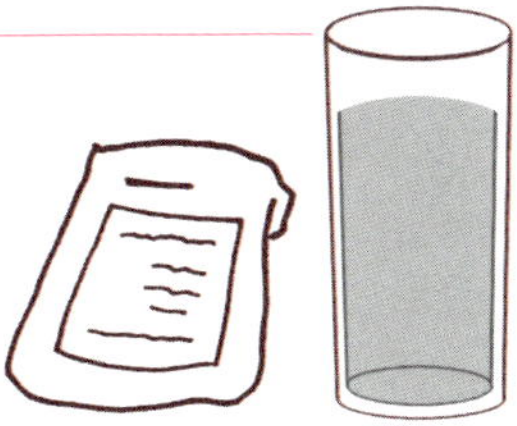

医師の指示どおりに服用する

2　薬物療法

関節リウマチの薬には、関節の腫れや痛み、熱を抑える抗炎症薬。原因と考えられる免疫異常を改善する抗リウマチ薬、生物学的製剤などがあります。

3　手術療法

関節機能の維持や改善のめに、滑膜切除術、関節固定術、関節形成術、人工股関節置換術などの外科的な手術療法を行います。

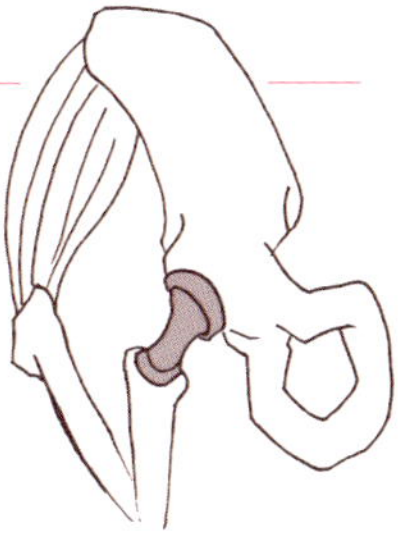

破壊されて機能を失った骨や関節を人工関節に置き換える

4　運動・理学療法

関節が痛むために動かさないでいると、関節周辺の機能が衰えてきます。これを予防するための治療が運動・理学療法（リハビリテーション）です。開始時期やプログラムは主治医と相談したうえで、理学療法士のもとで指導されます。

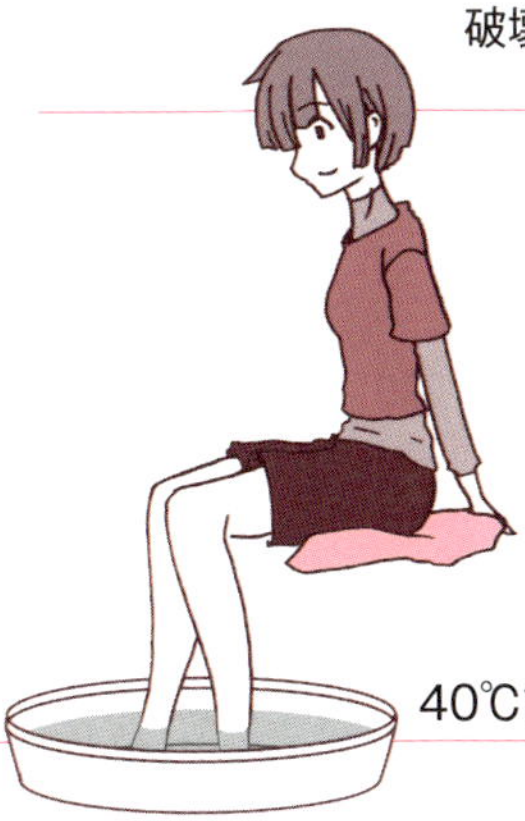

40℃前後のお湯で部分浴するのも効果的

関節リウマチ
6
治療

新薬の登場で5年、10年後……「長期寛解《かんかい》」をもたらすことも可能になる

関節リウマチの薬物療法は、十数年の間で著しく変わってきました。これまでは、炎症による腫れや痛みを抑える非ステロイド抗炎症薬が中心でした。しかし、現在はそれと並行して、免疫異常を是正《ぜせい》して関節症状の進行を抑える抗リウマチ薬、とくにメトトレキサートが初期から使用されるようになりました。また、**生物学的製剤（サイトカイン阻害薬など）という新薬の開発によって、5年～10年という長期寛解[※1]も可能になっています。**

生物学的製剤は、関節リウマチの炎症に深く関わっているサイトカイン[※2]などの分子を阻害して、炎症を抑えると同時に関節破壊を防ぐ薬です。その名のとおり、分子生物学的手法を用いて開発された〝バイオ医薬品〟です。メトトレキサートによる治療で十分な効果が得られないときに併用されて、関節破壊を抑制《よくせい》する効果が高いことがわかっています。

体に対する余計な負担が少ない薬ですが、感染防御に影響することもあるため細菌などに対する抵抗力は一部低下し、結核などの感染症を起こしやすくなることもあります。

※1・長期寛解…長い間病状が落ち着いた状態。
※2・サイトカイン…炎症や免疫システムの働きを活発にする細胞から分泌されるたんぱく質。

＊関節リウマチで使われる薬の目安

薬品はその人との相性があり、
効果や副作用のあらわれ方は
一人ひとり違います。
同じ薬で治療されるわけではありませんが、
一つの目安にしてください。

非ステロイド抗炎症薬

初期から継続して
使用されることが多い薬です。
腫れや痛みがなくなれば、
休止することもあります。

抗リウマチ薬

初期から使用されますが、
効果をみて、
ほかの薬に変更したり、
複数の薬が併用されたり
することもあります。

ステロイド薬

炎症が強い時期に使用します。
抗リウマチ薬の効果がでたら
徐々に減らし、
最終的に中止します。
関節リウマチでは、
あくまで最低量を最低期間のみ
使用するのが原則です。

生物学的製剤

抗リウマチ薬の治療効果を
みながら併用して使用されます。
発病後２年以内に使えば、
関節破壊が進まないと
いわれています。

免疫抑制薬

ステロイド薬や抗リウマチ薬で
炎症が抑制されず、
関節破壊が進行する場合や
悪性関節リウマチの場合に
使用されます。

安静と運動のバランスをみながら関節症状の悪化を防いでいこう！

基礎療法とは、症状を悪化させないような暮らし方の注意点であり、自分の体への心づかいといえます。**関節リウマチでは、「安静」と「運動」のバランスが重要です。安静には、全身的安静・局所的安静・精神的安静の3種類があります。**

たとえば、発熱や疲労感などの全身症状があるときは、昼間でも横になって安静を保ちます（全身的安静）。関節の痛みが強いときは、炎症している関節にギプスや頸椎《けいつい》カラーなどで固定します（局所的安定）。傷んだ関節を保護して支えられると痛みが緩和され、日常の動作が楽になるというメリットもあります。また、痛みが緩和されるだけでなく、関節の変形の予防や矯正《きょうせい》にもなります（装具療法）。専用装具は、治療の一環として認められると医療保険が適用されます。主治医に相談して利用するとよいでしょう。

さらに、病気のことだけでなく、仕事や家庭内などの悩みをためないようにします（精神的安静）。精神的ストレスが、症状の悪化・再燃につながることもあるのです。

＊関節を保護する日常生活での工夫

日常生活の注意点をきちんと守ることが、
治療効果をあげることにつながります。
家族や周囲の人たちにも理解・協力してもらうことも大切です。

関節リウマチに使われる装具

頸椎用カラー

頸椎（首の骨）を固定して痛みやしびれを軽減。頸椎のずれによる神経の圧迫を予防する

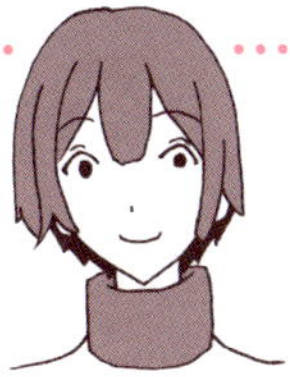

手の装具

●スワンネック変形用

手の指が、白鳥が首をもたげたように変形するのを矯正する

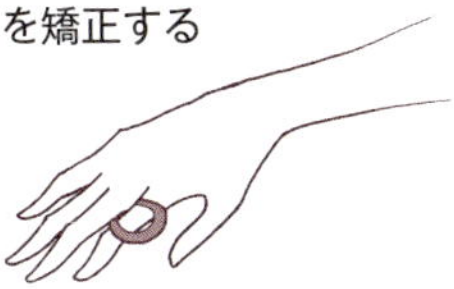

●尺側偏位《しゃくそくへんい》防止用

親指以外の４本の指が小指側に曲がるのを防ぐ

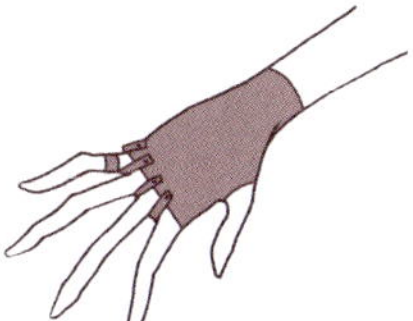

●手関節固定用

手首の関節を固定するサポーター

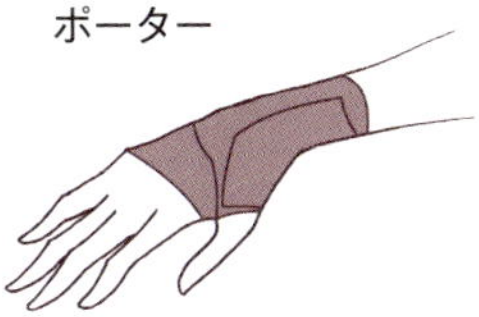

ひざ用装具

歩行時の痛みを緩和し、ひざ関節の変形を防ぐ

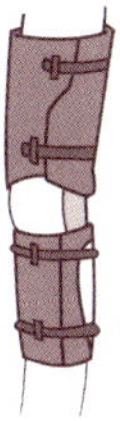

足底板《そくていばん》

足の指の変形による痛みをやわらげて、歩行を楽にする

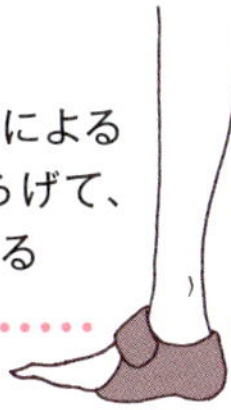

蛇口を利用してタオルを絞る

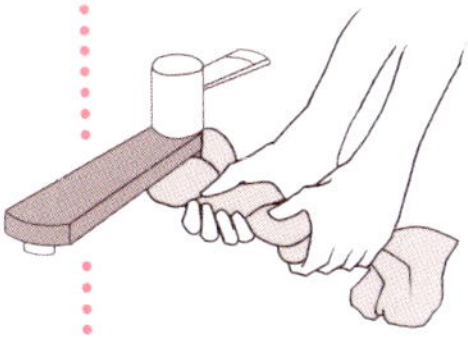

タオルを絞るときは、水道の蛇口にひっかけて両手で回す

ボタンよりファスナーを選ぶ

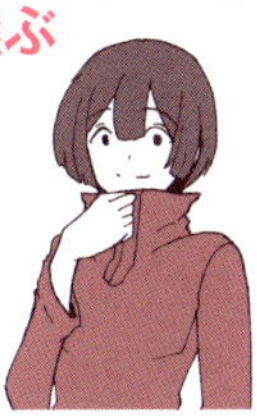

衣服はボタンよりファスナータイプのほうが着やすい

利き手の方向から体幹《たいかん》へ

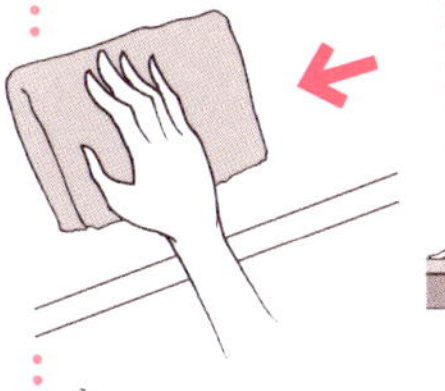

拭《ふ》き掃除は、利き手側から体幹(体の中心部)へ動かすと、手の指が外側に変形するのを防ぐ

前腕を支えに立ち上がる

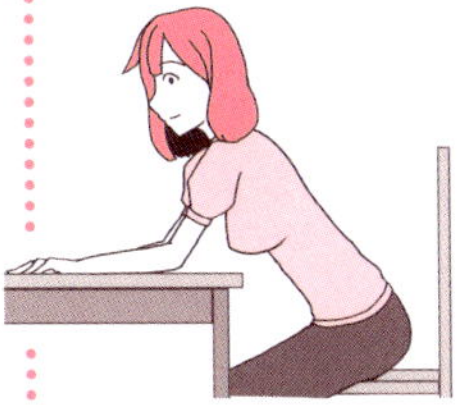

いすから立ち上がるときは、テーブルに前腕全体をのせて重心をかける

関節リウマチ
8
生活

関節の炎症が治まったら積極的にリハビリにチャレンジしよう!!

関節炎や関節痛のために、長い間安静を保っていると、筋肉が※萎縮《いしゅく》したり、関節が動かなくなったりすることがよくあります。関節の炎症が治まったら、**筋肉の萎縮を防止したり、弱まった筋力を回復させたり、関節の動きを取り戻したりするための「運動療法」を行います。**一般には、「リハビリテーション」と呼ばれているものです。リハビリは、動かさないことで進行してしまう関節の変形を予防することにもなるのです。

ここでは、**体のすべての関節を動かす「リウマチ体操」を紹介します。**関節リウマチのリハビリとして考案されたもので、自宅で手軽に行える体操です。しかし、痛みのある場合は無理をしないで、自分のできる範囲内で行うようにしましょう。「もう少し動かしてみよう」という気持ちで、楽しみながらチャレンジをしてみましょう。

なお、リウマチ体操は主治医や理学療法士に相談し、その指示に従いましょう。自分にあったメニューを指導してもらうとよいでしょう。

※萎縮…組織や器官が萎《な》え
小さくなること。

＊自宅でできるリウマチ体操

リウマチ体操は、通常、１日２～３回、特に入浴の後で行うと効果的です。
生活習慣に取り入れて、あきらめずに続けましょう。

＊体操をはじめる前の注意点

◎姿勢を伸ばし、肩の力を抜き、
おなかを引っ込め、
正しい姿勢で行いましょう。

◎入浴後など、
体が温まっていると効果的です。

◎翌日に疲れを残さない程度を
目安にしましょう。

◎軽い痛みが１～２時間で
解消するようならば
必要はありませんが、
関節痛が増すようなら
運動量を減らしましょう。

手の指・手首の運動

指の開き寄せ

指を閉じた状態と、
指を開いた状態を繰り返す。
それぞれ３～５秒保持する

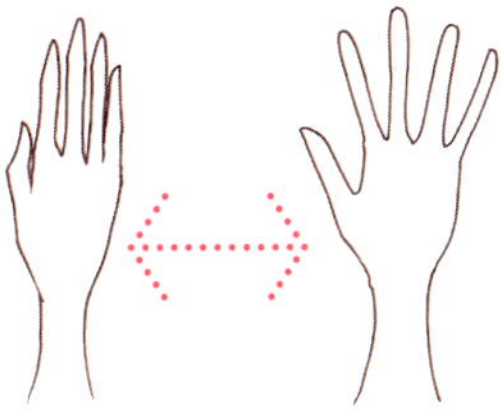

指の曲げ伸ばし

指を大きく開いたり、
ぎゅっと握ったり、
それぞれ
３～５秒保持する

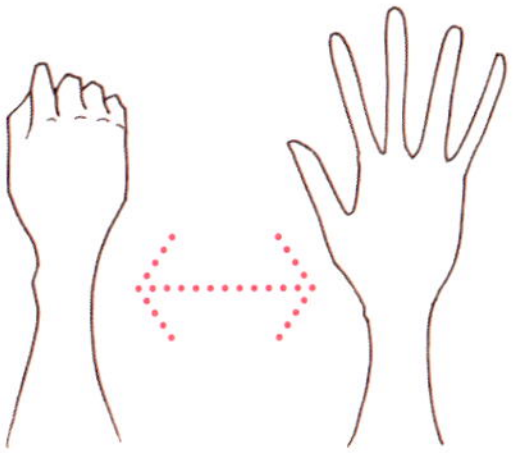

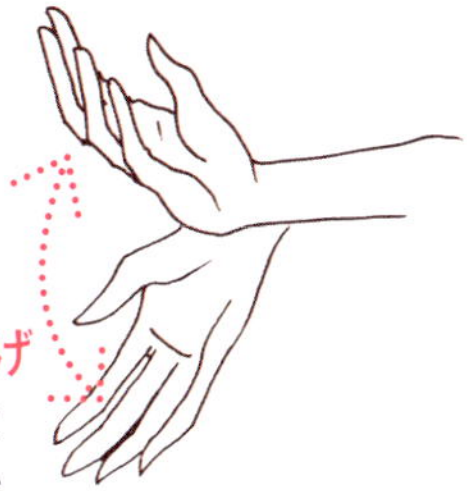

手首の上げ下げ

手首を左右同時に
起こして３～５秒、
次に手首を左右同時に下げて３～５秒保持する

ひじの運動

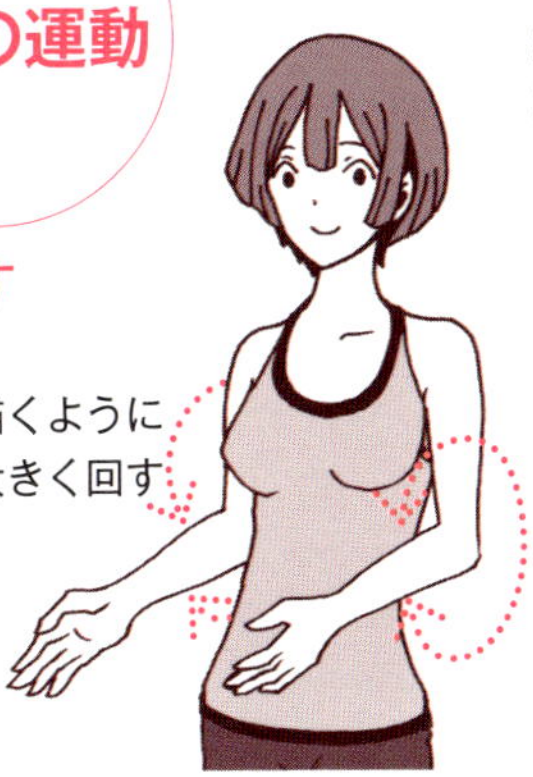

ひじを回す

腕を曲げ、
ひじで円を描くように
ゆっくりと大きく回す

ひじの屈伸

結んだひもを手首にかけて、
前後へ動かして
５～１０秒保持する。
左右交互に行う

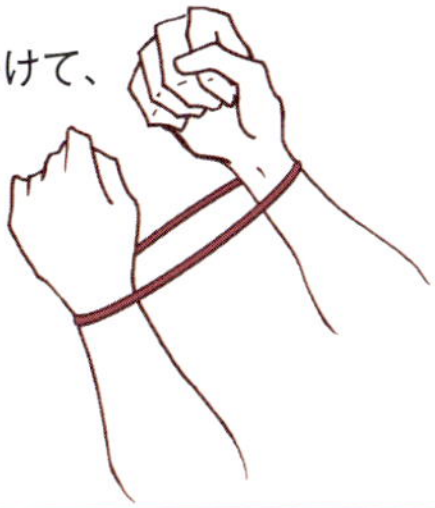

肩の運動

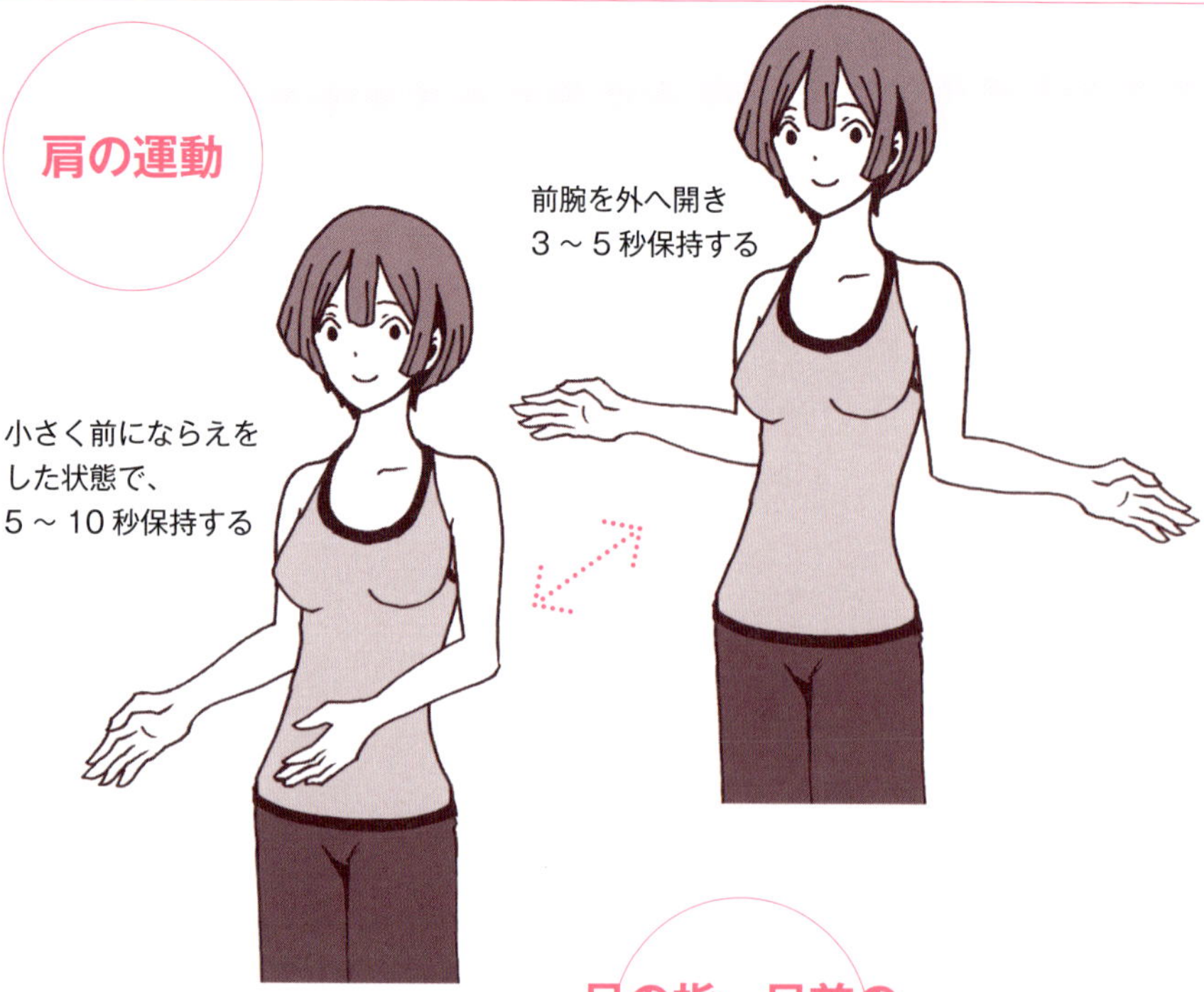

足の指・足首の運動

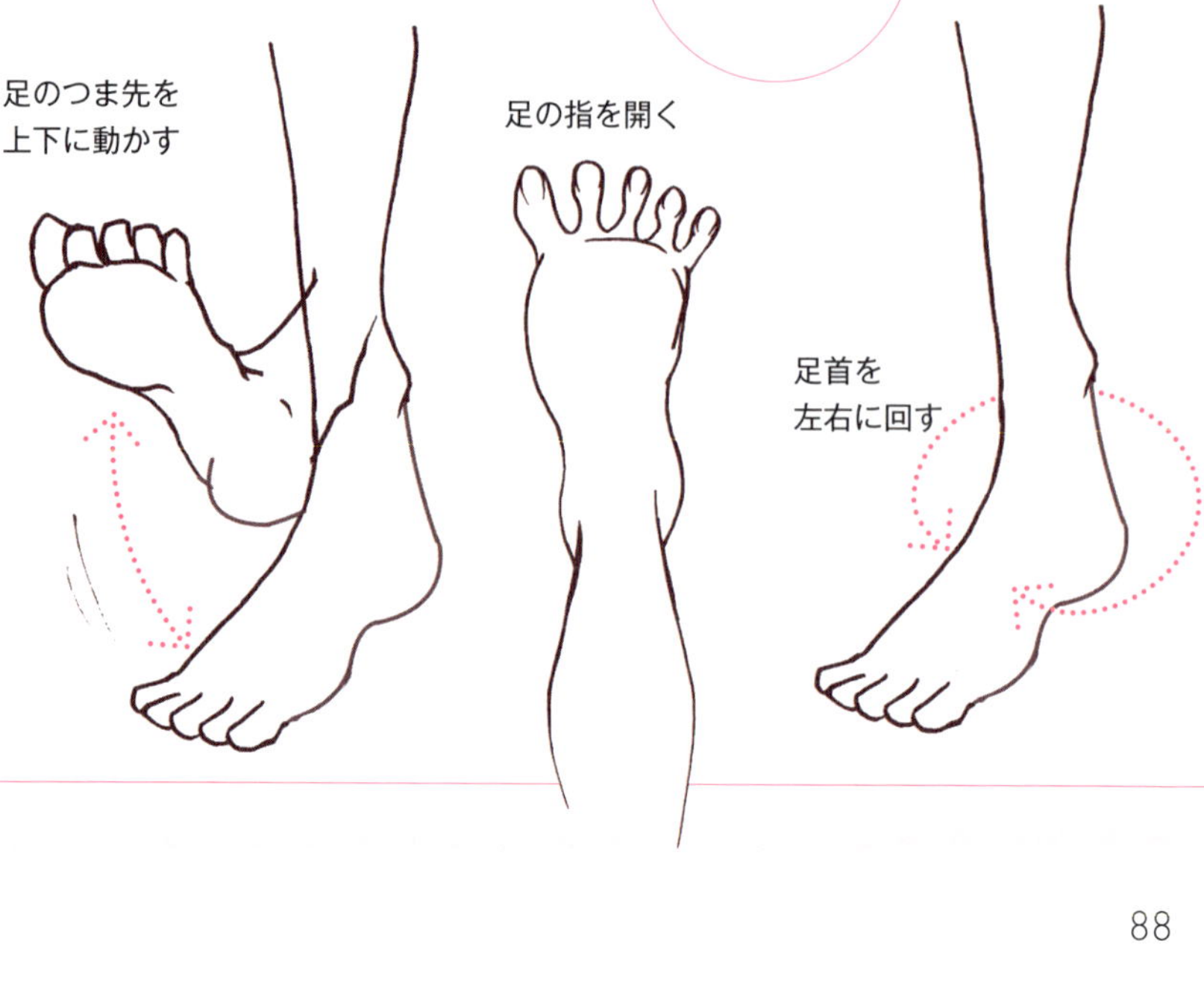

＊自宅でできるリウマチ体操

腕の運動

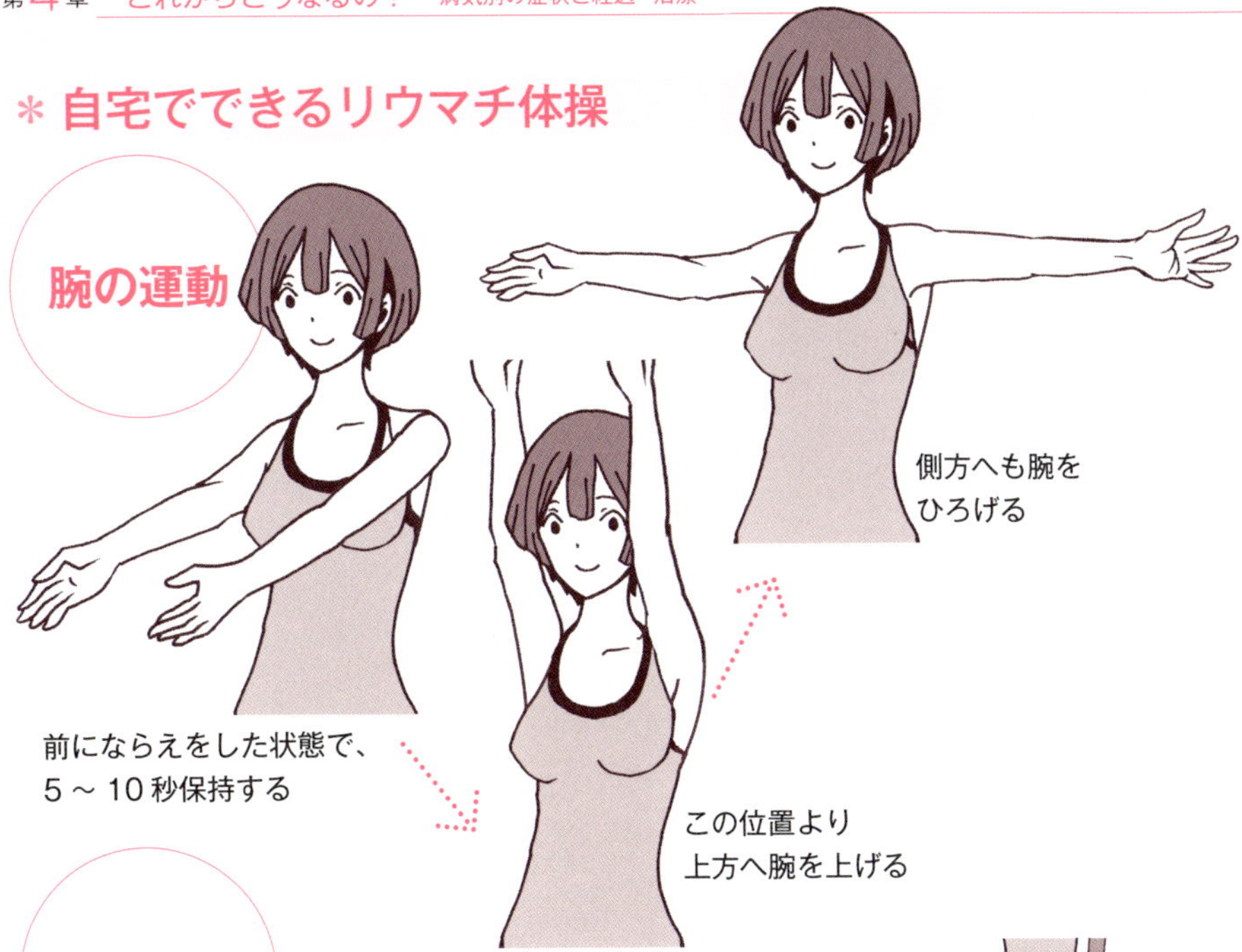

前にならえをした状態で、
5～10秒保持する

この位置より
上方へ腕を上げる

側方へも腕を
ひろげる

ひざの運動

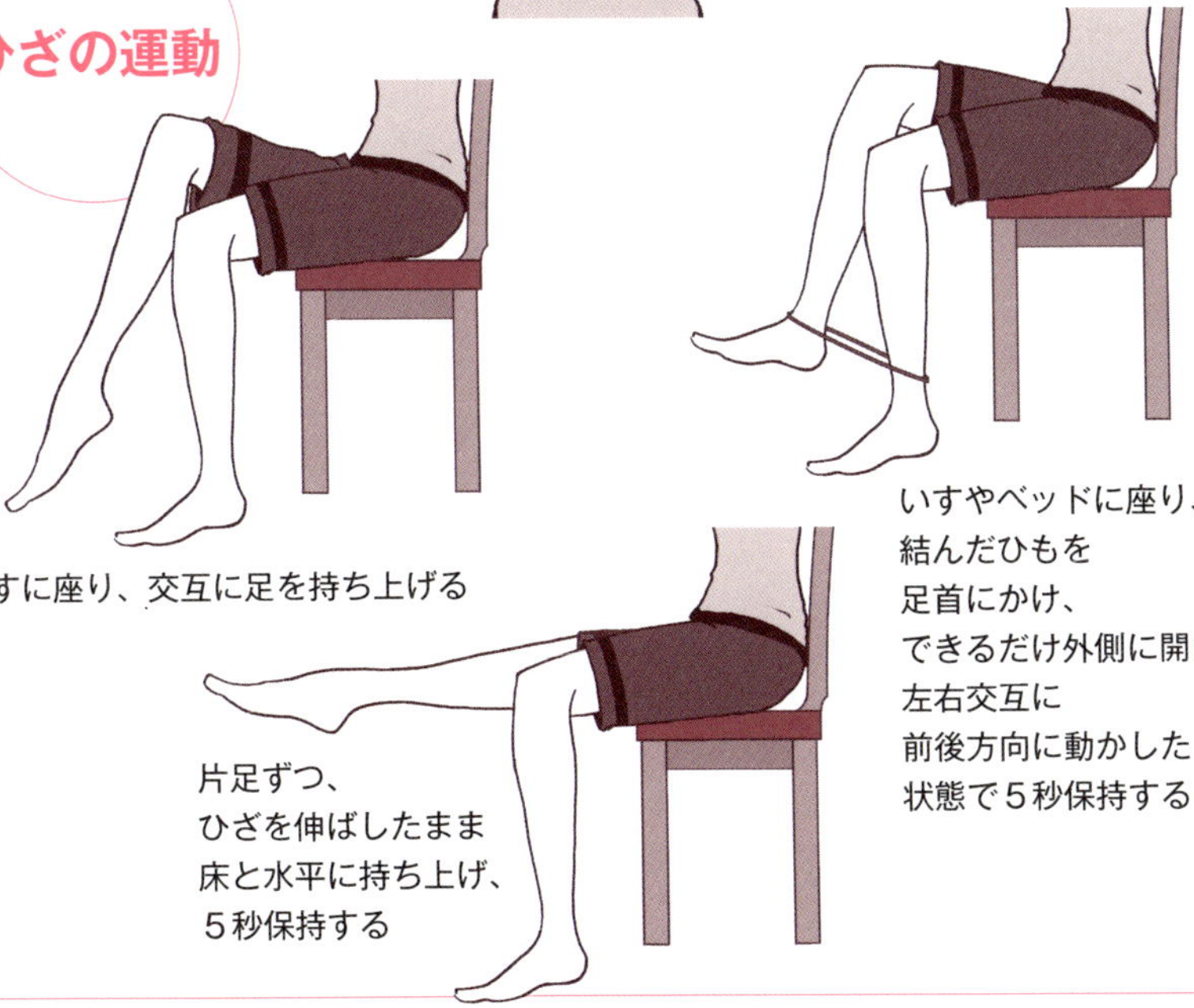

いすに座り、交互に足を持ち上げる

片足ずつ、
ひざを伸ばしたまま
床と水平に持ち上げ、
５秒保持する

いすやベッドに座り、
結んだひもを
足首にかけ、
できるだけ外側に開き
左右交互に
前後方向に動かした
状態で５秒保持する

全身性エリテマトーデス ― どんな病気？

患者さんの90％が女性、そのうち半数は20～30歳代に起こっている

全身性エリテマトーデスは、代表的な自己免疫疾患で、**いくつかの内臓障害を起こす炎症性の病気です。**患者さんの約半分が20～30歳代に発病しており、90％が女性であるのが特徴です。このように妊娠可能な年代に多く発病することから、女性ホルモンの関与が示《し》唆《さ》されています。妊娠・出産をきっかけに発病することもあります。

病因は明らかではありませんが、異常な自己免疫反応がＤＮＡをはじめとする細胞の核やさまざまな体の成分を標的に起こります。その結果、抗ＤＮＡ抗体をはじめとするさまざまな抗体が生産され、あるものは免疫複合体を形成し、それらが臓器に沈着して炎症を起こすと考えられています。かつては、「命に関わる内臓の病変を引き起こす病気」といわれましたが、現在は、薬物療法によって重い障害を未然に防げるようになりました。「寛解《かんかい》」※1と「再燃《さいねん》」※2を繰り返しますが、きちんと管理して、あきらめずに治療を続けていけば、悪化や再燃を最小限に抑えて、寛解をコントロールすることができる病気です。

※１・寛解…病状が落ち着いた状態。
※２・再燃…再び病状が勢いを増す状態。

＊全身性エリテマトーデスの新しい診断基準（2012年）

2012年に国際的な共同研究により全身性エリテマトーデスの新しい分類改訂基準（Systemic Lupus International Collaborating Clinics Classification Criteria, SLICC, 2012）が提唱されました。この基準は以下の２つの方法により診断ないし分類することができます。

①臨床的基準項目11項目（急性皮膚型ループス、慢性皮膚型ループス、口内潰瘍、脱毛、関節痛 / 炎、胸膜炎または心のう炎、腎症、神経症状、溶血性貧血、白血球減少またはリンパ球減少、血小板減少）と免疫学的基準項目６項目（抗核抗体、抗２本鎖DNA抗体、抗Sm抗体、抗リン脂質抗体、血清低補体価、直接クームス試験陽性）の中で、それぞれ１項目以上を認め、計４項目以上あれば全身性エリテマトーデスと診断されます。

②腎生検でループス腎炎に一致する所見がみられ、抗核抗体もしくは抗２本鎖DNA抗体が陽性の場合に全身性エリテマトーデスと診断されます。

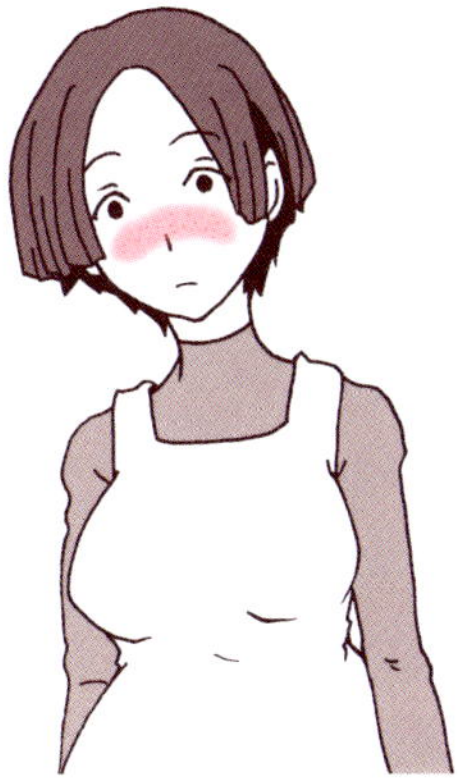

●DATA●
日本の推定患者数▶4万7000人
男女比▶男性1：女性9
発症年齢▶20～30歳代
＊指定難病です

全身性 エリテマトーデス 2 症状

蝶形紅斑《ちょうけいこうはん》や日光過敏症、レイノー現象など きわめて多彩な症状をみる

全身性エリテマトーデスの症状は、きわめて多彩です。**ほとんど治療を必要としない軽症から重い症状までさまざまです。**初期症状として、80％の患者さんに発熱がみられ、微熱が長引き、突然に高熱がでることもあります。倦怠感《けんたいかん》や体重減少などとともに、皮膚、粘膜、関節、内臓（腎臓・心臓・肺）、中枢神経などに症状が起こります。

皮膚症状では、顔の両ほおに**「蝶形紅斑」という、かゆみのない赤い発疹《ほっしん》ができる**のが特徴です。また、日光過敏症や手指《しゅし》にレイノー現象がよくみられます。発病初期や急性期には、関節リウマチと同様に関節の痛みやこわばりがありますが、関節リウマチとは違って関節や骨の変形・破壊はめったに起こりません。

注意したいのが、患者さんの90％に合併する「ループス腎炎」※です。症状がひどい場合は、たんぱく尿がでて体内のたんぱく質が減少する「ネフローゼ症候群」を示すことがあります。また、腎臓機能が低下して「腎不全」になると血液透析《とうせき》が必要になります。

※ループス腎炎…全身エリテマストーデスによってできる免疫複合体（抗原と抗体が結合したもの）が引き起こす腎炎。

＊全身性エリテマトーデスにみられる症状

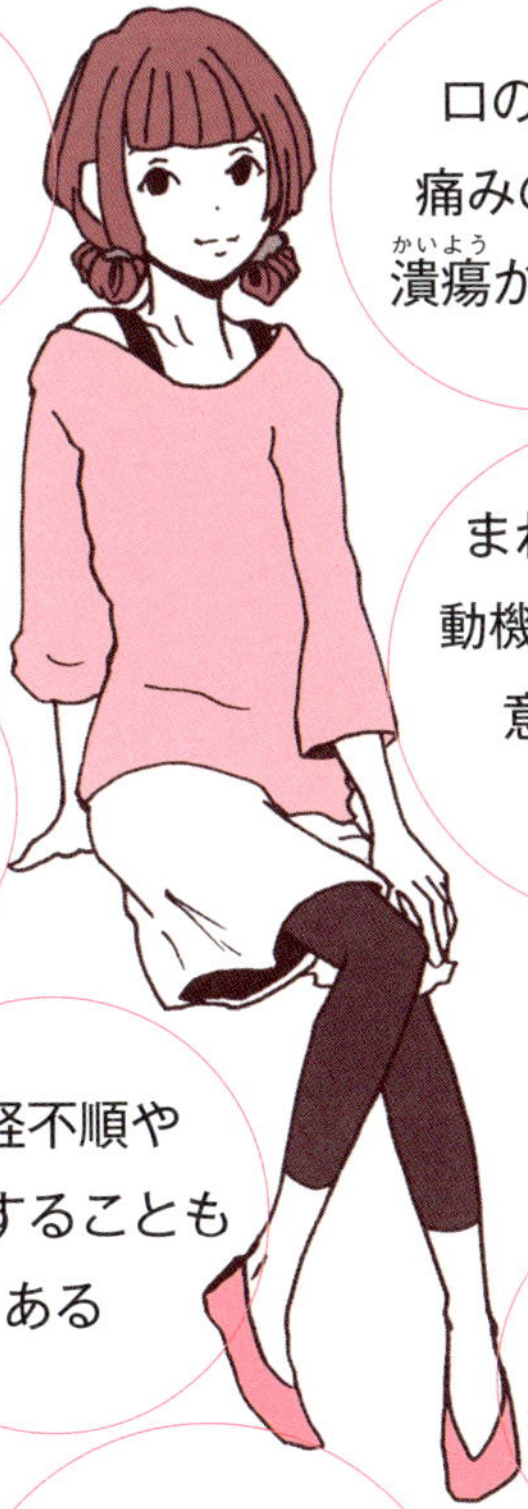

髪の毛が抜ける（脱毛）

口の中に痛みのない潰瘍《かいよう》ができる

骨が潰れる（骨壊死《こつえし》）

肺や心臓に水がたまる

まれに息切れ、動機、けいれん、意識障害が起こる

皮膚に潰瘍《かいよう》ができる

関節のこわばりや痛み

腕や足の筋肉が痛い

月経不順や停止することもある

足がむくむ、紅斑ができる

ときどき不眠、不安感、情緒不安定の精神症状も起こる

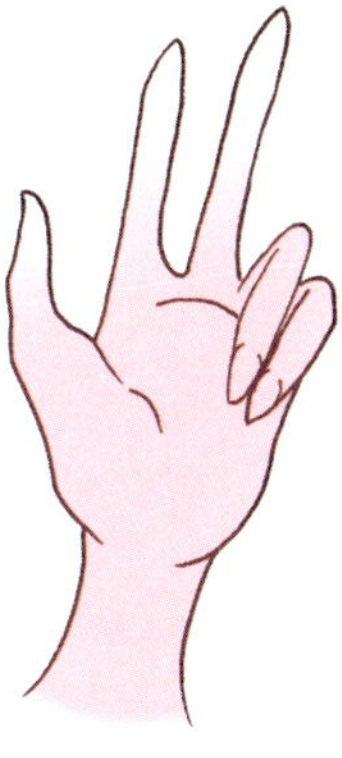

手指の色が白色→赤紫色→赤色に変化していくレイノー現象

両ほおにかゆみのない蝶の羽の形をした赤い斑点《はんてん》ができる（蝶形紅斑）

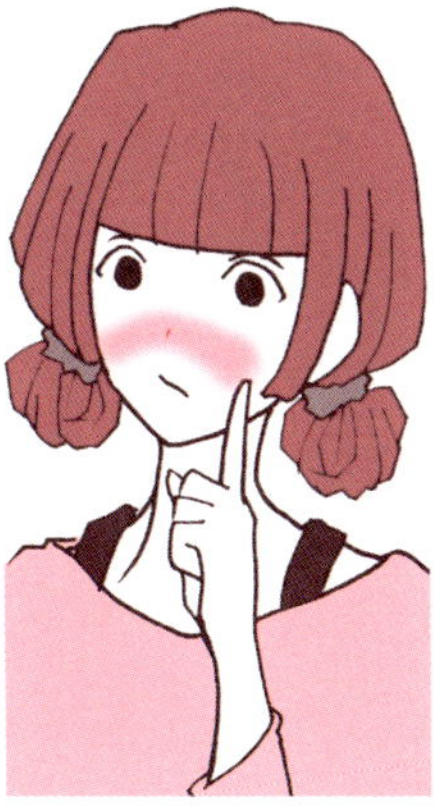

※多彩な症状がみられますが、すべての症状がでるわけではなく、内臓障害もかならず起こるとは限りません。

全身性
エリテマトーデス
3
経過・治療

病状に応じた薬物療法を続け、悪化を最小限に抑えてコントロールする

膠原病《こうげんびょう》に含まれる病気は、「寛解《かんかい》」※1と「再燃《さいねん》」※2を繰り返します。しかし、きちんと管理して治療を続けていれば、悪化を最小限に抑えて**病状のコントロールが可能です。**全身性エリテマトーデスは、異常な免疫反応と炎症による臓器障害が起こることが多いので、免疫反応と炎症を抑える効果の高いステロイド薬を中心に薬物療法が行われます。たとえば、臓器障害はみられず発疹《ほっしん》や粘膜病変だけの場合は、ステロイド薬を含んだ軟膏《なんこう》などの外用薬で局所的な治療で経過をみます。また、微熱や関節炎、関節痛、筋肉痛などの症状がある場合には、非ステロイド抗炎症薬の内服、あるいは座薬《ざやく》が用いられます。皮膚型エリテマトーデスでは、最近、日本でもヒドロキシクロロキンが使用できるようになりました。

潰瘍《かいよう》を含む皮膚病変、ループス腎炎、中枢神経症状、精神症状、間質性肺炎《かんしつせいはいえん》、胸膜炎《きょうまくえん》、溶血性貧血《ようけつせいひんけつ》、急性腹症といった臓器障害がある場合は、ただちにステロイド薬治療が開始されます。効果がない場合は、免疫《めんえき》抑制薬や血漿《けっしょう》交換療法などが併用されることもあります。

※１・寛解…病状が落ち着いた状態。
※２・再燃…再び病状が勢いを増す状態。

＊全身性エリテマトーデスで用いられる治療法とその頻度《ひんど》

ステロイド薬は、
炎症を抑える効果が高いうえ、
大量投与をすると免疫反応による
自己抗体をつくるのを抑制《よくせい》して
内臓障害をくい止める
働きもあります。

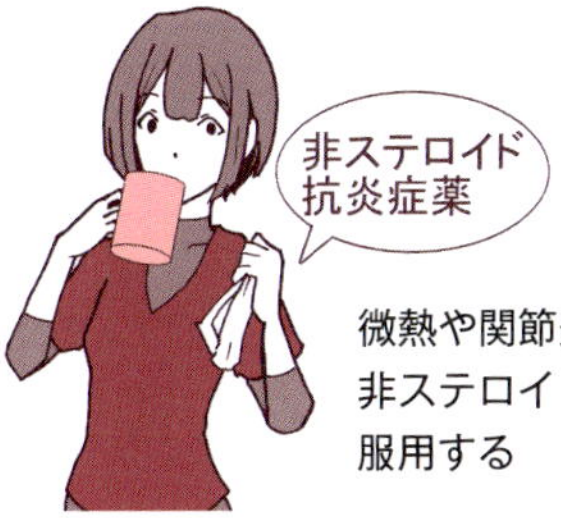

微熱や関節炎には、
非ステロイド抗炎症薬を
服用する

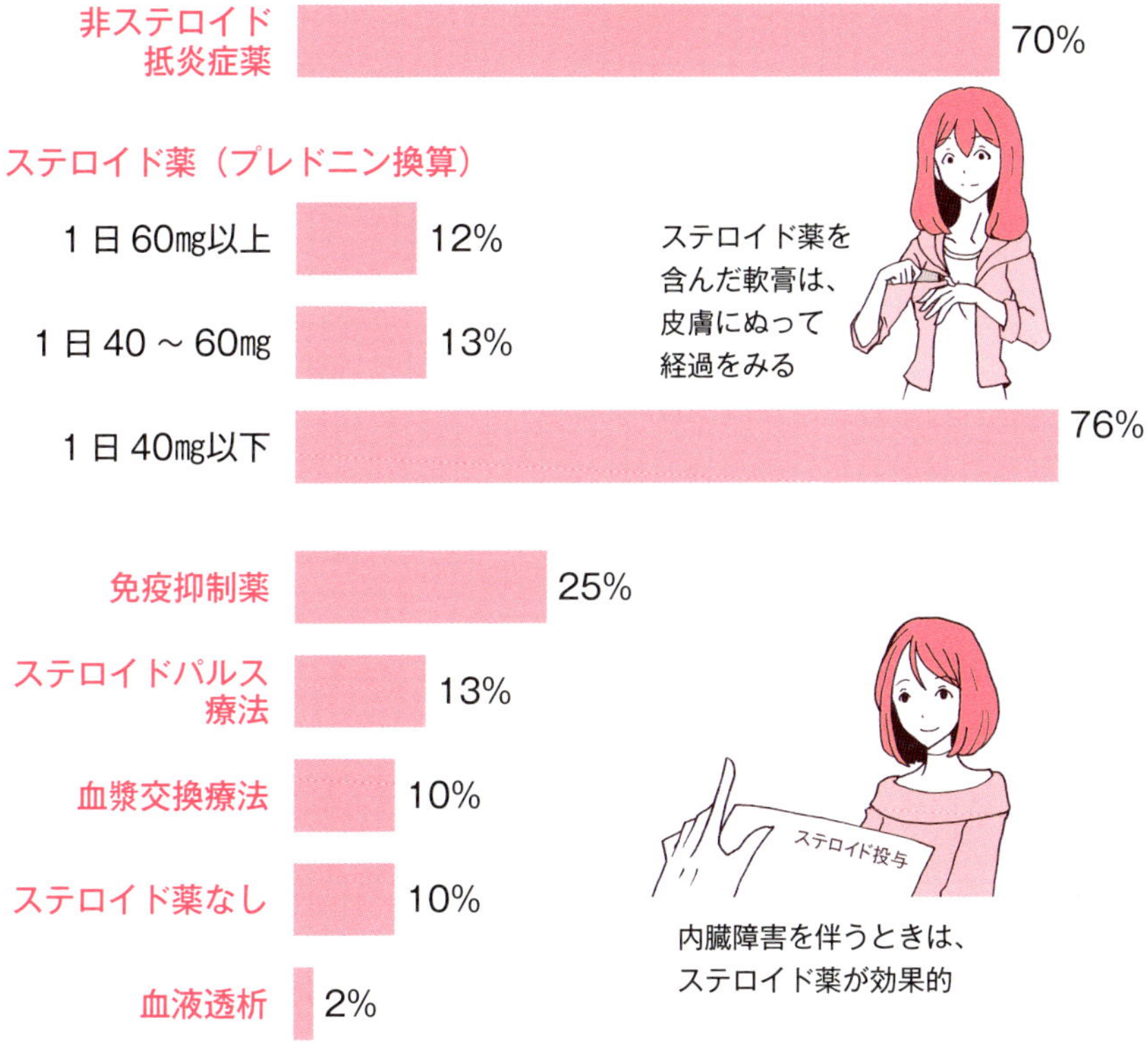

※順天堂大学における頻度、全患者数1087人

病状が落ち着くまでに時間はかかるが、健康なときの生活ができる

いったん発病すると、病状が落ち着いた状態である「寛解《かんかい》」になるまでにしばらく時間はかかります。比較的軽い症状であれば、外来通院で治療することもできます。しかし、内臓障害を伴うような重い場合には、入院による治療が必要となります。病状によっては、入院期間が長引くことも少なくありません。入院によって、安静を保て、病状が観察でき、薬の副作用のチェック、感染症の防止ができるので安心です。また、退院しても外来通院による治療は続けられ、**症状がなくても定期的な検査は欠かせません。**

このことをよく理解して、全身性エリテマトーデスを悪化させるようなものはできるだけ避けて、疲れないようにすることが大切です。体調がよいように思えても、薬によってコントロールされているのです。しかし、「寛解」が保てれば、健康なときと同様の日常生活ができます。また、発病のきっかけとなる環境因子（感染症、紫外線、外傷、美容整形、妊娠・出産）が、「悪化」や「※再燃《さいねん》」を誘因することもあるので注意します。

※再燃…再び症状が勢いを増す状態。

＊悪化・再燃させないためには？

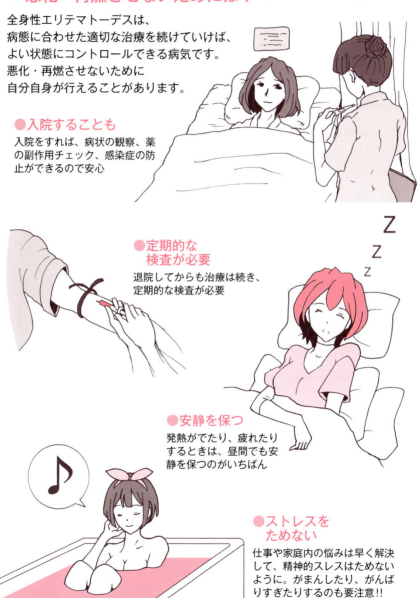

全身性エリテマトーデスは、
病態に合わせた適切な治療を続けていけば、
よい状態にコントロールできる病気です。
悪化・再燃させないために
自分自身が行えることがあります。

●入院することも

入院をすれば、病状の観察、薬の副作用チェック、感染症の防止ができるので安心

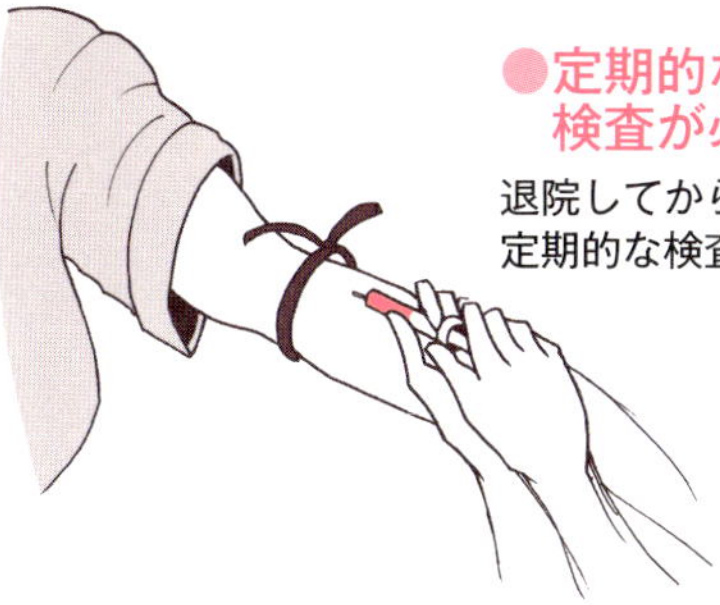

●定期的な検査が必要

退院してからも治療は続き、定期的な検査が必要

●安静を保つ

発熱がでたり、疲れたりするときは、昼間でも安静を保つのがいちばん

●ストレスをためない

仕事や家庭内の悩みは早く解決して、精神的スレスはためないように。がまんしたり、がんばりすぎたりするのも要注意!!

全身性強皮症―どんな病気？

コラーゲンの異常な増殖によって、皮膚や内臓に硬化があらわれる

強皮症は、皮膚が硬くなってくる膠原病《こうげんびょう》です。皮膚だけではなく、肺や腸、心臓、腎臓などの内臓（表面）も同じように硬くなる病変がみられるため、全身性強皮症と呼ばれます。慢性に経過する病気ですが、炎症は比較的軽いといえます。

皮膚や内臓が硬くなる理由には、いくつかの説があります。たとえば、膠原線維《せんい》（コラーゲンというたんぱく質）が異常に増殖していることから「線維化（硬化）」が起こるというものです。また、レイノー現象が、発病前から長年にわたってみられる人がいることから血管の異常も関与するとされます。さらに、血液検査で抗核抗体の陽性率が高いことから免疫の異常も考えられます。

かつては、乳房形成術によってシリコンやパラフィンを皮下注入した女性に、強皮症とよく似た症状がありました。また、骨髄《こつずい》移植を受けた人にも似た症状がみられることもあります。このように強皮症には、環境因子の影響も無視できません。

＊全身性強皮症の診断基準（2013年）

2013年にアメリカリウマチ学会と欧州リウマチ学会の合同による新しい分類基準が提唱されました。以下の２つの方法で診断されます。

①手指の皮膚の硬化が手の３番目の関節を超えて手の甲、前腕、上腕など中心部に向けて広がっている場合に強皮症と診断されます。

②皮膚の硬化が手指の３番目の関節から指先に限局（４ポイント）、または手指の腫脹がみられる（２ポイント）場合に、これらを含め、指先の潰瘍（２ポイント）または指尖にみられる虫食い様の瘢痕（３ポイント）、爪郭の毛細血管の異常（２ポイント）、毛細血管拡張（２ポイント）、肺高血圧症または間質性肺病変（２ポイント）、レイノー現象（３ポイント）、関連自己抗体（抗セントロメア抗体または抗Scl-70抗体または抗RNAポリメラーゼ抗体陽性いずれかあれば３ポイント）、以上の９項目のポイントを合計し９ポイント以上認められる場合に強皮症と診断されます。

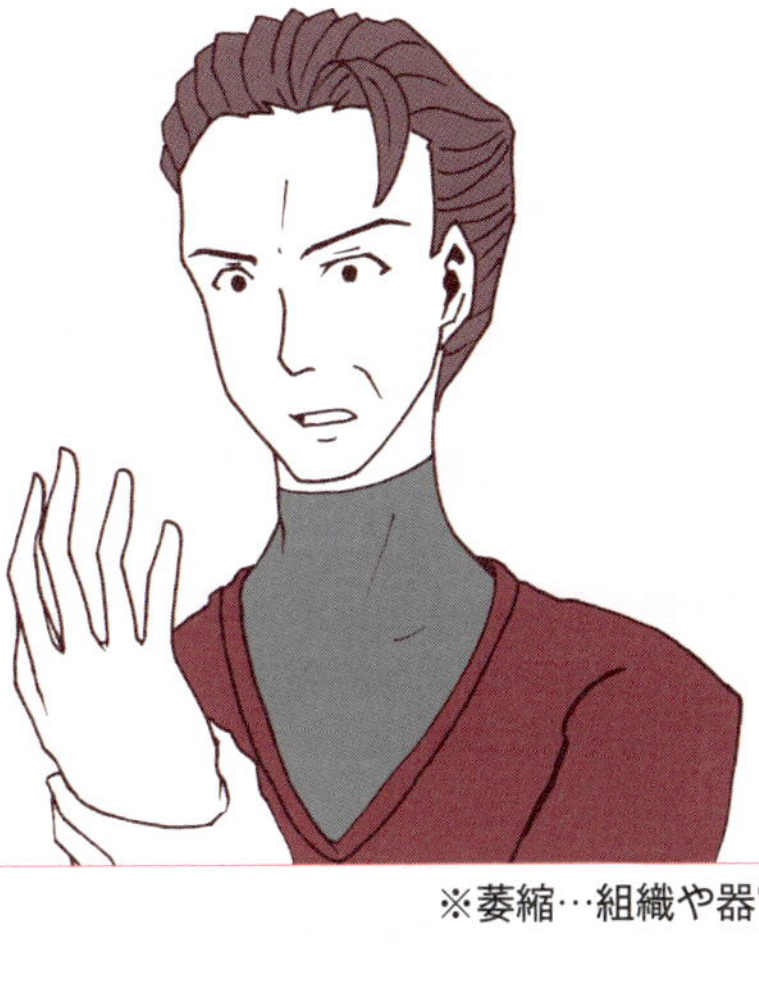

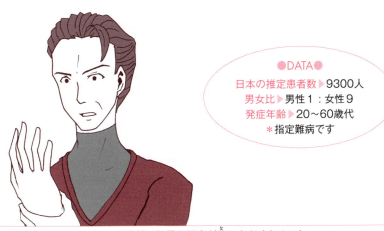

●DATA●

日本の推定患者数▶9300人
男女比▶男性１：女性９
発症年齢▶20～60歳代
＊指定難病です

※萎縮…組織や器官が萎《な》え小さくなること。

全身性強皮症 2 症状

ソーセージのように指が腫れあがり、むくみ期→硬化期→萎《い》縮《しゅく》期をたどる

皮膚の硬化は、多くの場合は手指《しゅし》からはじまります。やがて、顔や腕、胸部などに広がります。また、硬化はいきなり硬くなるわけではありません。多くの患者さんは、**「むくみ期→硬化期→萎縮期」という3段階をたどって慢性に経過します。**

最初は、手指の腫れやむくみに気づきます。しばらくすると、パンパンに張って、ソーセージのように腫れあがります（ソーセージ様腫脹《ようしゅちょう》）。

つぎに、指のしわが消えてテカテカに光かってきます。皮膚が突っ張って硬くなり、指を曲げることが困難になります。皮膚は黒ずんで色素沈着が起こります。顔に広がると、顔のしわがなくなって、表情が乏しくなります。また、口のまわりに縦じわができ、口を開けにくくなります。

さらに、進行すると硬化はやわらぎますが、皮膚が薄くなって傷つきやすくなり、潰瘍《かいよう》ができやすくなります。時に指の先端の骨が短くなることもあります。

＊強皮症にみられる症状

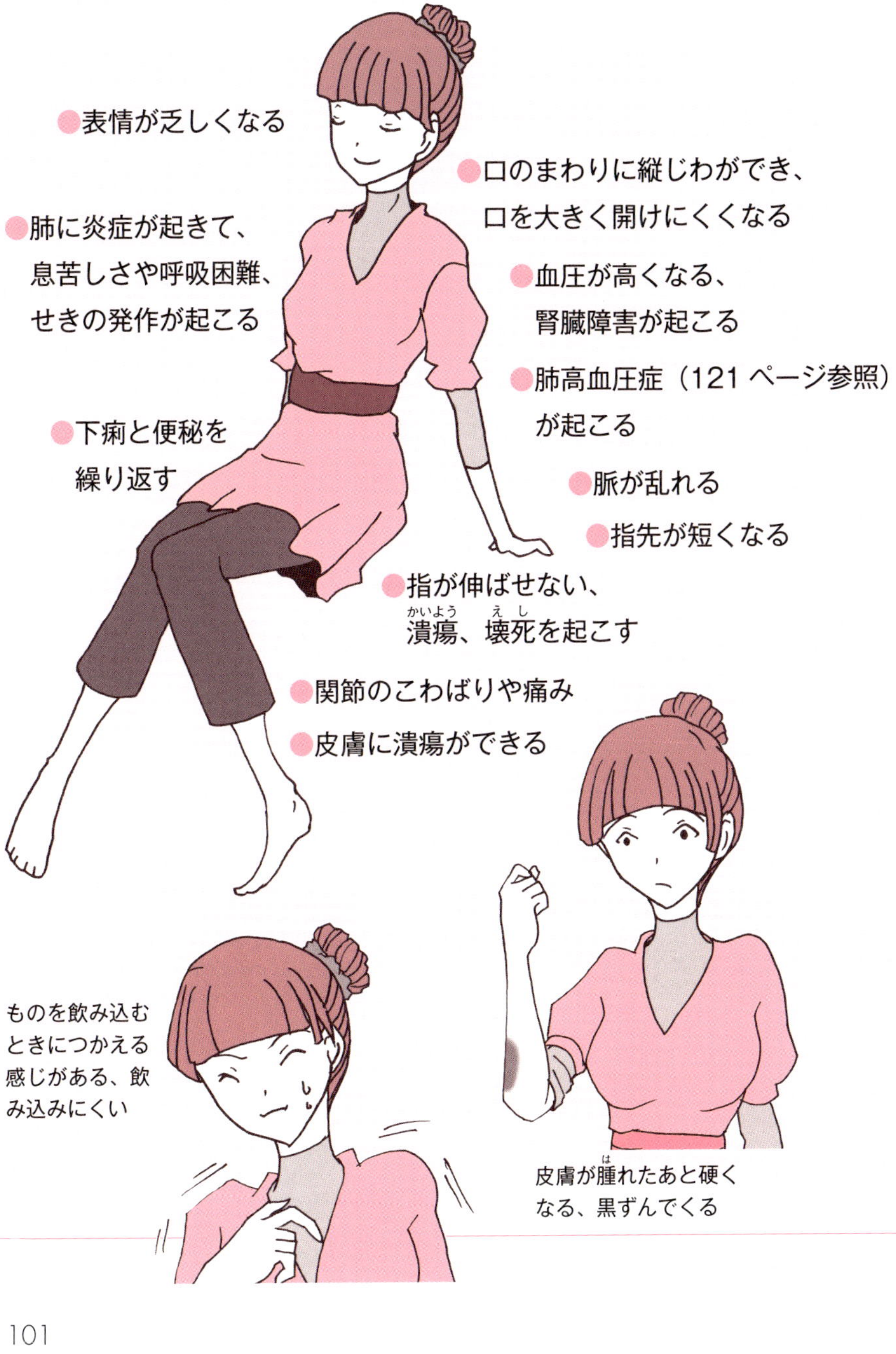
●表情が乏しくなる
●口のまわりに縦じわができ、口を大きく開けにくくなる
●肺に炎症が起きて、息苦しさや呼吸困難、せきの発作が起こる
●血圧が高くなる、腎臓障害が起こる
●肺高血圧症（121 ページ参照）が起こる
●下痢と便秘を繰り返す
●脈が乱れる
●指先が短くなる
●指が伸ばせない、潰瘍《かいよう》、壊死《えし》を起こす
●関節のこわばりや痛み
●皮膚に潰瘍ができる
ものを飲み込むときにつかえる感じがある、飲み込みにくい
皮膚が腫《は》れたあと硬くなる、黒ずんでくる

全身性強皮症 3 経過・治療

重篤《じゅうとく》な症状は、4～5年以内に起こり、硬化が速いときは要注意!!

一般に、重篤※な症状は、**発病から4～5年以内に起こることが多いとされます**が、皮膚の硬化が速い場合には、内臓障害も強くあらわれる傾向があり、注意が必要です。

現在、強皮症の治療薬は確立されていないため、症状を軽減できると思われる対症療法と同時に、内臓の線維《せんい》化を防止する薬剤が使用されます。皮膚病変の初期のむくみや間質性肺炎・筋炎の炎症を抑えるには、ステロイド薬が効果的に働くことがあります。皮膚硬化には、D-ペニシラミン、コルヒチン、ボセンタン水和物などが用いられます。微熱や関節痛、筋肉痛が伴うときは、非ステロイド抗炎症薬が用いられます。レイノー現象には、血管拡張剤、抗血小板薬、抗凝固薬などや、交換神経節ブロックが行われます。内臓障害には、症状に応じて症状緩和する治療が行われます。肺高血圧症には、プロスタサイクリン製剤、エンドセリン受容体拮抗薬（ボセンタン水和物）、ホスフォジエステラーゼE-5阻害薬、セロトニン拮抗薬、酸素吸入などが行われます。

※重篤…病状が非常に重い状態。

＊強皮症の特徴的な症状

皮膚の硬化が、ひじ関節から手指までの範囲と
顔や首に限られる「限局性《げんきょくせい》皮膚硬化型」と、
皮膚の硬化が手足の先から体全体に及ぶ
「広汎性《こうはんせい》皮膚硬化型」（びまん性皮膚硬化型）があります。
前者の亜型にクレスト（CREST）症候群があります。
後者は進行が速く、内臓障害が強くあらわれる傾向があります。

●手のこわばり

手の指が鷲の爪のように内側に曲がって、指が曲がった状態で動かなくなる

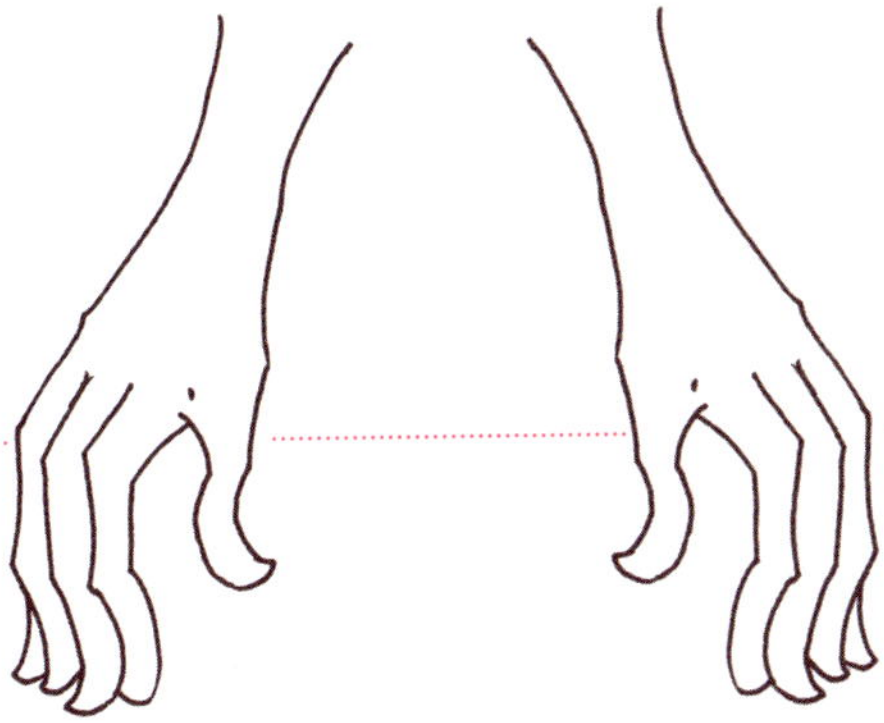

広汎性皮膚硬化型と限局性皮膚硬化型の違い

	広汎性	限局性
皮膚の硬化の範囲	広い	狭い
皮膚毛細血管拡張	少ない	多い
皮下の石灰沈着	少ない	多い
関節の拘縮《こうしゅく》	多い	少ない
肺高血圧症	少ない	多い
腎障害	多い	少ない
抗核抗体	抗 Scl-70 抗体	抗セントロメア抗体

多発性筋炎・皮膚筋炎 ― どんな病気？

体の動きをになう筋肉に炎症をきたす ほかの膠原病《こうげんびょう》と合併することもある

多発性筋炎や皮膚筋炎では、全身の筋肉「横紋筋《おうもんきん》」に炎症が起こり、筋肉低下や筋肉の※萎縮《いしゅく》をきたす病気です。特徴的な皮膚症状を伴う場合は「皮膚筋炎」、伴わない場合は「多発性筋炎」と診断されます。

以前は、筋肉だけの病気と考えられていましたが、肺、心臓、関節などに臓器障害を起こすこともあります。この病気は、小児と40歳以上の成人に好発します。

病因は明らかではありませんが、筋炎の起きた部位にリンパ球が集まることから、筋肉に対する自己反応性のリンパ球の浸潤《しんじゅん》によって炎症が起こるのではないかとも考えられています。

この病気の目印となる自己抗体にJO-1抗体がありますが、陽性率は約30%です。また、悪性腫瘍《しゅよう》を伴いやすい病気ですので、診断がついたらその検査も行います。混合性結合組織病をはじめ、ほかの膠原病に合併することがあります。

※萎縮…組織や器官が萎《な》え小さくなること。

＊ 多発性筋炎・皮膚筋炎の診断基準

（厚生労働省指定難病ホームページより、一部改変）

①皮膚症状
眼瞼部にみられる紫紅色の浮腫性紅斑（ヘリオトロープ疹）ないし手指関節背部にみられる丘疹（ゴットロン丘疹）ないし手指関節や肘・膝関節等の背面にみられる紅斑（ゴットロン徴候）

②肩や上腕、腰、臀部などの体の中心に近いところの筋肉の力が落ちる。

③筋肉の疼痛

④血液の検査で、クレアチニンキナーゼ（CK）またはアルドラーゼの筋肉由来の酵素の増加

⑤筋電図で検査すると筋肉の障害がみられる。

⑥関節炎または関節痛

⑦炎症所見がみられる（発熱、CRP 陽性、赤沈促進）

⑧抗 Jo-1 抗体をふくむ抗アミノアシル tRNA 合成酵素抗体陽性

⑨筋肉を顕微鏡で調べると典型的な所見がみられる。

多発性筋炎は、②から⑨までの項目の内４項目以上認める場合に診断され、皮膚筋炎では①の所見に加えて、②から⑨までの項目の中で４項目以上あれば診断されます。

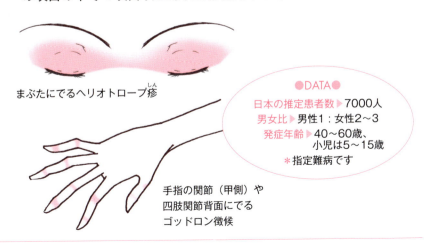

まぶたにでるヘリオトロープ疹《しん》

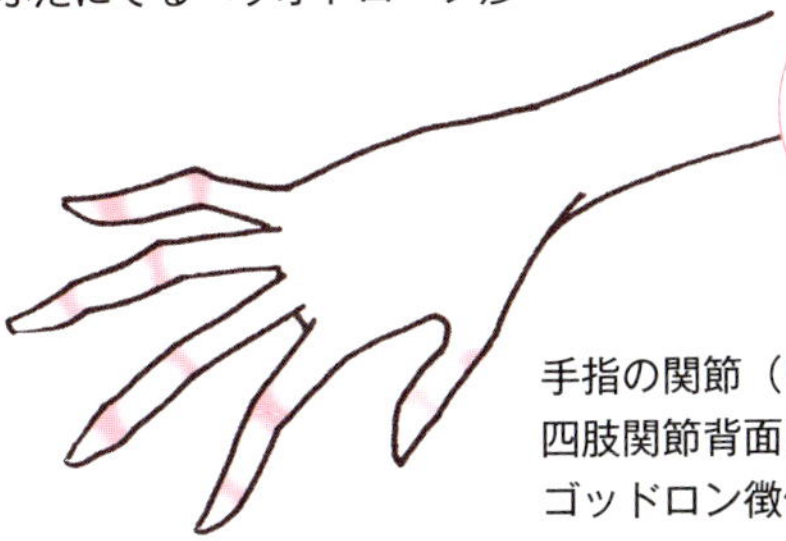

手指の関節（甲側）や
四肢関節背面にでる
ゴッドロン徴候

●DATA●
日本の推定患者数▶7000人
男女比▶男性1：女性2～3
発症年齢▶40～60歳、小児は5～15歳
＊指定難病です

首、肩、腕、お尻、太ももの筋力がじわじわと低下していく

多発性筋炎・皮膚筋炎の患者さんに共通する症状は、「体に力が入らない」という筋力低下です。首や肩、腕、腰、大腿《だいたい》（太もも）、下肢《かし》（足）という体の中心に近い筋肉（躯幹《くかん》の筋）にじわじわと進行します。指や手の筋肉（末梢《まっしょう》の筋）は、あまり障害されないのが特徴です。たとえば、頭を持ち上げられずに布団から起き上がれない（首）、いすに座ると立ち上がるのが困難（腰、太もも）、重い荷物を持ち上げられない（腕）などです。

皮膚筋炎では、むくみと紅斑《こうはん》を含む、さまざまな発疹《ほっしん》がみられます。たとえば、上まぶたが紫色に腫《は》れる「ヘリオトロープ疹」や、顔面に「蝶形《ちょうけい》紅斑」がみられます。ひざやひじの関節の外側や手の甲、指関節の背面に「ゴットロン徴候《ちょうこう》」と呼ばれる紅斑がみられることもあります。また、日光過敏症の患者さんも多く、えり元から胸にかけてVネックの洋服を着たときのような形で紅斑ができる「Vネック型紅斑」や、肩から背中にかけてショールを被ったような対称性の紅斑ができることもあります。

＊多発性筋炎・皮膚筋炎にみられる症状

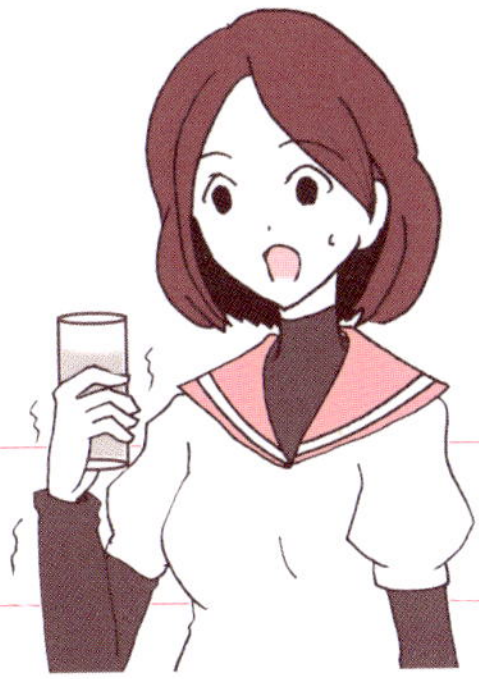

筋肉の力が落ちる

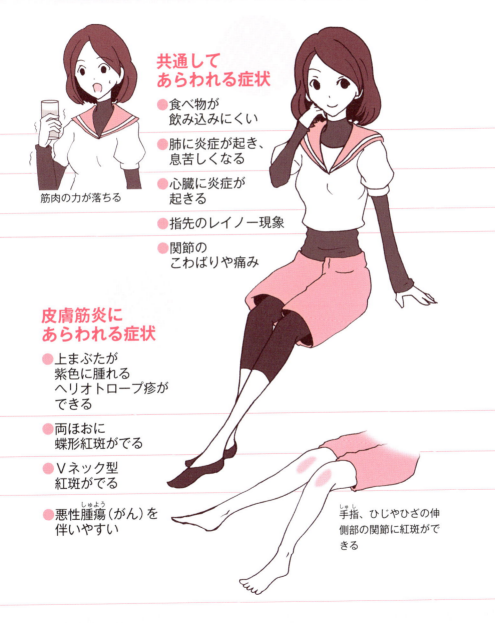

共通してあらわれる症状

- 食べ物が飲み込みにくい
- 肺に炎症が起き、息苦しくなる
- 心臓に炎症が起きる
- 指先のレイノー現象
- 関節のこわばりや痛み

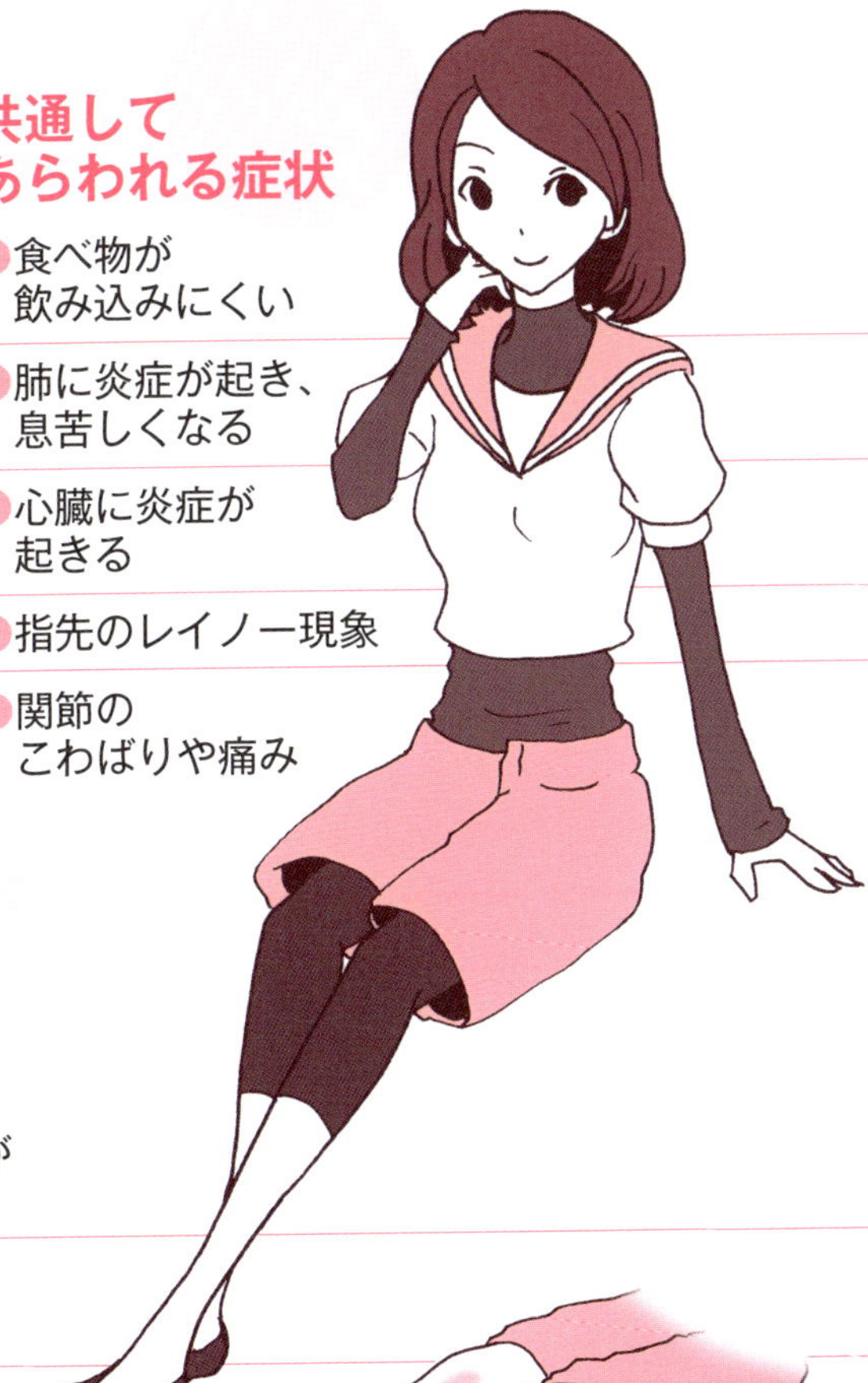

皮膚筋炎にあらわれる症状

- 上まぶたが紫色に腫れるヘリオトロープ疹ができる
- 両ほおに蝶形紅斑がでる
- Vネック型紅斑がでる
- 悪性腫瘍《しゅよう》（がん）を伴いやすい

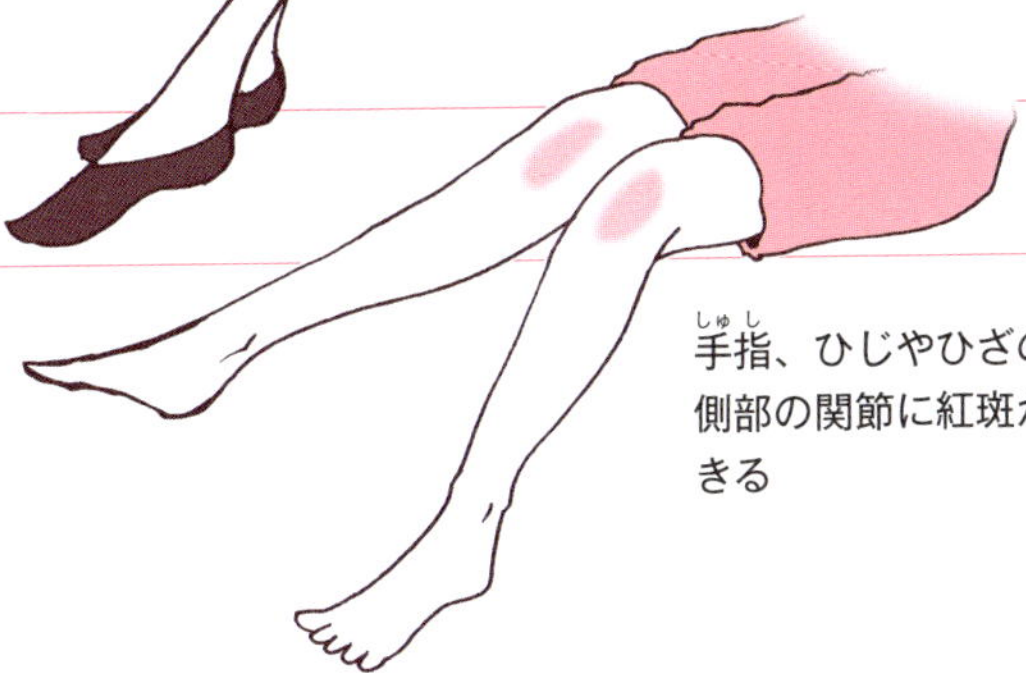

手指《しゅし》、ひじやひざの伸側部の関節に紅斑ができる

多発性筋炎・皮膚筋炎 3 経過・治療

筋肉の萎縮《いしゅく》や拘縮《こうしゅく》を防ぐためにも早めにリハビリテーションを開始しよう!!!

多発性筋炎・皮膚筋炎は、40歳以上で発病すると、内臓に悪性腫瘍《しゅよう》（がん）を合併しやすいことがわかっています。また、筋炎による症状が軽くても間質性肺炎《かんしつせいはいえん》を起こすことがあります。間質性肺炎とは、肺の間質（肺の空気が入る部分である肺胞を除いた部分）に炎症をきたす病気です。間質が厚く硬くなる、肺線維症《はいせんいしょう》もみられ、呼吸困難に陥ることもあります。筋炎を抑制《よくせい》するために最初に用いられる薬は、ステロイド薬です。これによって、筋力低下や筋肉痛は軽減し、ヘリオトロープ疹《しん》やゴッドロン徴候《ちょうこう》などの皮膚症状も消えていきます。間質性肺炎があるときもステロイド薬によって改善され、レントゲン検査でも改善をみます。ステロイド薬で改善されない場合には、免疫抑制薬を併用したり、ガンマグロブリンの大量投与が行われたりすることもあります。

炎症が治まってきたら、筋肉の萎縮[※1]や拘縮[※2]を防ぐためのリハビリテーションを取り入れ、筋力の回復を促進するために高たんぱくの食事をバランスよくとりましょう。

※1・萎縮…組織や器官が萎《な》えて小さくなること。
※2・拘縮…関節の動きが制限された状態。

＊ 多発性筋炎・皮膚筋炎にあらわれる症状

筋肉の炎症により首や腕、
太ももなどの筋力低下、筋肉痛が起こります。
階段の上り下りが困難、
重い荷物が
持ち上げられないなどのほかに、
筋肉をつかむと痛くなる
把《は》握《あく》痛《つう》もあります。
炎症が長引くと、
筋肉が萎縮（筋萎縮）して
体重も減少します。

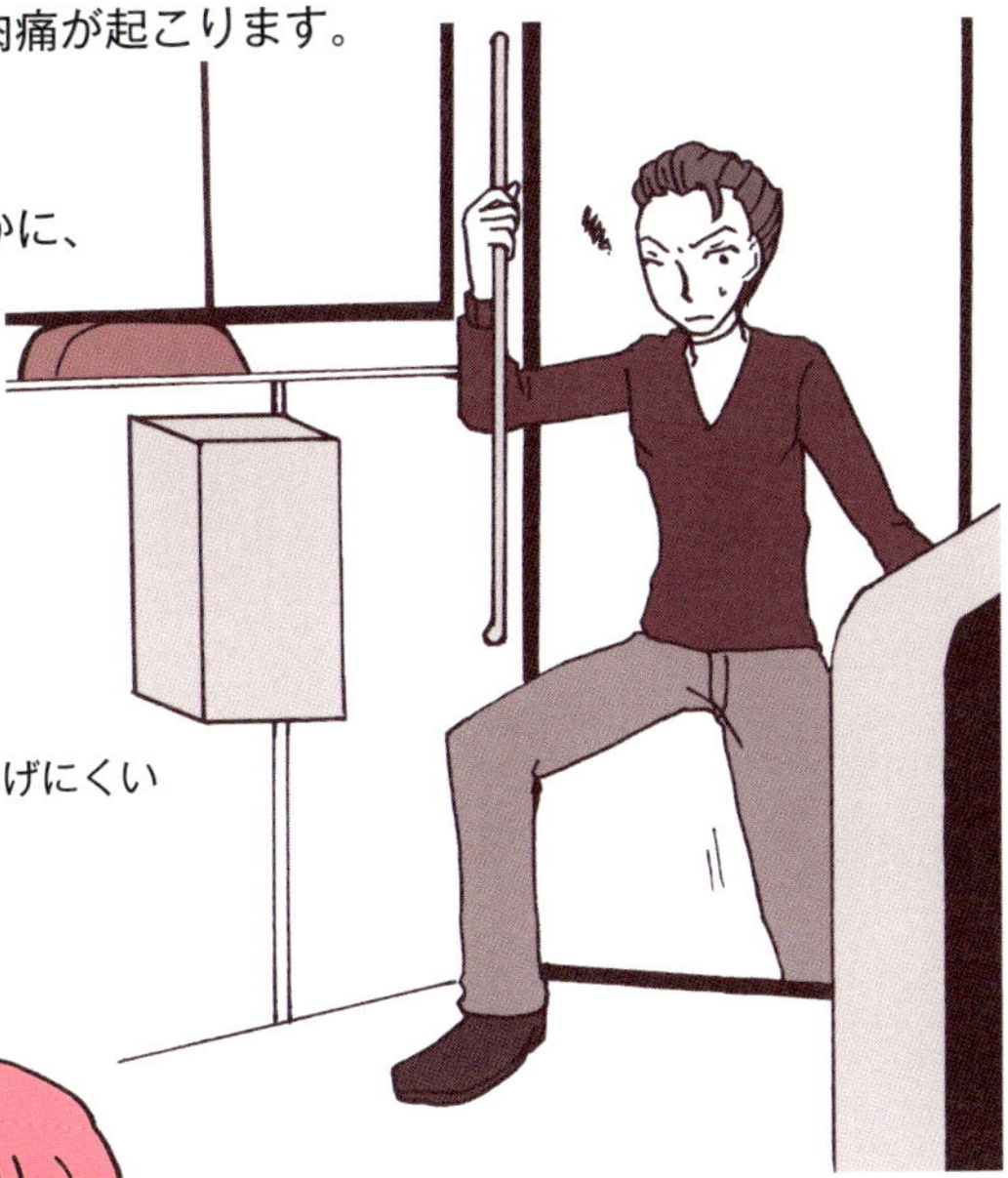

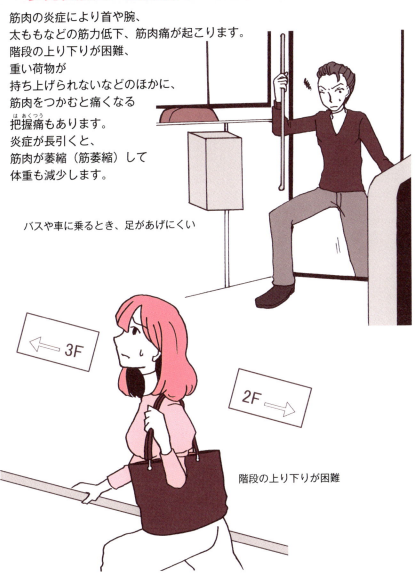

バスや車に乗るとき、足があげにくい

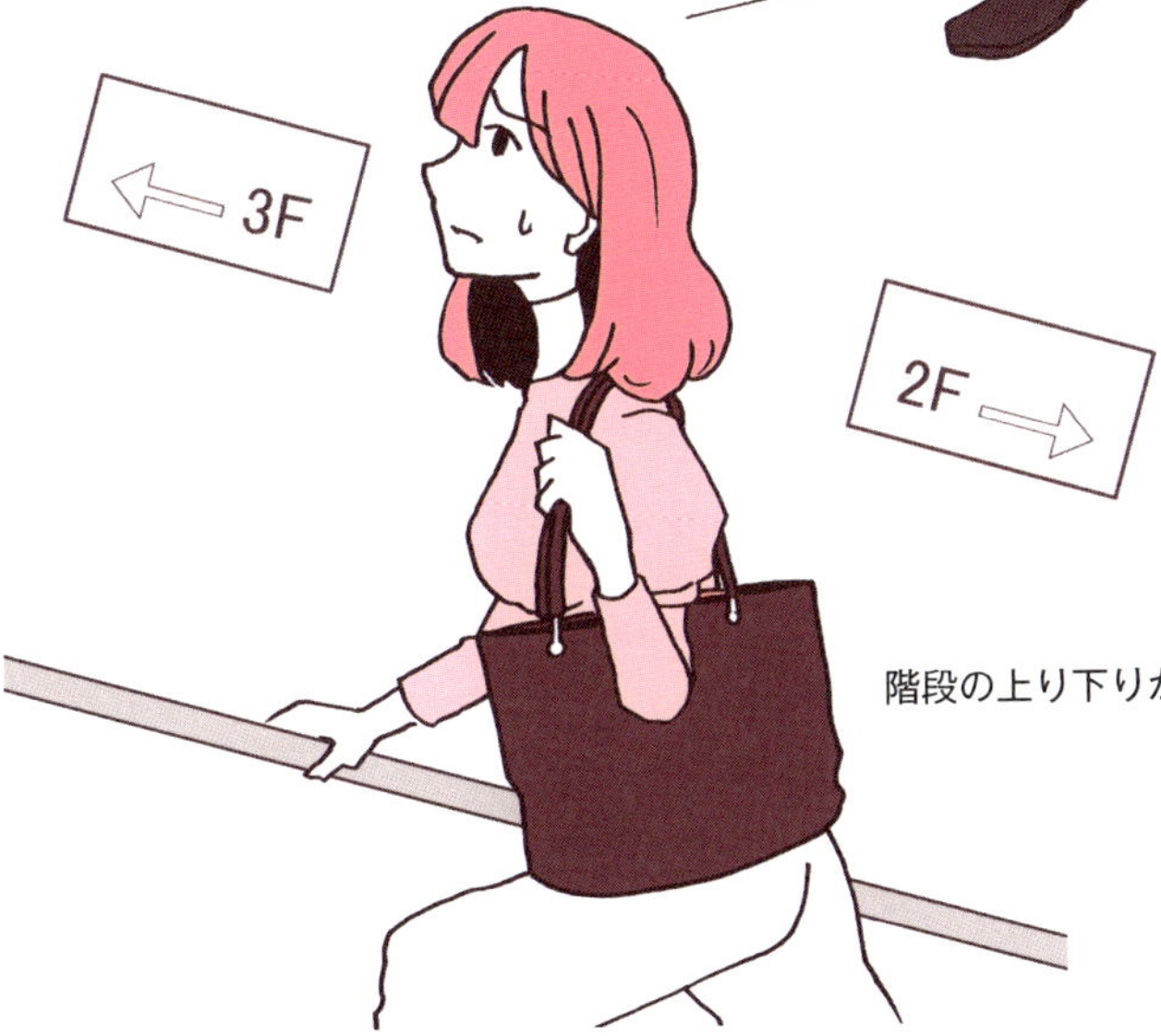

階段の上り下りが困難

シェーグレン症候群―どんな病気？

涙腺《るいせん》や唾液腺《だえきせん》などに炎症が起こり分泌物の低下と多臓器障害をもたらす

シェーグレン症候群は、涙をだす涙腺や唾液をだす唾液腺など、**粘液をだす組織の炎症によって分泌物の低下をもたらし、多臓器障害をきたす自己免疫疾患です。**

この病気は、ほかの膠原病《こうげんびょう》に合併する**「続発性シェーグレン症候群」**と、ほかの膠原病を伴わない**「原発性シェーグレン症候群（乾燥症候群）」**の二つのタイプに分けられます。

患者さんの半数以上が、続発性シェーグレン症候群に該当します。関節リウマチ（30〜60％）を中心に、全身性エリテマトーデスや混合性結合組織病、全身性強皮症、多発性筋炎・皮膚筋炎などと合併しています。一方、原発性シェーグレン症候群は、さらに二つのタイプに分けられ、目と口の渇きだけの「腺性シェーグレン症候群」と、リンパ節や内臓に病変がおよぶ「腺外性シェーグレン症候群」があります。

近年、シェーグレン症候群の患者さんは増加しています。これは、病気に対する認知度が高まってきたことにより、実際の患者数は30万人以上と考えられています。

＊シェーグレン症候群の診断基準

厚生労働省特定疾患免疫疾患調査研究班、1999年改正

1 ▶ 涙や唾液を分泌する組織の生検《せいけん》で、
特徴的なリンパ球浸潤《しんじゅん》がみられる

2 ▶ 唾液腺造影《ぞうえい》や唾液腺シンチグラフィーなどで、
特徴的な異常がみられる
唾液分泌量の低下がみられる

3 ▶ シャーマーテストで涙の分泌量の低下がみられる
ローズベンガル試験や蛍光色素試験などで、
乾燥性角結膜炎かどうかを調べる

4 ▶ 抗ＳＳ - Ａ抗体、
または抗ＳＳ - Ｂ抗体が陽性である

以上４項目のうち、
２項目以上を認められた場合に
「シェーグレン症候群」と
診断されます。

●DATA●
日本の推定患者数▶1万7000人
男女比▶男性1：女性9
発症年齢▶40～60歳代
＊指定難病です

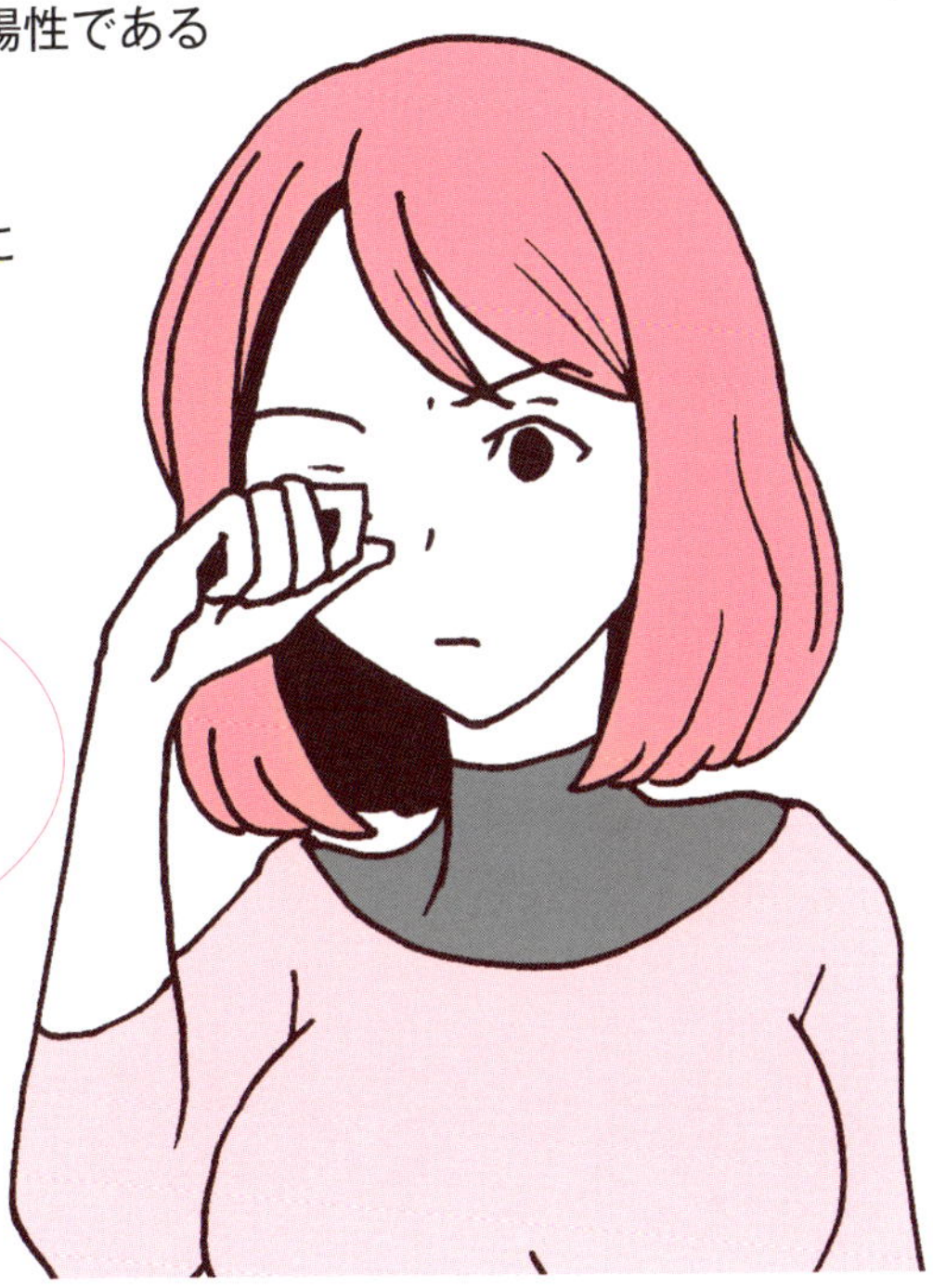

目にさまざまな症状が
あらわれるのが特徴

シェーグレン症候群 2 症状

90%の患者さんにドライアイとドライマウスがあらわれる

シェーグレン症候群では、90%の患者さんにドライアイ（目の乾き）とドライマウス（口の渇き）があらわれます。同時に、約半数の患者さんに、皮膚、関節、甲状腺、肺、肝臓、腎臓、神経、血液などに何らかの病変や検査の異常を伴います。

涙腺が炎症を起こすと、涙がでにくくなり、目の表面の角膜を傷つけ、乾燥性角結膜炎を起こしやすくなります。そのため目にゴミが入ったような違和感がする、目やにがでる、目が充血する、まぶしいなどの症状があらわれます。一方、唾液腺の炎症により、唾液の分泌量が減少して、口やのどが渇く、虫歯が多発する、物が飲み込みにくいなどの症状がみられます。

耳下腺《じかせん》や顎下腺《がっかせん》の炎症により、おたふくかぜのように耳の後ろやあごが腫れることもあります。耳や鼻、気管支の粘膜の炎症により、外耳道炎や中耳炎、気管支炎などを起こしやすくなります。まれに胸に水がたまる胸膜炎《きょうまくえん》や間質性肺炎《かんしつせいはいえん》を起こすこともあります。

＊シェーグレン症候群にみられる症状

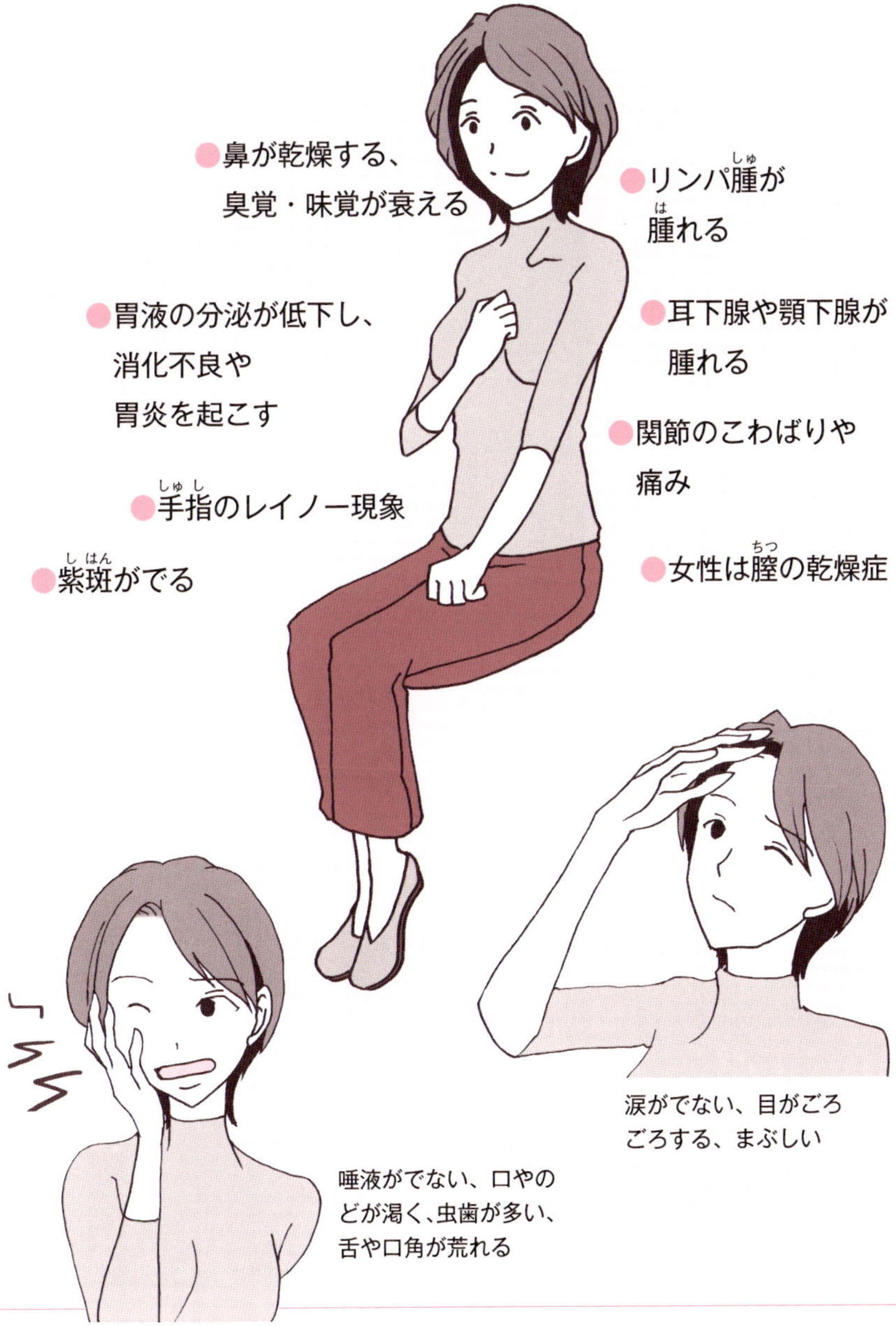
●鼻が乾燥する、
臭覚・味覚が衰える
●リンパ腫《しゅ》が
腫《は》れる
●胃液の分泌が低下し、
消化不良や
胃炎を起こす
●耳下腺や顎下腺が
腫れる
●関節のこわばりや
痛み
●手指《しゅし》のレイノー現象
●紫斑《しはん》がでる
●女性は膣《ちつ》の乾燥症
涙がでない、目がごろ
ごろする、まぶしい
唾液がでない、口やの
どが渇く、虫歯が多い、
舌や口角が荒れる

シェーグレン症候群
3
治療

目や口の乾燥症状を緩和《かんわ》するには日常生活でも不快をやわらげる工夫をしよう

シェーグレン症候群では、**目や口の乾燥症状を緩和するための薬物療法をします。**ドライアイに対しては、涙に近い成分の点眼薬である人工涙液（ヒアレイン、ジクアスなど）が用いられます。一方、ドライマウスには、人工唾液（サリベートなど）を用います。また、唾液や涙液の分泌を高めるために、塩酸セビメリン（エボザック、サリグレン）や、塩酸ピロカルピン（サラジェン）などの内服薬が処方されることもあります。

ステロイド薬は、間質性肺炎などの内臓障害を伴う場合に用いられます。ほかの膠原病《こうげんびょう》を合併しているときには、その治療が中心になりがちです。しかし、合併している膠原病の治療によって、この病気もよくなることがあります。眼科や歯科の治療・手術が必要なことがたびたびあります。その場合は、かならず事前に主治医に相談しましょう。

こまめにうがいや歯磨きをすれば、口の中を潤わせるとともに虫歯予防になります。また、エアコンの風向き、パソコンやテレビの画面凝視、たばこの煙なども注意が必要です。

＊目の乾燥や口の渇きをやわらげるには？

日常生活を少し工夫することで、
目の乾燥や口が渇くという
不快な症状をやわらげることができます。
試してみましょう。

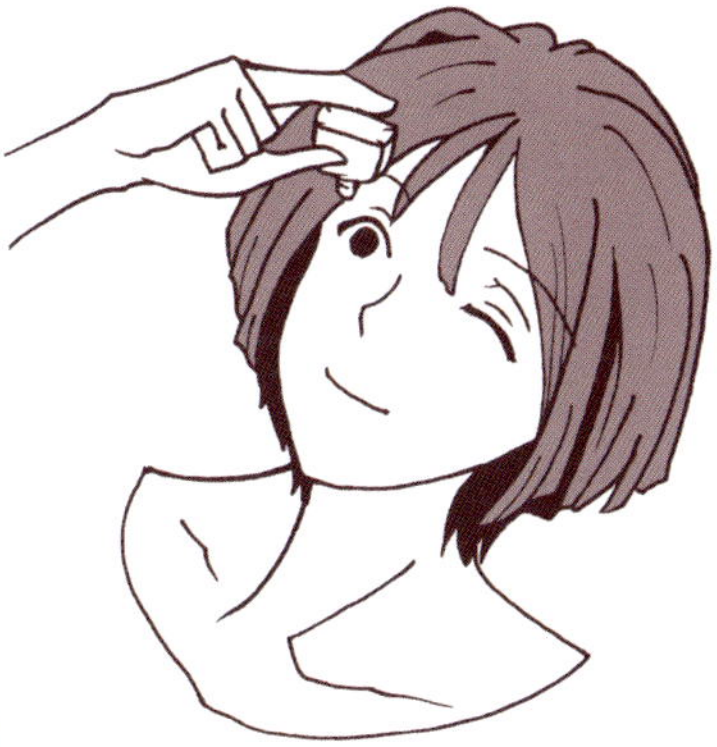

●人工涙液

毎日、人工涙液を点眼して、目にうるおいを補給します。使用する回数などは医師の指示を守りましょう。

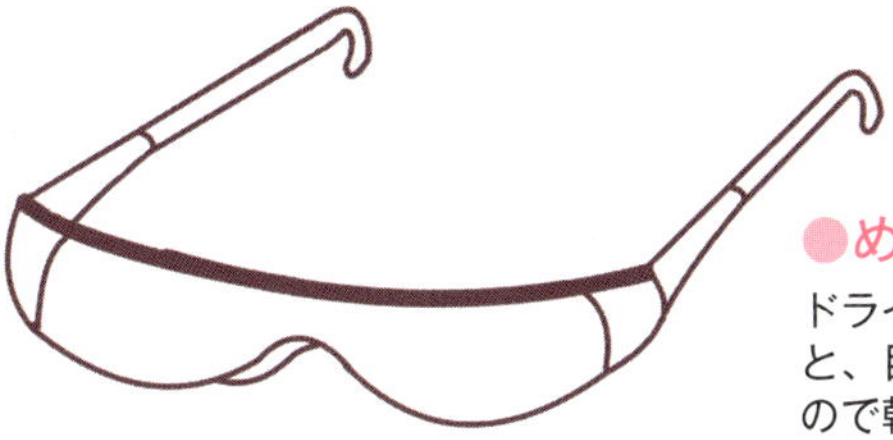

●めがね

ドライアイ用のめがねをかけると、目のまわりをすっぽり覆うので乾燥を防げます。

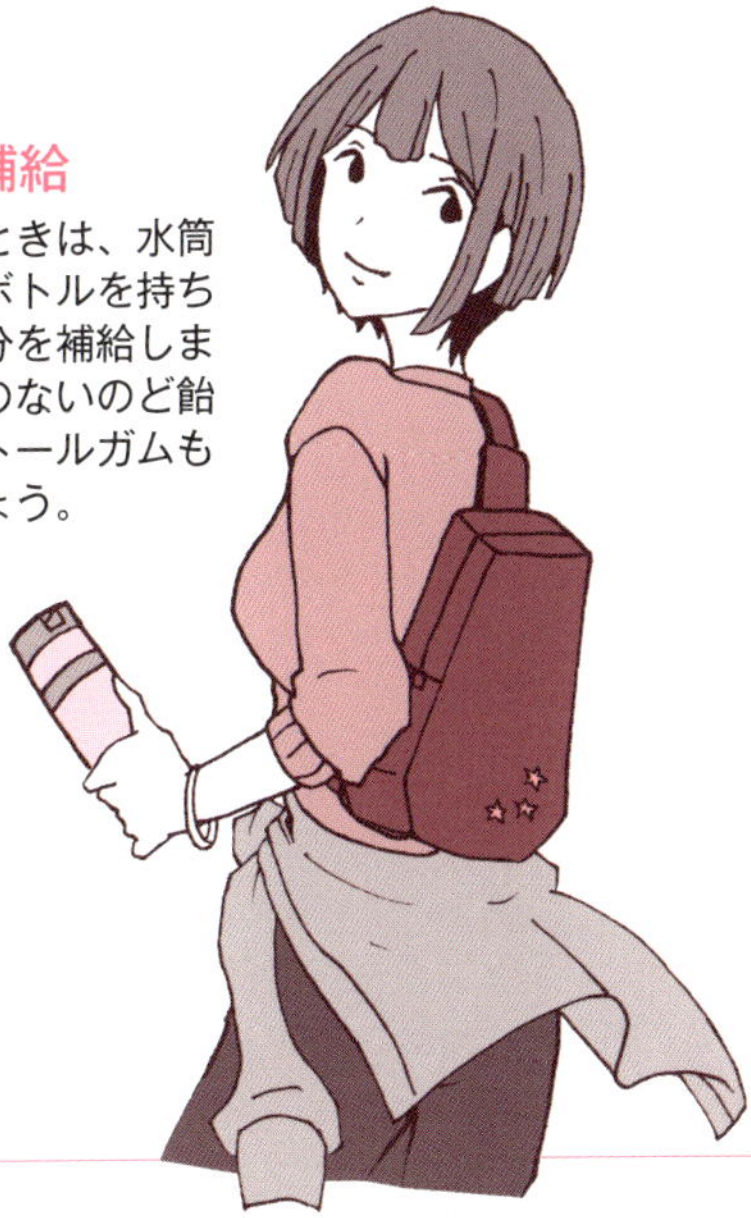

●水分補給

外出するときは、水筒やペットボトルを持ち歩いて水分を補給します。糖分のないのど飴やキシリトールガムもよいでしょう。

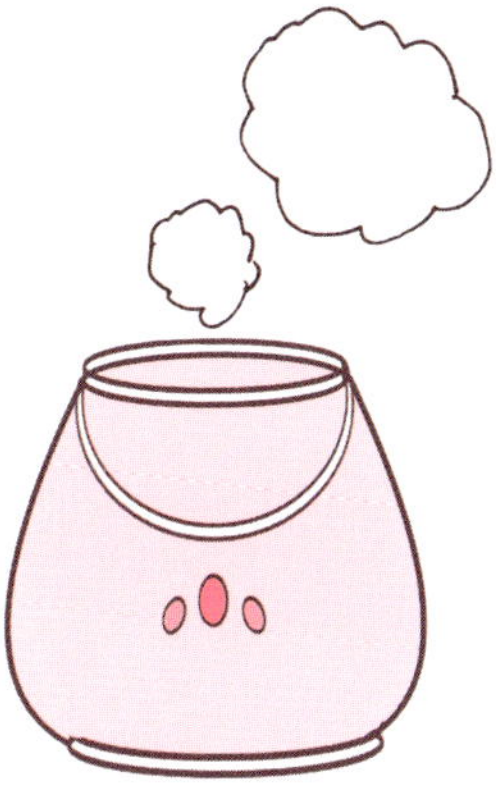

●加湿器

加湿器を設置すれば、室内の湿度を保って目や口の乾燥を防げます。

混合性結合組織病 ― どんな病気？

三つの膠原病《こうげんびょう》のうち、二つ以上の病気が混在している病気

膠原病に含まれる病気には、一人の患者さんに二つ以上の病気が同時に重なっていることがあります。とくに、**全身性エリテマトーデス、全身性強皮症、多発性筋炎・皮膚筋炎の三つは、互いに合併しやすい傾向があります。**

１９７２年に、アメリカのシャープという学者が、このような一連の病気のなかに「混合性結合組織病」という病気の概念《がいねん》を提唱《ていしょう》しました。これは、前述の三つの病気のうち、二つ以上の病気を思わせる所見が混じり合い、血液中に「抗Ｕ１-ＲＮＰ抗体」という自己抗体が高い値で陽性を示す病気です。この病気は、三つのそれぞれの病気からみると、軽症ないし不全型を示すことが多いのです。

混合性結合組織病とは別に、**二つ以上の病気が重なっている場合もあります。たとえば、関節リウマチと全身性エリテマトーデスを合併しているような場合です。このような場合は「重複症候群」と呼んで、混合性結合組織病とは区別されます。**

＊混合性結合組織病の診断基準

厚生労働省特定疾患免疫疾患調査班、2004年改訂

①レイノー現象、あるいは、指ないし手の甲の腫《は》れ、
あるいは、肺高血圧症がみられる

②抗Ｕ１－ＲＮＰ抗体が陽性を示す

③全身性エリテマトーデス、全身性強皮症、
多発性筋炎・皮膚筋炎のうち、
二つ以上の病気を思わせる所見がある

以上の場合に
「混合性結合組織病」と
診断されます。

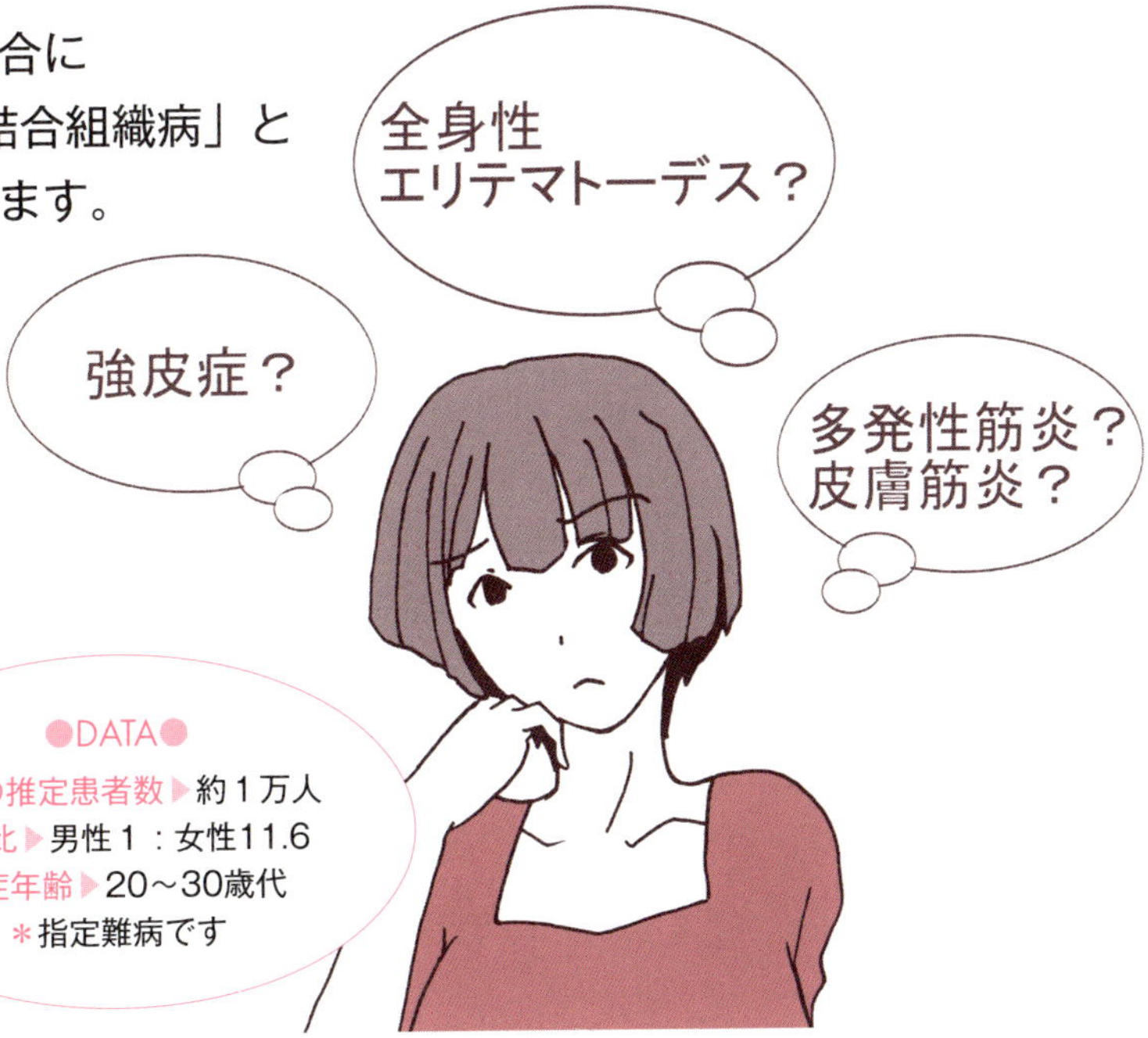
全身性
エリテマトーデス？
強皮症？
多発性筋炎？
皮膚筋炎？

●DATA●
日本の推定患者数▶約１万人
男女比▶男性１：女性11.6
発症年齢▶20～30歳代
＊指定難病です

混合性結合組織病 2
症状

共通してあらわれる初期症状は、寒さと緊張が引き金になるレイノー現象

混合性結合組織病では、全身性エリテマトーデス、全身性強皮症、多発性筋炎・皮膚筋炎を思わせる所見が混在します。まれに、この病気の定義と診断基準に入っていませんが、前述の三つに加えて関節リウマチの所見がみられることもあります。血液検査でも「リウマトイド因子」が陽性を示し、関節の症状を伴います。

どの病気が混在しているのかは、患者さんによって異なります。しかし、**ほとんどの患者さんに共通する症状が、手指にみられるレイノー現象です。**全身性エリテマトーデスを思わせる症状は、発熱、蝶形紅斑《ちょうけいこうはん》、リンパ節腫脹《しゅちょう》などです。強皮症を思わせるソーセージ様の手指《しゅし》の腫《は》れが高頻度《こうひんど》にみられます。多発性筋炎・皮膚筋炎を思わせる症状には、筋肉痛や筋力低下、上まぶたや関節に紅斑がでることもあります。

多彩な症状がみられますが、※重篤《じゅうとく》な内臓障害は起こりにくい病気です。時に、動くと動《どう》悸《き》がしたり、息切れがする症状がみられます。この場合は、肺高血圧症の検査を行います。

※重篤…病状が非常に重い状態。

＊混合性結合組織病にみられる症状

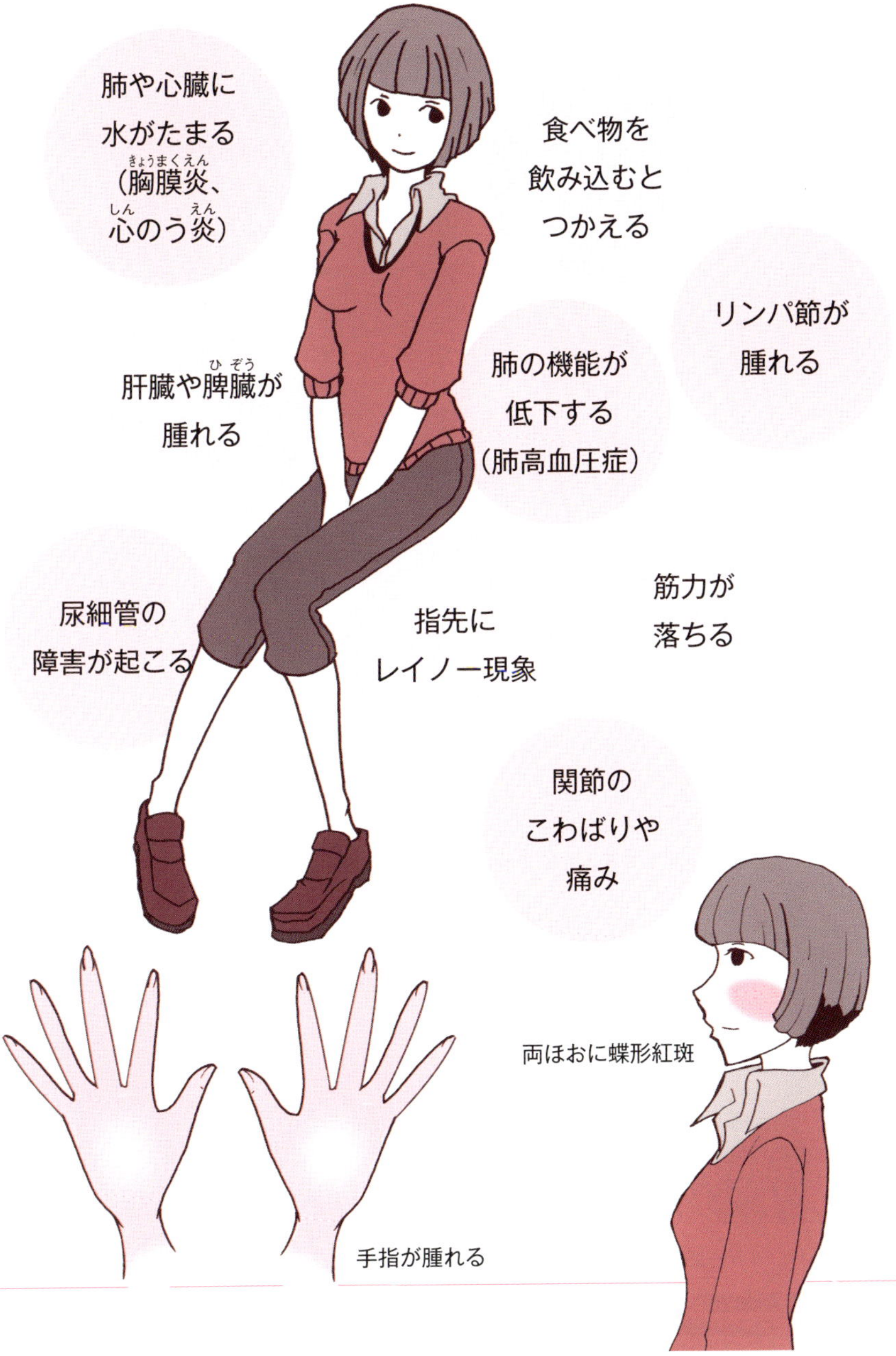
肺や心臓に
水がたまる
（胸膜炎《きょうまくえん》、
心《しん》のう炎《えん》）
食べ物を
飲み込むと
つかえる
リンパ節が
腫れる
肺の機能が
低下する
（肺高血圧症）
肝臓や脾《ひ》臓《ぞう》が
腫れる
尿細管の
障害が起こる
指先に
レイノー現象
筋力が
落ちる
関節の
こわばりや
痛み
両ほおに蝶形紅斑
手指が腫れる

混合性結合組織病 3 治療

手足が冷たくなりやすいので、日常生活のなかで配慮していくことが大切

混合性結合組織病では、全身性エリテマトーデス、全身性強皮症、多発性筋炎・皮膚筋炎などを思わせる症状に合わせて薬物療法を中心に治療が行われます。もともと症状が軽いため、日常生活に支障がなければ、経過を観察するだけということもあります。

たとえば、全身性エリテマトーデスや多発性筋炎・皮膚筋炎にみられる症状がある場合は、ステロイド薬が用いられます。これらの症状にはステロイド薬がよく効き、少量から中等量の服用によって症状が軽くなります。ステロイド薬の減量もスムーズにできます。また、関節の症状が強いときには、非ステロイド抗炎症薬が使われます。

多くの人にあらわれるレイノー現象は、寒冷刺激や精神的緊張をきっかけに、発作的に出現するものです。軽症であれば、手足を保温するというように、日常生活のなかで配慮していくことが必要です（第6章参照）。ただし、頻発《ひんぱつ》して症状が強い場合には、血管拡張薬、抗血小板薬、抗凝固薬などが使われます。

＊ 肺高血圧症《はいこうけつあつしょう》に注意しよう!!

混合性結合組織病で注意したいのは、
肺高血圧症（呼吸器疾患の一種）です。
頻度《ひんど》は高くないものの重篤《※じゅうとく》な内臓障害です。
息切れ、胸痛、めまい、
失神、足のむくみ、
食欲低下なども起こります。
特定疾患（難病）ですが、
治療法は進んでいます。

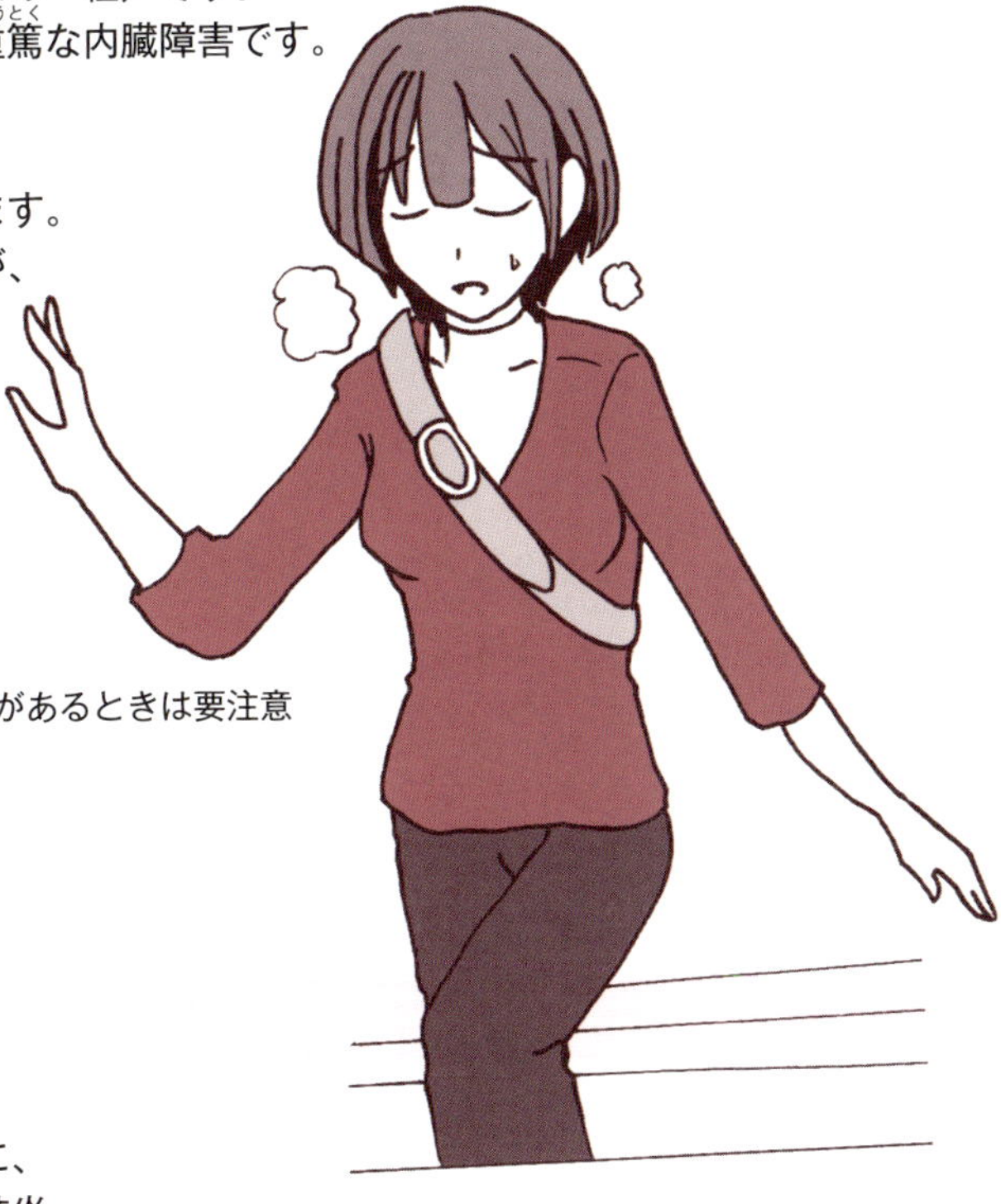

階段の上り下りに、息切れがあるときは要注意

＊ 喫煙は厳禁!!

たばこのニコチンは、
血管を収縮させるために、
レイノー現象、間質性肺炎、
皮膚潰瘍《しゅよう》など、
膠原病《こうげんびょう》に悪い影響を
及ぼします。
受動喫煙も含め
喫煙は避けましょう。

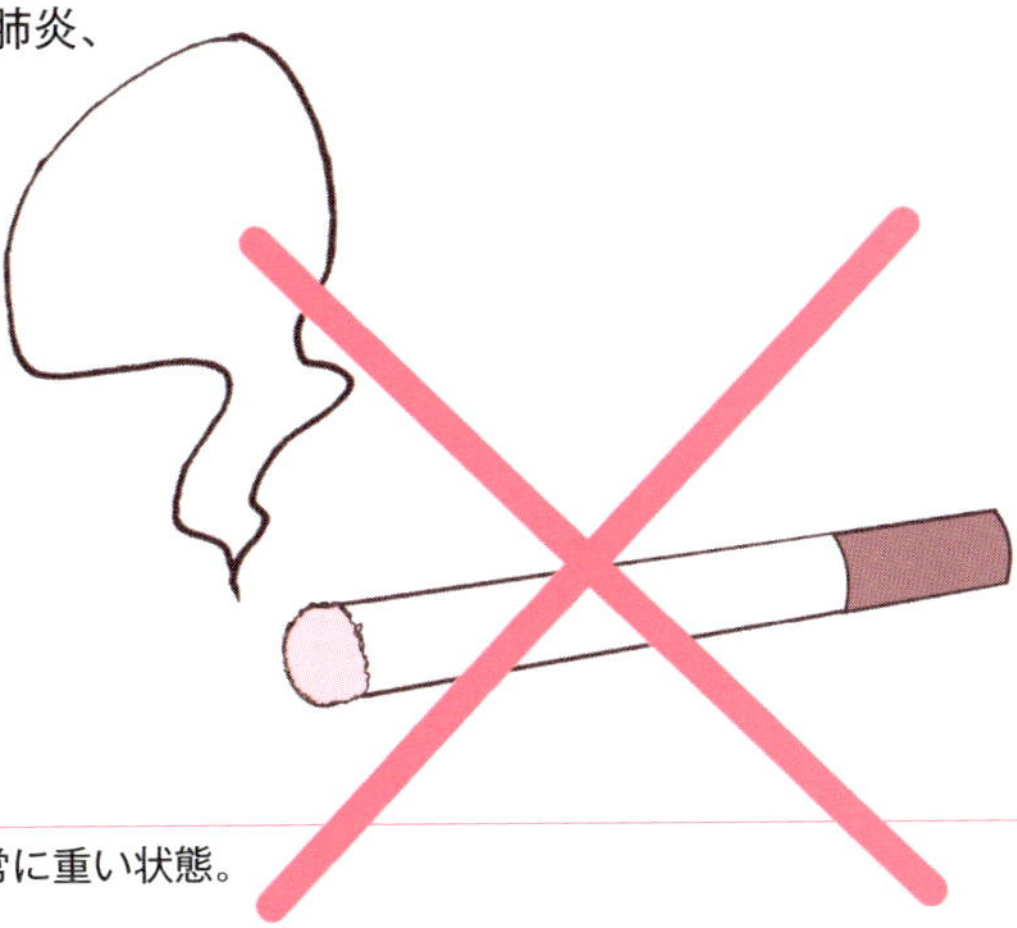

※重篤…病状が非常に重い状態。

自己抗体をもつことで、血栓ができやすく、流産の原因にもなる

抗カルジオリピン抗体や抗ベータ2 グリコプロテインI抗体、ループス抗凝固因子などの「抗リン脂質抗体」をもつ人は、血管（静脈、動脈）のなかで、**血液が固まる血栓症《けっせんしょう》を起こしたり、血小板が減少したりすることがあります。**このような病態を伴う病気を「抗リン脂質抗体症候群」といいます。

この病気の約半数は、全身性エリテマトーデスの患者さんに合併しています。また、**抗リン脂質抗体により胎盤の組織や機能が障害されるため、自然流産をきたしやすいのです。**

血栓症のなかで多いのが「下肢《かし》深部《しんぶ》静脈《じょうみゃく》血栓症」です。突然、片方のふくらはぎや太ももに、むくみや痛みが起こります。そして、**いちばん怖いのは肺梗塞《こうそく》※、脳梗塞、心筋梗塞です。**

これらは、抗凝固薬（ヘパリンなど）や抗血小板薬（アスピリンなど）などを用いて、血液凝固を防ぐ治療が開始されます。自己抗体をもっていても症状のでない人もいますが、抗体が陽性であれば血栓症の予防として、アスピリンを少量服用します。

※肺梗塞…肺の血管が詰まることによって起こる肺の障害。

＊抗リン脂質抗体症候群の治療

血漿《けっしょう》交換療法により、
血液中の抗リン脂質抗体を
除去することができます。
副作用が少ないので、
流産を繰り返す女性が、妊娠・出産を
希望するときは有効です。

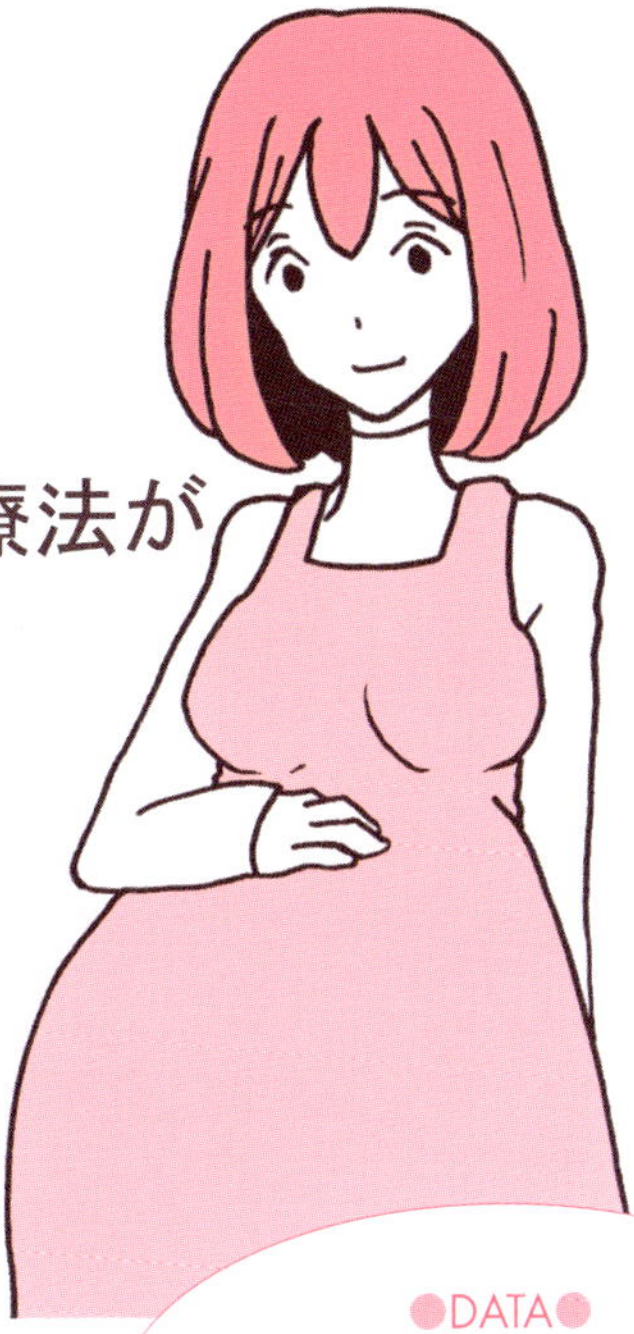

**血漿交換療法が
効果的!!**

抗リン脂質抗体症候群は、
20歳代の若い女性に多い。
そのため妊娠・出産は
避けられない問題のひとつです
（詳しくは168～173ページ参照）

●DATA●
日本の推定患者数▶3700人
男女比▶男性1：女性1.6
発症年齢▶20歳代

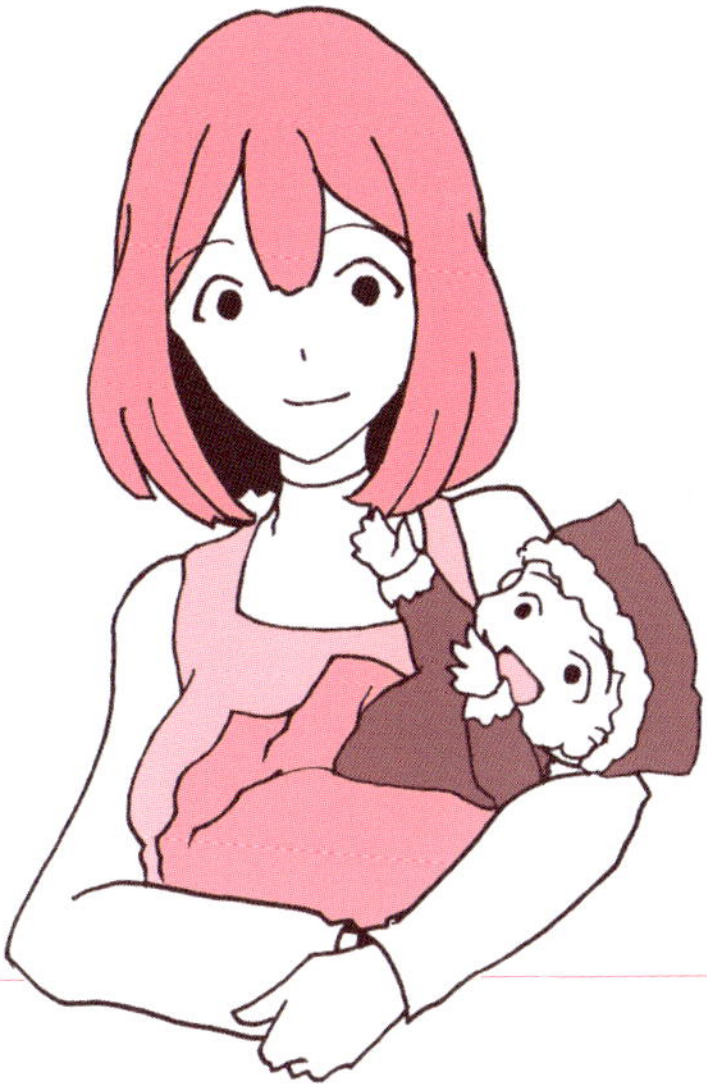

医学の進歩により、
膠原病《こうげんびょう》患者であっても、
妊娠、出産は
可能になってきました。
とはいえ個人差がありますので、
必ず医師に相談しましょう

若い男性に多い結節性多発動脈炎、顕微鏡的多発血管炎は高齢者に多い

血管の炎症によって生じる膠原病《こうげんびょう》を総称して「血管炎症候群」といいます。

血管は、太いものから細いものまで全身にはりめぐらしています。血液を心臓から送りだす血管を「動脈」といい、体中に酸素や栄養素を運ぶ重要な役割を果たしています。その動脈が、炎症を起こすと血液の流れが悪くなり、全身にさまざまな症状をもたらします。

結節性多発動脈炎は、中動脈から小動脈に炎症が起こる病気です。クレンペラー氏が、膠原病の概念《がいねん》を提唱《ていしょう》したときにあげた「結節性動脈周囲炎」のことですが、現在は患者数が激減しています。

最近では、細い血管（毛細血管、細動静脈、小動静脈）に炎症がみられる「顕微鏡的多発血管炎」と呼ばれる血管炎が増加しています。50歳以上の高齢者に好発し、好中球の細胞質にあるミエロペルオキシターゼ（ＭＰＯ）に対する抗体が陽性を示します。侵される血管の太さと抗体陽性をみることから、結節性多発動脈炎と区別されるようになりました。

＊結節性多発動脈炎にみられる症状

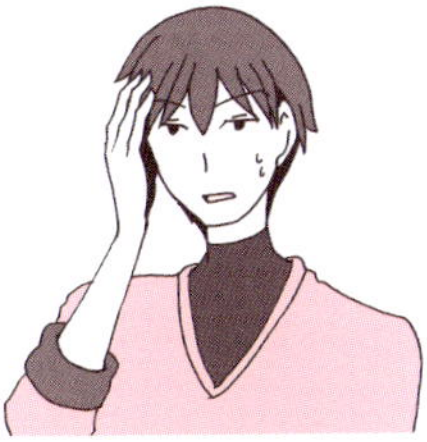

発熱（38 ～ 39℃）

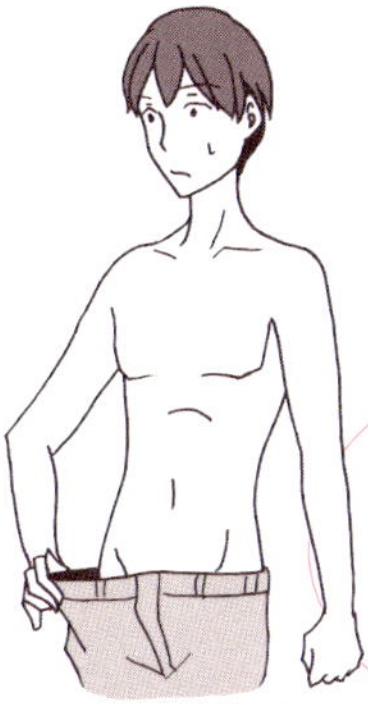

脱力感、倦怠感

- 発熱（38 ～ 39℃）
- 脱力感、倦怠感《けんたいかん》
- 体重減少
- 脳出血、脳梗塞《こうそく》を起こす
- 肺に炎症が起きる、水がたまる
- 心筋梗塞を起こす
- 腎血管が障害され、高血圧をきたす

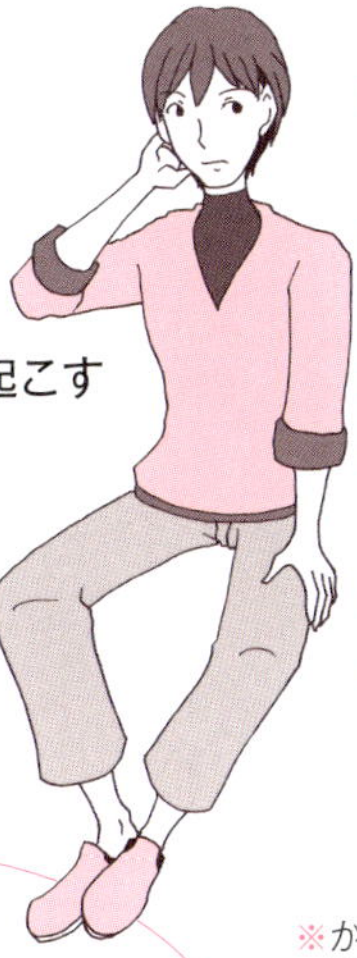

- 筋肉が痛み、力は抜ける
- 腹痛、腸が障害される
- 関節が痛む
- 血管にこぶができる
- 網状皮斑《ひはん》、紫斑《しはん》
- 手や足のしびれ、感覚がにぶくなる

●DATA●

日本の推定患者数▶1400人
男女比▶男性１：女性１
発症年齢▶20～30歳代
＊指定難病です

※かつては、動脈に沿ってボコボコとこぶが隆起状にみられることから「結節性動脈周囲炎」と呼ばれていました。

＊顕微鏡的多発血管炎にみられる症状

- 発熱
- 全身倦怠感
- 体重減少
- 血尿、尿検査異常（尿潜血反応陽性、たんぱく尿、赤血球円柱など）
- 腎機能障害
- 肺や気管支から血を吐く、血痰《けったん》
- 空咳《からせき》、息切れ
- 関節痛、筋痛、皮疹（紫斑、皮下出血、皮膚潰瘍など）
- 手足のしびれや麻痺

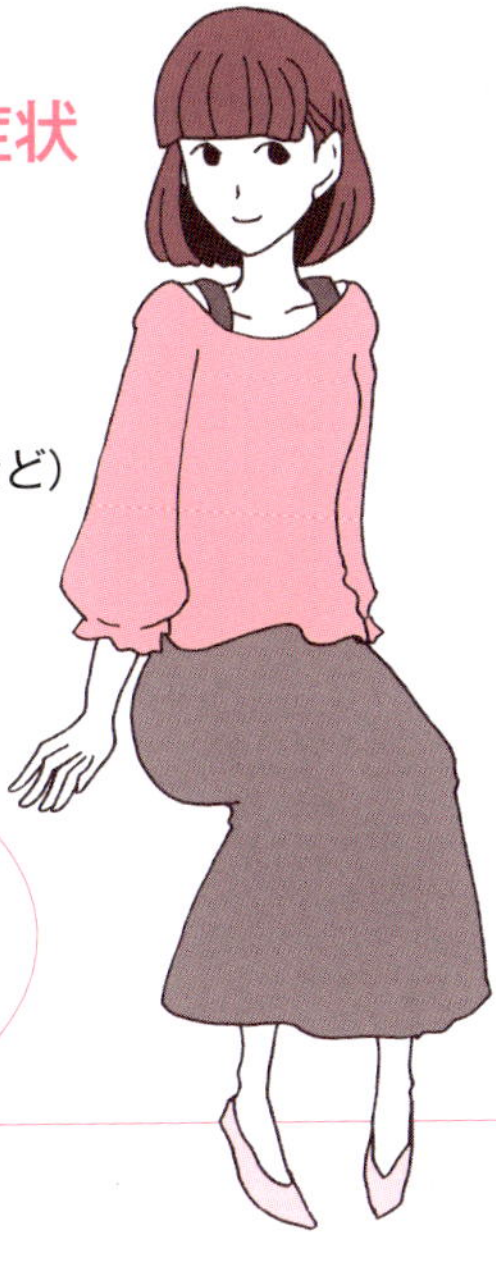

●DATA●

日本の推定患者数▶2700人
男女比▶男性１：女性１.８
発症年齢▶50歳以上
＊指定難病です

血管炎症候群
2

別名は「大動脈炎症候群」、脈が触れにくくなる高安《たかやす》動脈炎

高安動脈炎は、大動脈とその枝分かれの部分（総頸《そうけい》動脈※1、鎖骨下動脈※2、腎動脈※3など）に炎症が起こる膠原病《こうげんびょう》です。１９０８年に、眼科医の高安氏が眼底に特徴的な所見をみつけ、この病気を発見するきっかけとなりました。**別名は「大動脈炎症候群」といいます。**

この病気は、日本人の20～30歳代の若い女性に多く発病するのが特徴です。同様に大動脈に炎症が起こる「巨細胞性動脈炎（側頭《そくとう》動脈炎）」があります。こちらは、高安動脈炎とは対照的に55歳以上の高齢者に発病し、日本人には少なく欧米に多くみられます。

発病には体質や素因が関係するといわれています。よくみられる症状は、腕へ流れる血管が障害されることで、血圧が左右で異なることです。また、手首の脈が触れにくくなり、腕が疲れやすくなります。頭へ流れる血管に障害が起こると、めまい、失神、頭痛、視力障害などを起こすことがあります。視力障害を起こしやすいので、定期的に眼科の診察が必要です。

※１・総頸動脈…頸椎《けいつい》を通る動脈のひとつ。
※２・鎖骨下動脈…鎖骨の下を通る動脈。
※３・腎動脈…腎臓に血液を送る動脈。

＊高安動脈炎、巨細胞性動脈炎では定期的な眼科診察が必要!!

膠原病では、
乾性角結膜炎《かんせいかくけつまくえん》（ドライアイ）、
強《きょう》膜炎、上強《じょうきょう》膜炎、ぶどう膜炎、網膜病変《もうまくびょうへん》、
薬剤による影響（眼圧上昇、白内障、緑内障）など、
特徴的な眼所見がみられます。
異常を感じたときは、
主治医に相談のうえ
眼科専門医を受診しましょう。

●DATA●
日本の推定患者数▶5200人
男女比▶男性１：女性10
発症年齢▶15～35歳
＊指定難病です

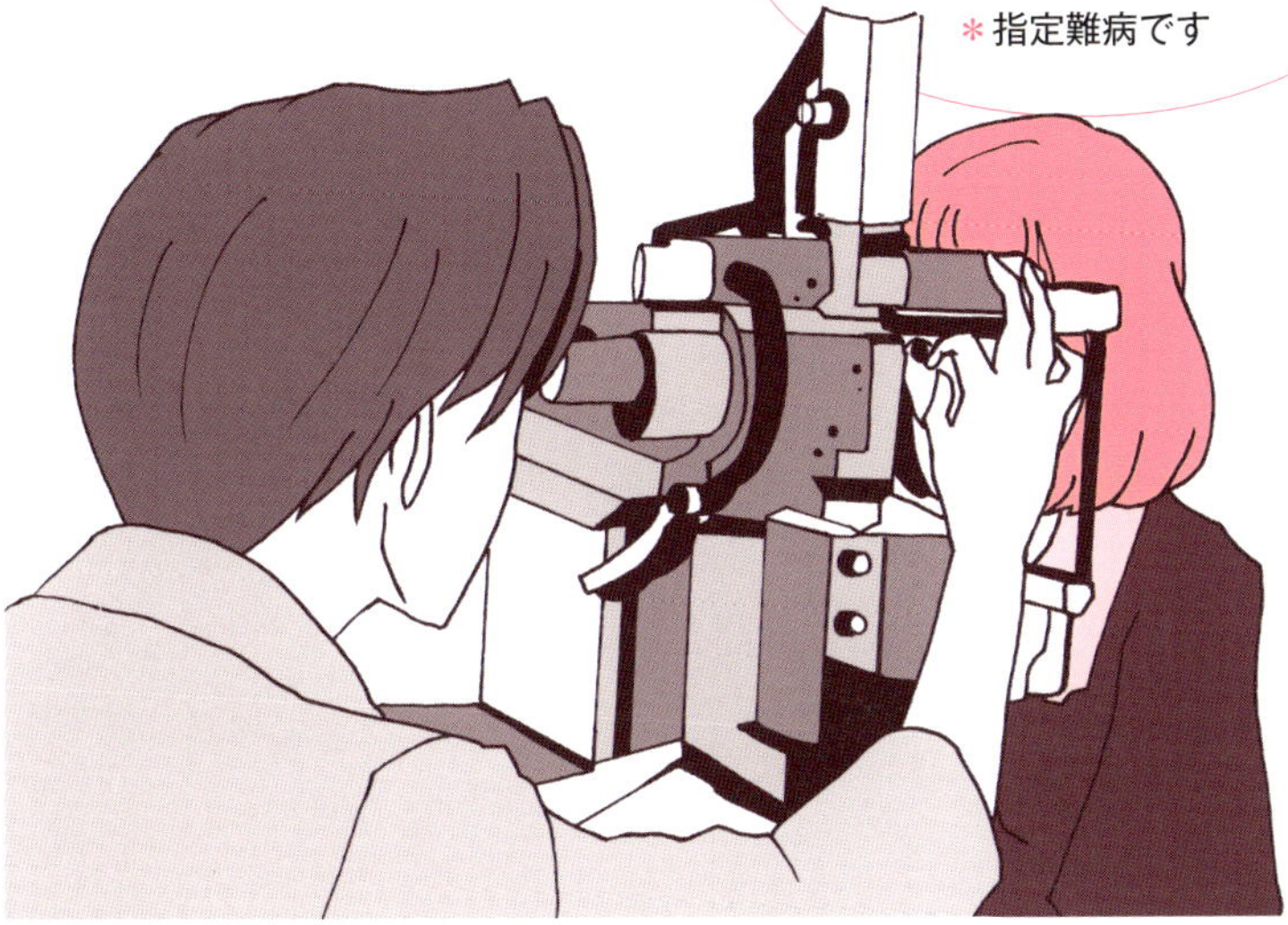

column
巨細胞性動脈炎（側頭動脈炎）とは？

巨細胞性動脈炎は、側頭動脈に血管炎が起こる病気です。発熱や体重減少、頭痛、視力低下などがみられます。進行すると失明するおそれがあるため早期治療が必要です。
＊指定難病です

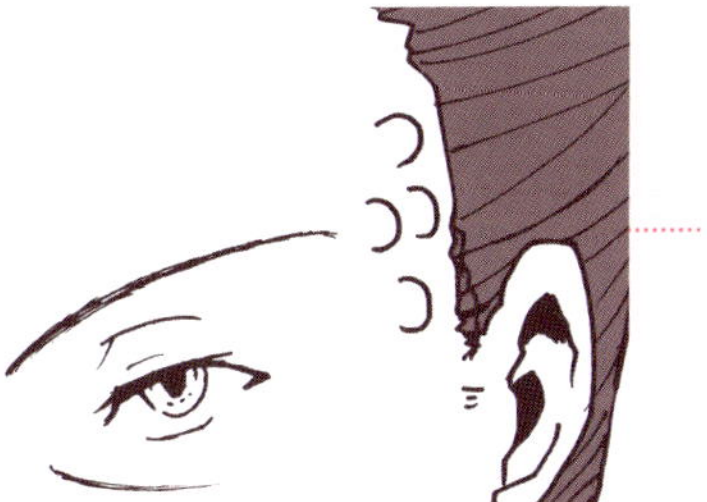

こめかみにある動脈が膨《ふく》れて浮きだし、痛みを感じる

全身の血管の炎症とともに、肉芽腫《にくげしゅ》という病変がみられる多発血管炎性肉芽腫症

多発血管炎性肉芽腫症（ウェゲナー肉芽腫症）では、結節性多発動脈炎と同様の動脈の炎症が起こり、これに加えて「肉芽腫」という異常な組織の病変がみられます。

1939年に、ドイツの病理学者であるウェゲナー氏によって発見されました。

この病気は、①鼻から肺にいたる臓器の炎症（上気道《じょうきどう》・下気道病変）、②腎臓の炎症（腎炎）、③全身の血管の炎症の、三つを特徴とする病気です。好中球の細胞質にあるプロテアーゼ-3に対する抗体が陽性をみることの多い病気です。

初期症状では、鼻血・鼻汁がでる、鼻が痛む、鼻が変形する（鞍鼻《あんび》）、副鼻腔炎《ふくびくうえん》（蓄膿症《ちくのうしょう》）、などが多くあらわれるため、耳鼻科と内科を同時に受診することになります。侵される臓器（鼻、咽頭《いんとう》、喉頭《こうとう》・肺・腎臓）は比較的限られますが、進行するとたちの悪い病気です。

しかし、早期に治療を開始して、ステロイド薬と免疫抑制薬を併用することで、病状が落ち着いた状態である「※寛解《かんかい》」を維持することが可能です。

※寛解…病状が落ち着いた状態。

＊多発血管炎性肉芽腫症（ウェゲナー肉芽腫症）にみられる鞍鼻《あんび》

鼻、咽頭、喉頭、肺、腎臓と、
侵される内臓は比較的限られています。
内科と耳鼻咽喉科の専門医が
一緒に診療にあたります。

●DATA●

日本の推定患者数▶1100人
男女比▶男性１：女性１
発症年齢▶40～60歳
＊指定難病です

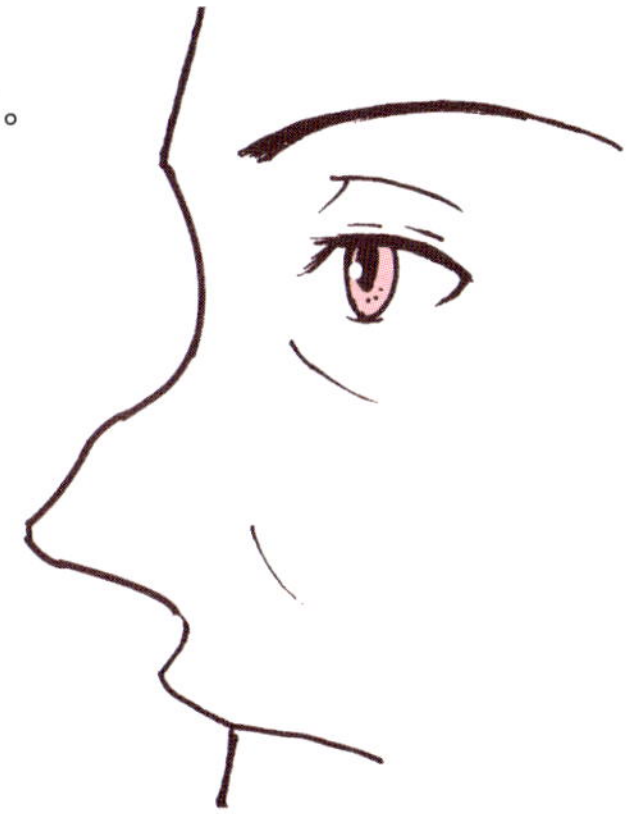

鼻筋が鞍《くら》のように落ち込む「鞍鼻」がよくみられる症状

column

好酸球性多発血管炎性肉芽腫症（チャーグ・ストラウス症候群）とは？

　気管支ぜんそくやアレルギー性鼻炎のアレルギー体質をもっている人に、細い血管（小動脈、小静脈）に血管炎が起こる病気です。発見者の名前をとって「チャーグ・ストラウス症候群」とも呼ばれます。結節性多発動脈炎に類似しますが、おもに肺に炎症が起こります。適切な治療によって寛解しますが、再燃に注意しましょう。また、末梢神経障害が長く続くことがあります。

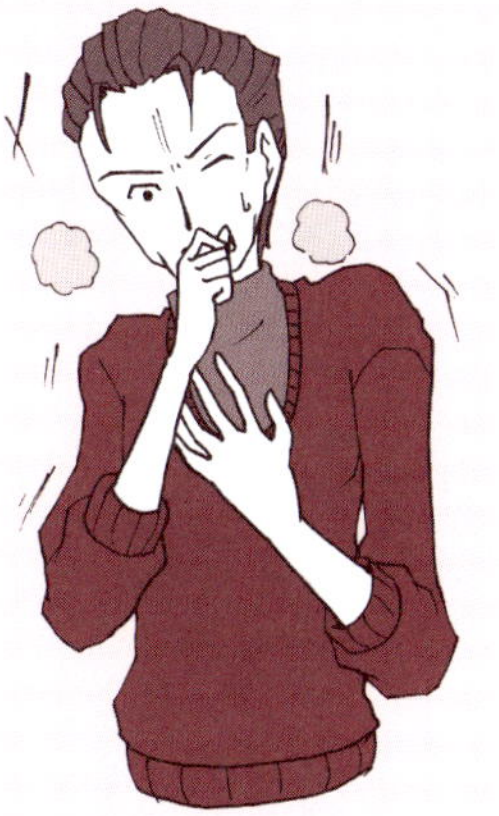

気管支ぜんそくの
発作がよくみられる

●DATA●

日本の推定患者数▶約450人
男女比▶男性４：女性６
発症年齢▶30～40歳代
＊指定難病です

口内炎やぶどう膜炎など、四つの症状を伴うベーチェット病

ベーチェット病は、口腔粘膜《こうくうねんまく》症状（口内炎）、皮膚症状、外陰部症状（潰瘍《かいよう》）、眼症状（ぶどう膜炎）の四つの症状を伴う炎症性疾患です。

１９３７年に、トルコの皮膚科医であるベーチェット氏によって見いだされた病気です。中近東や東アジアのシルクロードに沿った地域に好発することから「シルクロード病」とも呼ばれます。

口腔粘膜症状では、口唇、頬粘膜《きょうねんまく》、舌、歯肉、口蓋《こうがい》粘膜に、痛みを伴う潰瘍ができます。潰瘍は一つのこともあれば、多数できることもあります。あとを残さずに治りますが、再発を繰り返すのが特徴です。皮膚症状では、痛みを伴う紅い斑点《はんてん》状のしこり、にきび様の発疹《ほっしん》などがみられます。外陰部症状は、痛みのある潰瘍ができます。眼の症状では、ぶどう膜炎（虹彩《こうさい》、毛様体《もうようたい》、脈絡膜《みゃくらくまく》に炎症）は、再発を繰り返すと失明することもあるために注意が必要です。

近年、ベーチェット病は、患者数の減少とともに病気そのものも軽症傾向にあります。

＊ベーチェット病にみられる口内潰瘍

口の中に口内炎や潰瘍ができ、特殊性から歯科・口腔外科のみならず、ほかの診療科と連携しながら治療が行われます。

●DATA●

日本の推定患者数▶1万8000人
男女比▶男性２：女性１
発症年齢▶20～30歳代
＊指定難病です

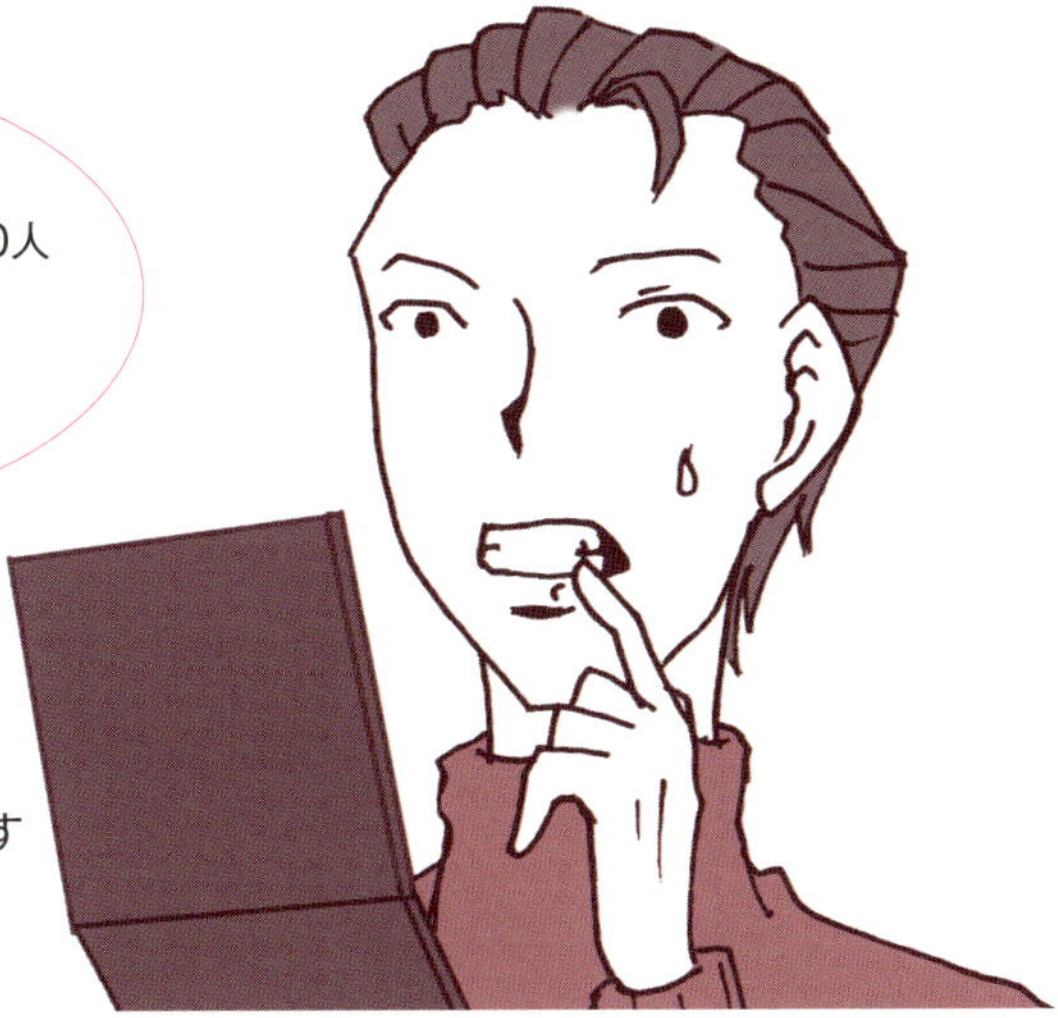

潰瘍は痛みを伴い、再発を繰り返す

column

サルコイドーシスとは？

サルコイドーシスは、ラテン語で「肉のようなものができる病気」という意味です。肺や胸部のリンパ腺、目、皮膚などにできる肉《にく》芽《げ》腫《しゅ》性疾患です。無症状であることが多く、患者さんの約40％は気づいていません。定期的に健康診断を受けることが重要です。

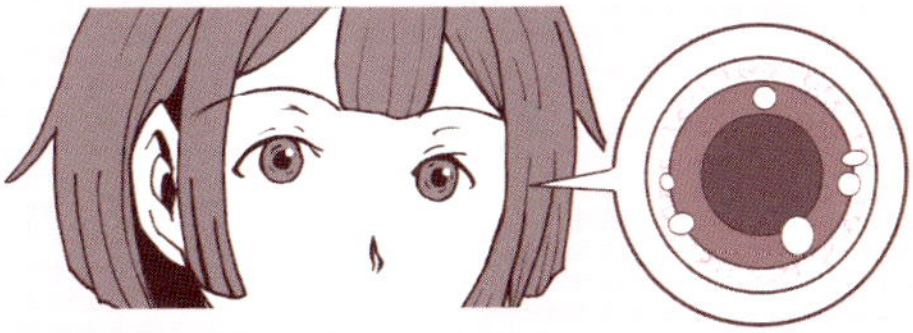

目に肉芽腫を伴うぶどう膜炎を起こしやすい

●DATA●

日本の推定患者数▶不明
（10万人に1～2人）
男女比▶男性：女性
発症年齢▶20～30、
40～50歳代
＊指定難病です

Column

膠原病《こうげんびょう》とともに生きる④

心と体はつながっていて 精神面も重要!!

case study 1

ステロイド薬の副作用で引き起こる“ムーンフェイス”に悩んでいる女性が非常に多いです。「太ったね」の一言ではすまされないほど、顔がまん丸になることがあります。「生命に関わることではないから心配はありません」「服用量が減れば徐々に戻ります」と助言されても、女性にとっては深刻な問題です。人前にでるのが嫌になったり、うつ状態になって自殺願望に陥ったりするという話もたびたび聞きます。

case study 2

「ストレスをためないでください」といわれますが、どうしたらストレスがたまらないのか、よくわからない面があります。ただ、同じ膠原病を抱えている人たちをみていると、いかに心を落ち着かせ、ワクワクすることをみつけ、楽しんで生活していくのか、そのことが大切だと感じています。心と体はひとつにつながっているということなのでしょう。

＊ひとりで悩まないで、同じ病気をもつ人たちと
交流をはかってみるのもよいでしょう。
不安を共有したり、前向きな考え方を知ったりするなど、
多くのメリットをもたらしてくれます。

第5章

膠原病《こうげんびょう》の治療法は？

～治療の種類と、薬の副作用～

治療とは？

膠原病《こうげんびょう》は薬物治療を中心にして、病状が落ち着いた状態の「寛解《かんかい》」を保つ

膠原病の治療は、それぞれの病気に共通する「自己免疫反応」と「炎症反応」を抑制《よくせい》する薬物療法を中心に行います。

治療の目標は、病状が落ち着いた状態である「寛解」を保ち、炎症によって障害された組織をできるだけ正常に戻し、病変の進行を防ぐことです。病因が明らかでないため、病気の原因に直接働きかける原因療法はないのが現状です。

現在、薬物療法の中心となる薬は、**ステロイド薬、非ステロイド薬、免疫抑制**

症状を悪化させる環境因子

できるだけ排除

病気を引き起こす要因（感染症、紫外線、外傷・外科手術などの環境因子）は、病気を悪化・※再燃させる要因にもなります。できるだけ排除して、日常生活に配慮します。

異常な免疫反応（自己免疫反応、自己抗体の出現）

- 免疫の異常を抑制《よくせい》・制御する薬
  - ステロイド薬
  - 免疫抑制薬
  - 抗リウマチ薬（生物学的製剤を含む）
- その他の療法
  - 体外循環療法（血漿《けっしょう》交換療法、白血球除去療法）

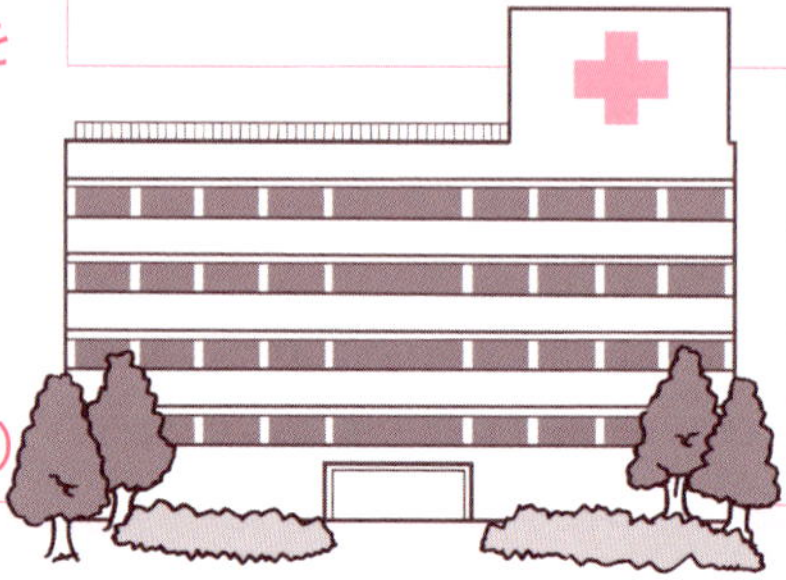

※再燃…再び病状が勢いを増す状態。

＊膠原病の治療のポイント

さまざまな過程で悪化をくい止め、
関節や臓器の障害を防いでいきます。

さまざまな部位の炎症

- 炎症を抑制する薬
  - 非ステロイド抗炎症薬
  - ステロイド薬

関節や臓器の障害

- 症状に応じた薬以外の治療
  - 理学療法
  - 手術
  - リハビリテーション
  - その他（移植など）

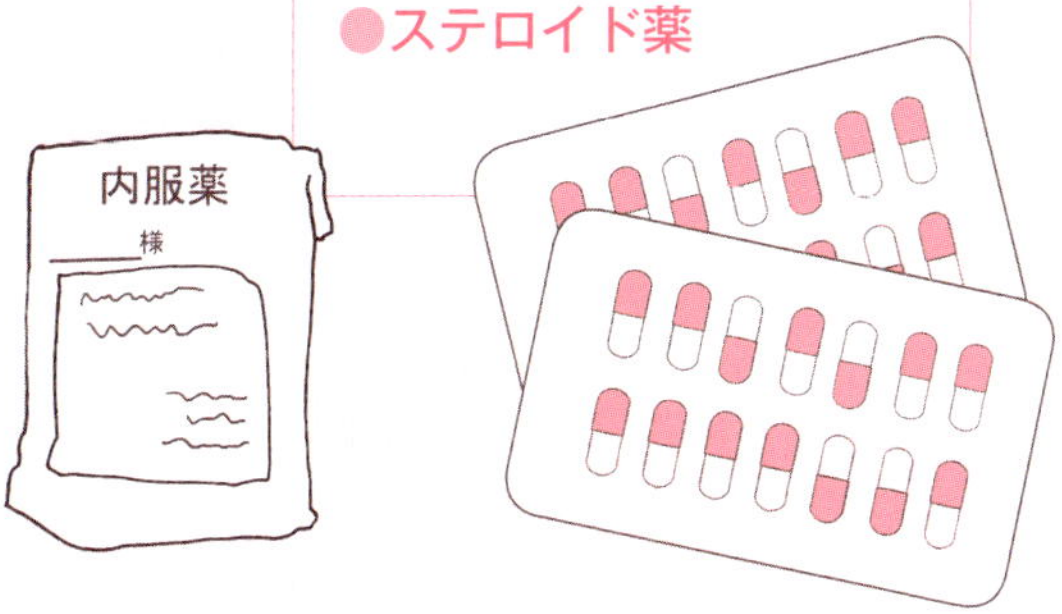

薬、抗リウマチ薬（生物学的製剤を含む）の四つです。近年の医薬品の研究開発は著しく、早いうちに「寛解」をもたらし、その状態を長期間維持できるようになったのです。いまも膠原病に特異的に作用する治療薬が開発され続けています。

薬物療法のほか、体外循環療法、理学療法、外科的治療、運動療法などが、必要に応じて行われます。新しい治療法として注目されるのが「造血幹細胞《ぞうけつかんさいぼう》移植《いしょく》」※です。実用段階になっていませんが、数年前から試みられていて関節リウマチや全身性エリテマトーデス、強皮症などに有効性があると報告されています。実用化が叶えば大きく前進するでしょう。

※造血幹細胞移植…正常な血液を作れない人に、
別の人の造血幹細胞（血液に変わる細胞）を移植して
正常な血液が作れるようにする治療法。

強い抗炎症と免疫を抑える作用で、劇的な効果をもたらす「ステロイド薬」

多くの膠原病《こうげんびょう》の第一選択薬として、治療の中心的な役割を担っているのが「ステロイド薬」です。正式には「副腎皮質ステロイドホルモン薬」といい、**腎臓の上にある副腎皮質から分泌されるステロイドホルモンを化学的に合成した薬の総称です。**

炎症を強力に抑える効果があるほか、多量に使用すると免疫抑制効果もみられるのが特徴です。**多くの疾患によい効果をもたらす反面、さまざまな副作用もあります。**

ステロイド薬と聞くと、副作用が心配で「できれば飲みたくない」という人が多いようです。しかし、膠原病では、炎症を抑えて、病状を落ち着かせることが先決です。ステロイド薬が使われるようになってから、膠原病の死亡率が下がったのも事実です。

ステロイド薬は、必要最小限を使用するのが原則であり、必要以上に使用されることはありません。医師は副作用のことを念頭におきながら、使用する量と期間を慎重に検討しています。医師を信頼するとともに、ステロイド療法を正しく理解しましょう。

＊ステロイドホルモンの働き

腎臓の上にある副腎から、
一定量のステロイドホルモン（副腎皮質ホルモン）が分泌され、
いろいろな役割を果たしています。

三つの副腎皮質ステロイドホルモン

①糖質コルチコイド

- 炎症や免疫を抑制《よくせい》する
- 肝臓で糖を合成する働きを促《うなが》し、血糖値を上げる
- 骨へのカルシウムの沈着を抑制する

②鉱質コルチコイド（アルドステロン）

- 体内の成分・ミネラル分を調整し、血圧や血液量を調整する

③生殖に関わる性ホルモン（テストステロン）

副腎性アンドロゲン

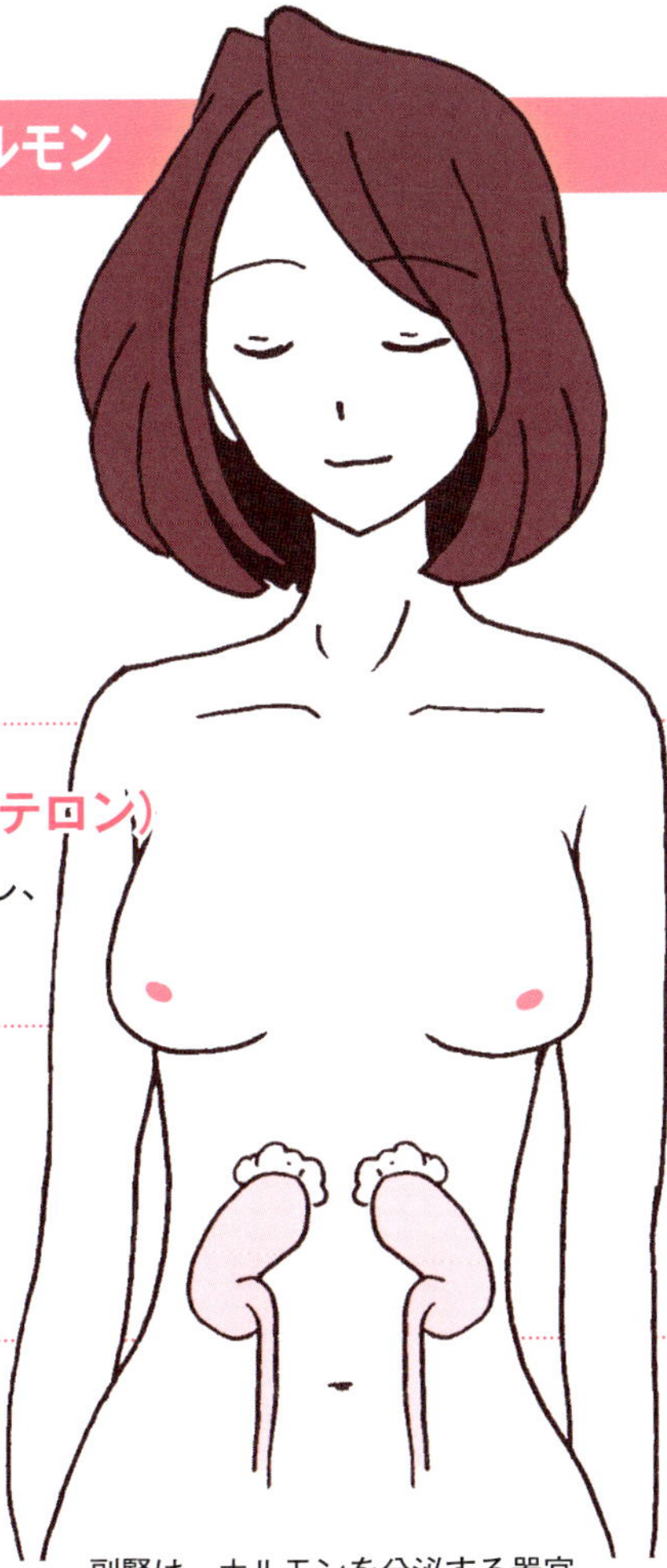

副腎は、ホルモンを分泌する器官

※ステロイド薬は、おもに糖質コルチコイドを化学的に合成したもの

寛解《かんかい》になっても維持量は飲み続ける ステロイド薬による標準的な治療プログラム

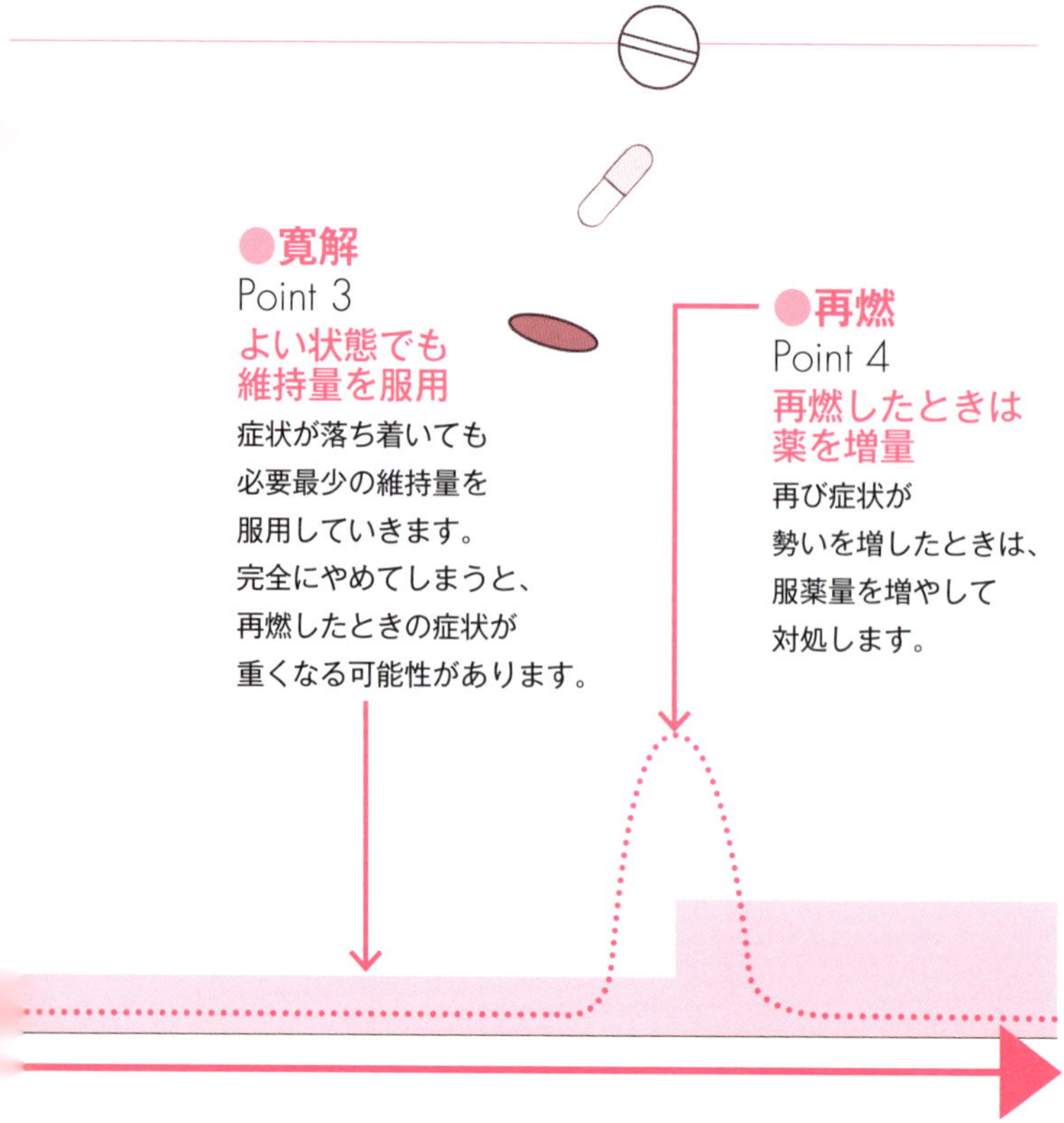
●寛解
Point 3
よい状態でも
維持量を服用
症状が落ち着いても
必要最少の維持量を
服用していきます。
完全にやめてしまうと、
再燃したときの症状が
重くなる可能性があります。
●再燃
Point 4
再燃したときは
薬を増量
再び症状が
勢いを増したときは、
服薬量を増やして
対処します。

ステロイド療法は、病気の種類、重症度、障害を受けた臓器などによって異なります。

初期投与量は、病勢が強いときは多量に用いて、激しい炎症と自己免疫反応を一気に抑えます。この期間は、2～4週間が目安です。その後、症状が落ち着いたら、検査結果を確認しながら量を徐々に減らしていきます。そして、これ以上減らすと再燃[※1]するという必要最小限の「維持量」を慎重に探り

✻ ここがポイント!! ステロイド薬の使い方

ステロイド薬による治療中に、服用を突然中止したり、
勝手に服用量を減らしたりすると、リバウンド（治療前よりも症状が悪くなる）や
ステロイド離脱症候群（強い倦怠感《けんたいかん》、関節痛、吐き気、頭痛、血圧低下）を
きたすことがあります。服用にあたっては、主治医の指示にしたがってください。

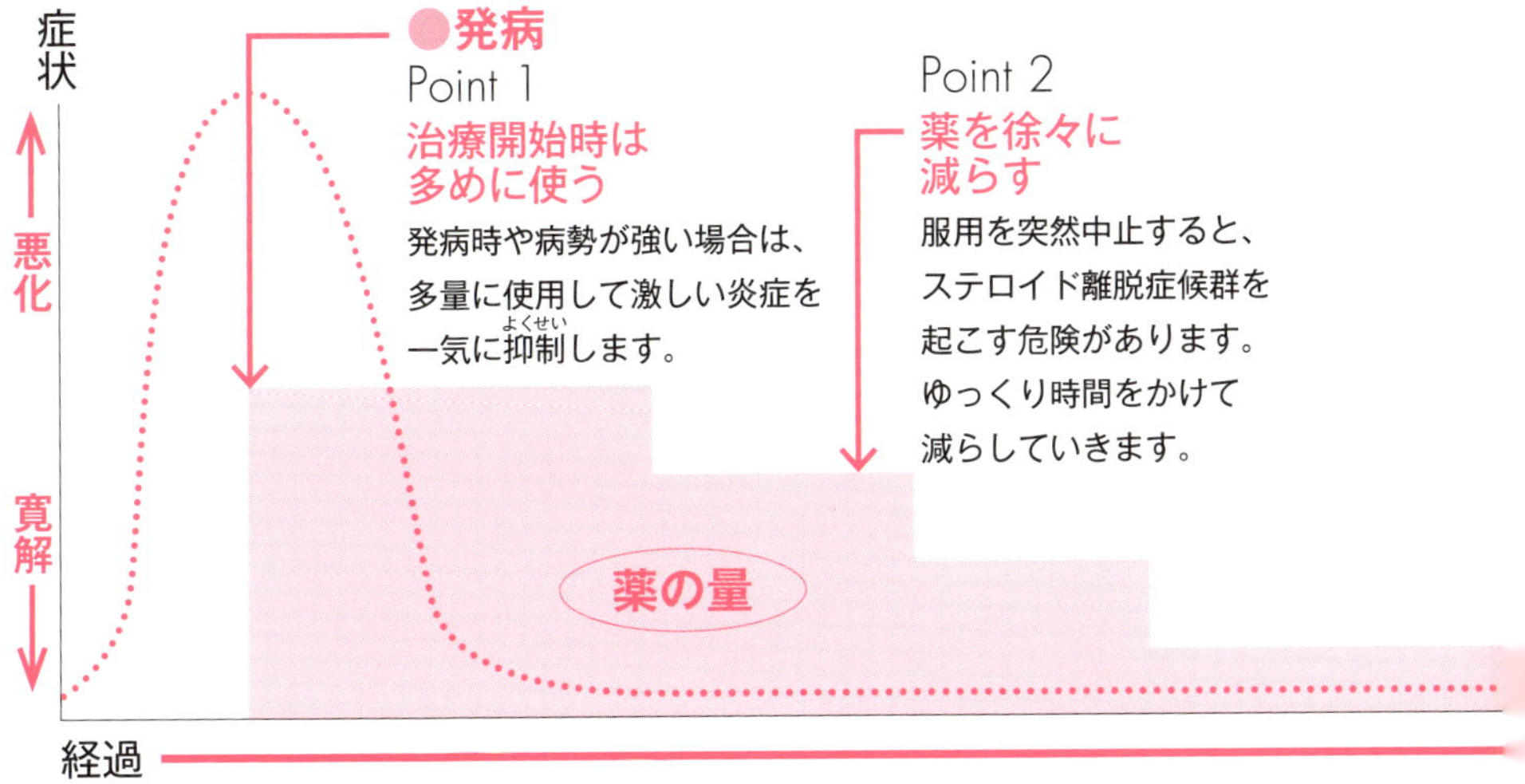

症状
悪化
寛解
発病
Point 1
治療開始時は多めに使う
発病時や病勢が強い場合は、
多量に使用して激しい炎症を
一気に抑制《よくせい》します。
Point 2
薬を徐々に減らす
服用を突然中止すると、
ステロイド離脱症候群を
起こす危険があります。
ゆっくり時間をかけて
減らしていきます。
薬の量
経過

ます。寛解[※2]になっても維持量を服用し続けます。**急に服薬を中止すると、再燃したときの症状が重くなり、多量のステロイド薬が必要になりがちです。**維持量を飲み続けていれば、再燃時の服薬量を抑えられます。

全身性エリテマトーデスや血管炎の病気で、進行する腎炎、間質性肺炎、けいれん発作、意識障害などが起こる場合、ステロイドパルス療法が行われます。多量のステロイド薬（メチルプレドニゾロンを1日400～1000mg）を点滴によって3日間連続投与します。速効性で高い効果が期待できますが、頻繁《ひんぱん》に行われる治療ではないでしょう。

※1・再燃…再び病状が勢いを増す状態。
※2・寛解…病状が落ち着いた状態。

勝手に減らしたり、中止したりするのは危険!!
知っておきたいステロイド薬の副作用

なぜ、ステロイド薬には副作用があるのでしょう。治療薬に使われるのは、副腎皮質から分泌されるステロイドホルモンのうち、多くは糖質コルチコイドです。これには炎症や免疫《めんえき》を抑制《よくせい》する作用と同時に、肝臓で糖を合成したり、骨へのカルシウムの沈着を抑制したりする作用もあります。そのため**多量に使用すると、肥満や血糖値の上昇、骨粗しょう症をきたすことがあるのです。**

また、免疫が抑制されると**感染症を起こしやすくなります。**

ステロイド薬を服用していると、本来のステロイドホルモンの分泌は抑制されます。服用を突然中止すると、体がステロイドホルモン不足の状態になってしまい、ステロイド離脱症候群（前ページ）をきたすことがあるのです。症状がおさまったのちも、副腎の働きが回復するまでは、その状態を保てる維持量のステロイド薬の服用は欠かせません。通常、プレドニゾロンに換算して1日30mg以上は入院治療で用いられ、副作用が起きてもすぐに対処されます。**1日5mg以下の維持量であれば、副作用の心配はほとんどありませんが、定期的な副作用のチェックが必要です。**

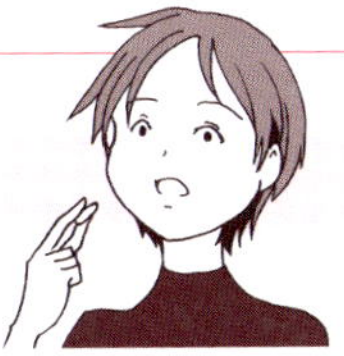

＊ステロイド薬の使用量と副作用

ここに示すのは、プレドニゾロンに換算した使用量を
１か月以上使った場合に、起こりうる副作用です。
誰にでも起こるわけではありませんが、十分な注意が必要です。

プレドニゾロンに換算して１日あたりの使用量	副作用	対処法
5㎎	ほとんどない	副腎皮質から分泌されているステロイドホルモンと同量なので、副作用は起こりにくい
10mg	にきび、ムーンフェイス、体重増加、毛深くなる	ステロイド薬が脂肪の代謝に関わるために起こるが、服用量が減ればもとに戻る
	白内障、緑内障	年単位で服用するときは、定期的に眼科を受診してチェックする
20mg	感染症	免疫が抑制されるために、かぜやインフルエンザなどに感染しやすくなる。手洗い、うがいなどで予防対策
	骨粗しょう症	骨をつくる骨芽細胞を抑制し、骨吸収を促進するために起こる。活性型ビタミンＤ３、骨吸収抑制剤、カルシウム製剤、ビスフォスフォネート製剤などを併用する
30mg	高血糖（糖尿病）	ステロイド薬がたんぱくや脂肪の分解を促進させ、糖新生をうながすために起こる。食事療法、インスリンや糖尿病薬で治療する

＊ステロイド薬の種類

一般名	おもな商品名	相当量
コルチゾン	コートン	25mg
プレドニゾロン	プレドニン	5mg
メチルプレドニゾロン	メドロール	4mg
トリアムシノロン	レダコート	4mg
デキサメタゾン	デカドロン	0.75mg
ベタメタゾン	リンデロン	0.5mg

※相当量は、体内で同じ効力を発揮する量を示す。
※「プレドニゾロンに換算」とは、ステロイド薬の基準値に換えて計算すること。

薬物療法
4

関節や筋肉の痛み、炎症を抑える「非ステロイド抗炎症薬」

非ステロイド抗炎症薬は、その名のとおりステロイド薬ではない、炎症を抑える薬です。

短期間で炎症による発熱や痛みを軽減しますが、免疫抑制《よくせい》効果はありません。関節リウマチの治療では、抗リウマチ薬と併用されることが多いです。

非ステロイド薬は、**種類が豊富にあり、どの薬が効くかは実際に使ってみないとわからない面があります。**薬と患者さんとの相性があり、通常２～４週間ほど使ってみて、効果があるかどうか、副作用がみられないかどうかが、判断する指標になっています。

その薬名から「ステロイドが入っていないなら安心」と思いがちですが、副作用は例外ではありません。炎症や痛みにかかわる「プロスタグランディン」という物質を抑制する作用がありますが、この物質は胃腸の血流を促《うなが》したり、粘膜を保護したりする作用もあるので、それらが抑制されるため、副作用として胃腸障害が起こります。副作用がでにくい座薬《ざやく》、徐放剤《じょほうざい》、プロドラック、ＣＯＸ-２阻害薬、外用薬など多くの改良がなされています。

＊非ステロイド抗炎症薬の種類と副作用

非ステロイド抗炎症薬の副作用は、胃腸障害は共通してみられます。
服用して気になる症状があらわれたときは、ただちに医師に相談しましょう。

おもな種類	一般名	商品名
腸溶剤《ちょうようざい》 胃では溶けないので胃粘膜が荒れにくい	アスピリン	ミニマックス
徐放剤《じょほうざい》 ゆっくりと放出され作用する	インドメタシン	インテバン
	ジクロフェナクナトリウム	ボルタレン
COX-2阻《そ》害薬《がいやく》 炎症に関与する酵素の働きのみを抑える	エトドラク	ハイペン、オステラック
	メロキシカム セレコキシブ	モービック セレコックス
持続型 作用が長く続くので服用回数を減らせる	ピロキシカム	バキソ、フェルデン
	ナプロキセン	ナイキサン
	スリンダク	クリノリル

おもな副作用

胃腸障害（胃痛、食欲不振、胸やけ、吐き気、下痢）、腎機能障害、肝障害のほか、かゆみ、発疹《ほっしん》、浮腫《ふしゅ》（体内の水分で腫れる症候）
頭痛、めまい、耳鳴り、眠気など

◎軽症のときは外用薬を使う

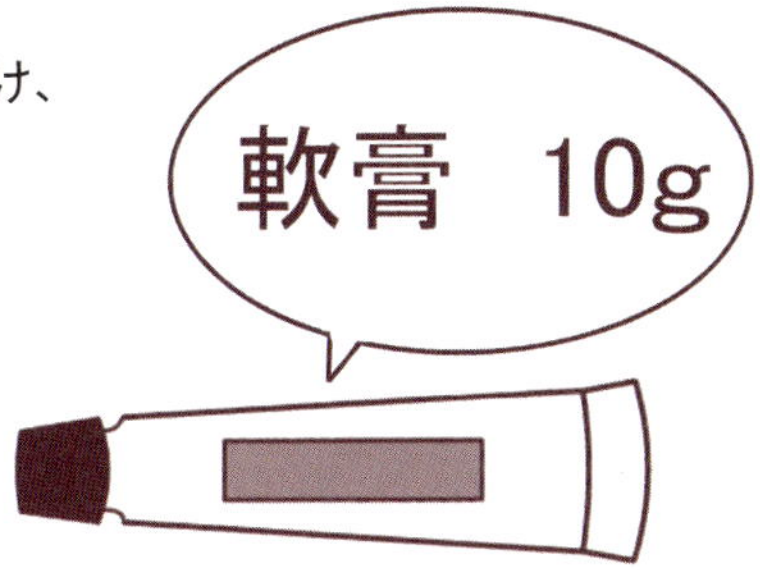

異常な免疫反応を抑える「免疫抑制薬《めんえきよくせい》」は ほかの薬と併用《へいよう》されることが多い

免疫抑制薬は、免疫反応に関わる細胞の増殖や活性化を抑えて、免疫抑制効果を発揮します。**免疫抑制効果は高いのですが、炎症を抑える作用が少ないため、原則としてステロイド薬と併用されます。**

重篤《じゅうとく》[※1]な臓器障害などが起こり、ステロイド薬では十分な効果が得られない場合、ステロイド薬の副作用が強くて使用できない場合、ステロイド薬を減量できない場合などに使われるのが一般的です。ただし、結節性多発動脈炎や顕微鏡的多発血管炎では、初期治療からステロイド薬と併用したほうが、病状を効果的に抑えられることがわかっています。

しかし、免疫抑制薬の作用は、正常な免疫反応に関わる細胞にも及ぶため、骨髄《こつずい》抑制（赤血球や白血球の減少）による貧血や細菌感染などの副作用を起こしやすくなります。考えられる副作用を防止するための薬が別に処方されることもあります。副作用の兆候《ちょうこう》があれば、薬を減量したり、中止したりすることもあります。

※重篤…病状が非常に重い状態。

＊おもな免疫抑制薬の種類と特徴

免疫抑制薬は、免疫反応に関わる細胞に直接作用する薬です。
そのなかには、抗リウマチ薬として使用されることもあります。

一般名	商品名	特徴
メトトレキサート	リウマトレックス	おもに抗リウマチ薬として使われる
ミゾリビン	ブレディニン	抗リウマチ薬として使われるほか、全身性エリテマトーデスにも使われる
レフルノミド	アラバ	関節の腫れや痛みをやわらげ、抗リウマチ薬として使われる
タクロリムス	プログラフ	全身性エリテマトーデス、関節リウマチに使われる
シクロスポリン	サンディミュン	ベーチェット病に使われる
アザチオプリン	イムラン	いろいろな膠原病《こうげんびょう》に使われるが比較的副作用は少ない
ミコフェノール酸モフェチフ	セルセプト	全身性エリテマトーデスの腎炎に用いられる

おもな副作用

貧血、血球減少、感染症、胃腸障害、肝障害、発疹《ほっしん》、脱毛、
生殖機能の障害、悪性腫瘍《しゅよう》（がん）など

薬物療法 6

関節破壊《はかい》の進行を制御する「抗リウマチ薬」は関節リウマチの必須薬!!

抗リウマチ薬は、関節リウマチの特効薬です。初期治療から用いることで、関節の腫れや痛みを改善して、関節の破壊の進行を制御します。ただ、薬の効果や副作用を確かめ、**相性のよい薬をみつけるまでに時間がかかります。**そして、1～4か月ほど服用し続けないと「症状がやわらいだ」実感を得たり、検査値の改善がみられません。また、相性のよい薬でも、長期間服用していると効果が弱まることがあります。その場合は、別の薬に替えたり、ほかの薬と併用する場合もあります。**画期的な新薬として期待されるのが、「インフリキシマブ」や「エタネルセプト」などの生物学的製剤です。**関節リウマチの炎症や免疫に関わるたんぱく質（炎症性サイトカインなど）の作用を阻害します。**現在、日本ではバイオシミラーをふくむ8種類が用いられます。**骨破壊の進行が速いと予想される場合、抗リウマチ薬のメトトレキサートなどとの併用が原則です。また、低分子阻害薬（トファシチニブ）も保険適用となり、生物学的製剤と同様の効果が期待されています。

＊おもな抗リウマチ薬の種類と副作用

抗リウマチ薬には、従来から使用されてきた免疫《めんえき》調整薬や免疫抑制《よくせい》薬があります。生物学的製剤は新薬として注目される存在ですが、使用するうえでは注意も必要です。

種類	一般名	商品名	副作用
免疫調整薬	金チオマレートナトリウム	シオゾール	発疹《ほっしん》、たんぱく尿
	オーラノフィン	リドーラ	(※同上)、下痢、軟便
	D-ペニシラミン	メタルカプターゼ	(※同上)、味覚障害、血球減少
	ブシラミン	リマチル、プシレート	(※同上)、血球減少、間質性肺炎
	ロベンザリット	カルフェニール	腎機能障害
	アクタリット	モーバー、オークル	発疹
	サラゾスルファピリジン	アザルフィジンEN	血球減少、発疹、肝・腎障害
	イグラチモド	コルベット、ケアラム	胃腸障害、間質性肺炎感染症、肝障害、血球減少
免疫抑制薬	メトトレキサート	リウマトレックス	肝障害、間質性肺炎、血球減少
	レフルノミド	アラバ	肝障害、間質性肺炎、血球減少、下痢
	タクロリムス	プログラフ	腎障害、高血糖、心不全、高血圧
	ミゾリビン	ブレディニン	肝障害、感染症、血球減少
生物学的製剤（サイトカイン阻害薬など）	インフリキシマブ	レミケード（静注）バイオシミラー	感染症（肺炎、結核など）
	エタネルセプト	エンブレル（皮下注）	(※同上)
	アダリムマブ	ヒュミラ（皮下注）	(※同上)
	トシリズマブ	アクテムラ（静注）	感染症、過敏反応、心不全
	アバタセプト	オレンシア（静注）	感染症、血液障害、頭痛
	ゴリムマブ	シンポニー（皮下注）	感染症（肺結核、肺炎など）
	セルトリズマブペゴール	シムジア（皮下注）	感染症（同上）
低分子阻害薬（JAK阻害薬）	トファシチニブ	ゼルヤンツ（経口）	血球減少、脂質異常、感染症悪性腫瘍、帯状疱疹

薬の種類によっては、毎日服用するのではなく、
１週間に２～３回という薬もあるので、
飲み忘れないようにチェックしましょう!!

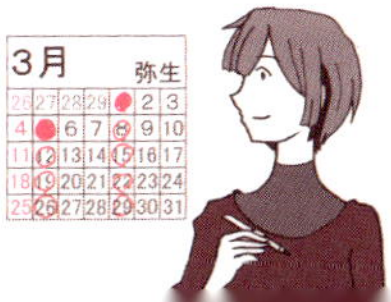

期待される治療薬「ガンマグロブリン製剤」は保険適用が限られている

特殊な膠原病《こうげんびょう》の治療法に、ガンマグロブリン製剤を大量に点滴静脈注射《てんてきじょうみゃくちゅうしゃ》をして、難治性《なんじせい》の病態を改善させる「ガンマグロブリン大量静注療法」があります。

ガンマグロブリン（免疫《めんえき》グロブリン）は、血漿《けっしょう》中に含まれるたんぱく質の一種で、免疫に関与するリンパ球からつくられ、**多くの細菌やウイルスを中和する「抗体」の働きがあります。**健康な人の血液からガンマグロブリンを抽出して精製・濃縮したのが、ガンマグロブリン製剤です。血小板減少症では血小板を破壊する細胞の働きを阻害することにより血小板を増やす効果がありますが、効果は短期間です。自己抗体が組織の受容体に結合する前に、ガンマグロブリンが受容体をブロックして、組織障害が起こるのを未然に防ぎます。

多くはステロイドを含む薬物療法と併用されます。しかし、医療保険が適用される病気が限られ、高価な薬剤です。現在、人工のガンマグロブリンが開発されていますが、今後の実用化が期待されるところです。

＊ガンマグロブリン大量静注療法とは？

ガンマグロブリンとして、０．４ｇ／Kgを５日間連続して点滴静注する方法が一般的です。

副作用は少ないのがメリットですが、悪寒や発熱、皮疹《ひしん》、ごくまれにショック症状、閉塞症《へいそくしょう》、肺水腫《はいすいしゅ》、敗血症《はいけつしょう》などがあるとされています。

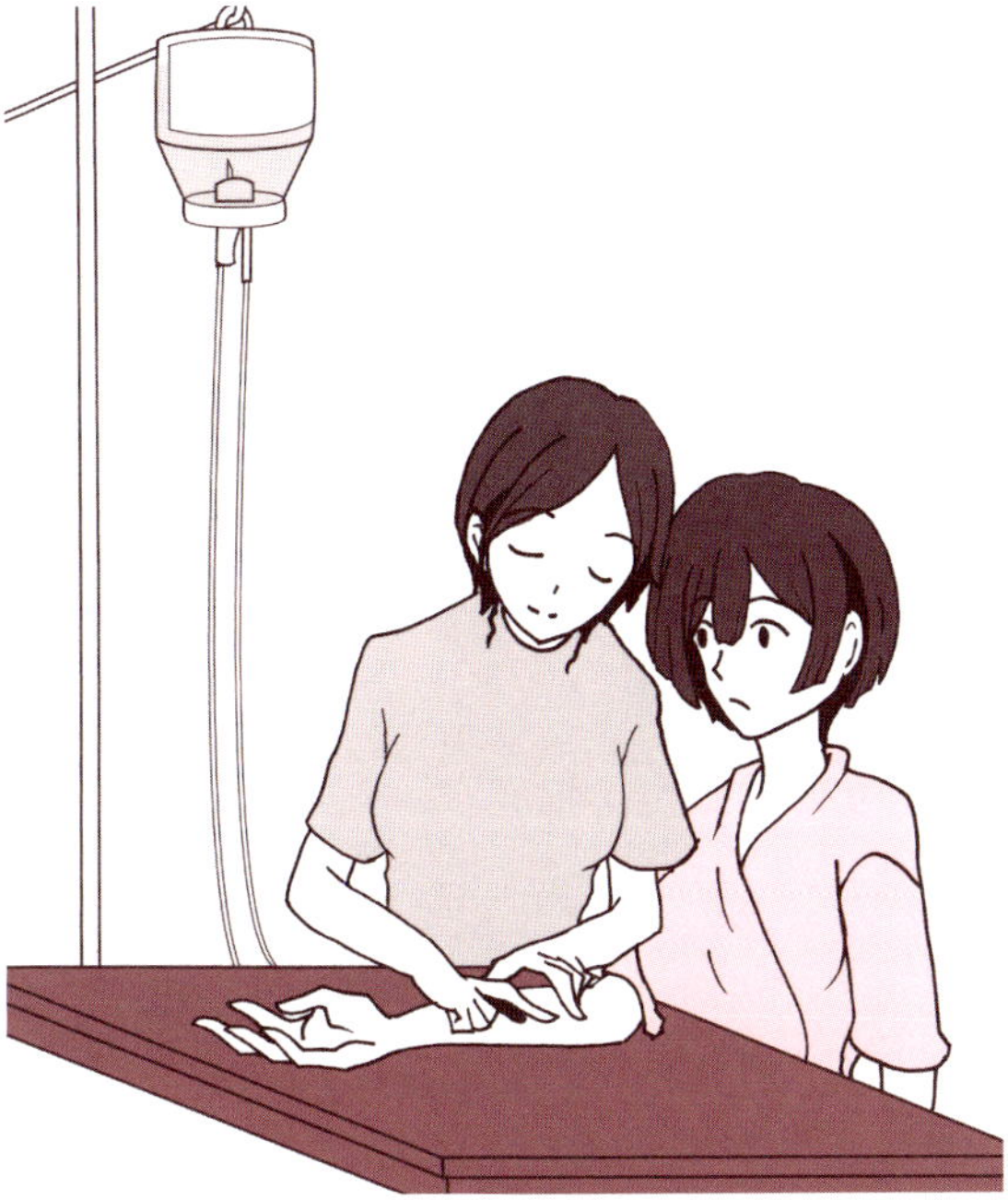
静脈内に、
留置した注射針から
１滴ずつ投与する。
経静脈投与
（静脈注射、静注と略す）

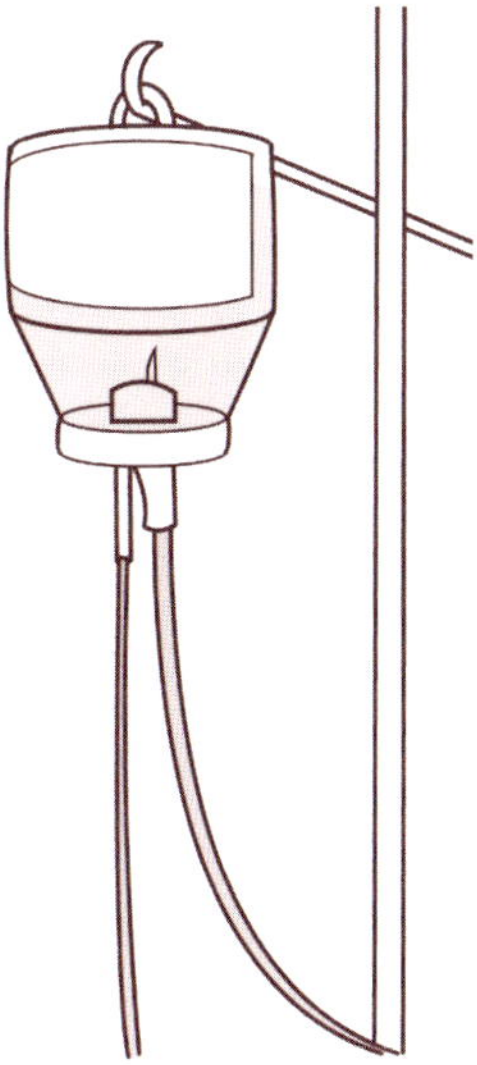

＊現在、ガンマグロブリン製剤の医療保険が適用されるのは、製剤の種類によって若干異なりますが、川崎病、特発性血《とくはつせいけっ》小板減少性《しょうばんげんしょうせい》紫《し》斑病《はんびょう》、ギラン・バレー症候群、慢性炎症性脱髄性多発神経炎、多発性筋炎・皮膚筋炎・好酸球性多発血管炎性肉芽腫症です。

その他の治療法 1

有害な物質を血液中から取り除く「血漿交換療法《けっしょうこうかん》」が行われることもある

膠原病《こうげんびょう》の治療は薬物療法が中心ですが、それとはまったく異なる治療法があります。それが、「血漿交換療法」と呼ばれるものです。

膠原病では、血液のなかに自己抗体や免疫《めんえき》複合体が流れ、それが組織に沈着して炎症が起こります。また、血液中のリンパ球や白血球も免疫・炎症反応に関与しています。

血漿交換療法では、自己抗体や免疫複合体などを取り除いて、体にとって有益な成分は再び患者さんの体に戻すという方法が行われます。これは、**薬物療法によって十分な効果が得られない場合に補助的に行われます。**抗体を除去するだけでは、血液中の抗体産生が高まってしまうことがありますので、薬物療法が併用されます。

血漿交換療法のほか、「白血球除去療法」があります。これには、免疫反応に関わるリンパ球を取り除く「リンパ球除去療法」や炎症に関わる顆粒球《かりゅうきゅう》を取り除く「顆粒球除去療法」などがあります。これらはまとめて**「体外循環療法」**と呼んでいます。

＊血漿交換療法とは？

まず、腕から血液を採取して、
血球成分（赤血球、白血球、血小板）と
血漿成分（血球以外の液体成分）に分けます。
つぎに、特殊な分離器を使って血漿成分に含まれている
有害物質を振るい分けて廃棄します。
その後、残りの血漿成分を体内に戻します。
1回に2時間ほどかけて2〜4ℓの血液を処置します。
これを定期的に繰り返します。

単純血漿交換治療イメージ

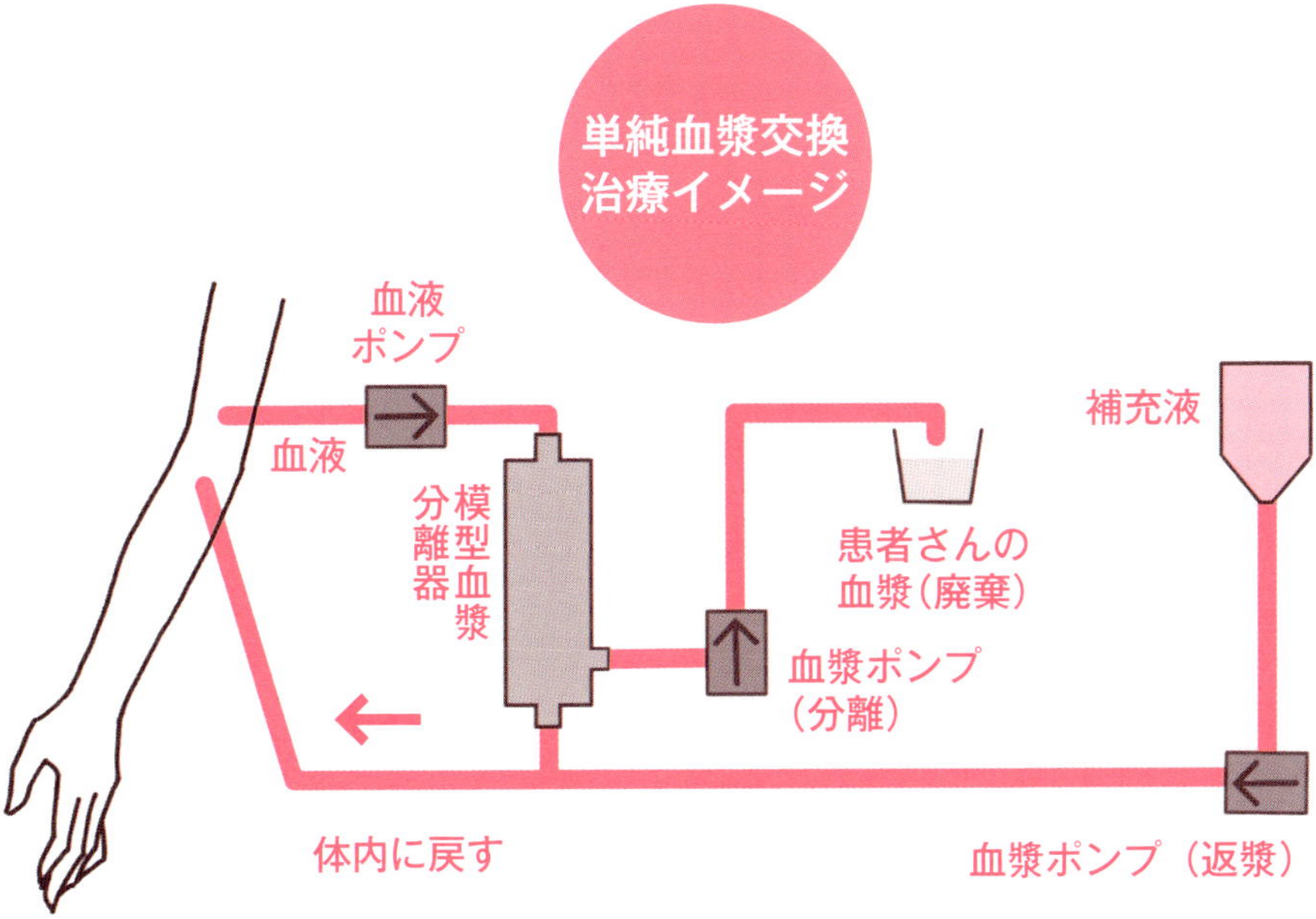

＊現在、血漿交換療法の医療保険が適用されるのは、悪性関節リウマチと、全身性エリテマトーデスの急速に腎炎が進行している場合、および中枢神経の症状があらわれた場合です。また、白血球除去療法は抗リウマチ薬に抵抗性を示す関節リウマチに保険が適用されています。

関節や筋肉の痛みをやわらげ、緊張をほぐすには「理学療法」が有効

膠原病《こうげんびょう》では、その背景にある異常な免疫反応と、それによって起こる炎症を抑えるために「薬物療法」が中心的な治療法として行われます。一方、炎症によって関節が痛み、安静を保って動かさずにいると、関節が固まって動く範囲が狭くなったり、筋肉が萎縮《いしゅく》※したりして弱ってきます。これらを改善するためには、理学療法も必要になってきます。

関節や筋肉の腫《は》れや痛み、こわばりは、炎症が強いときだけでなく、関節周囲の筋肉の血流不足によっても起こることがあります。こうしたときは、レーザー療法や温熱療法などの「理学療法」（温熱や電気など）が行われることもあります。

レーザー療法は、関節や筋肉の患部に、**低周波のレーザーを照射して、症状を緩和させます。**炎症の抑制《よくせい》や血行促進、腫れや痛みの改善に効果があることがわかっています。温熱療法は、**患部を温めて症状をやわらげます。**血行が促進されて、痛みによる不快感が軽減されます。ホットパックやパラフィン浴などが該当します。

※萎縮…組織や器官が萎《な》え
小さくなること。

＊さまざまな温熱療法

関節や筋肉の患部を温めて症状を緩和させる療法です。
炎症の抑制や血行促進、腫れや痛みに効果的です。
いずれも医療施設（医療保険適用）で行われます。

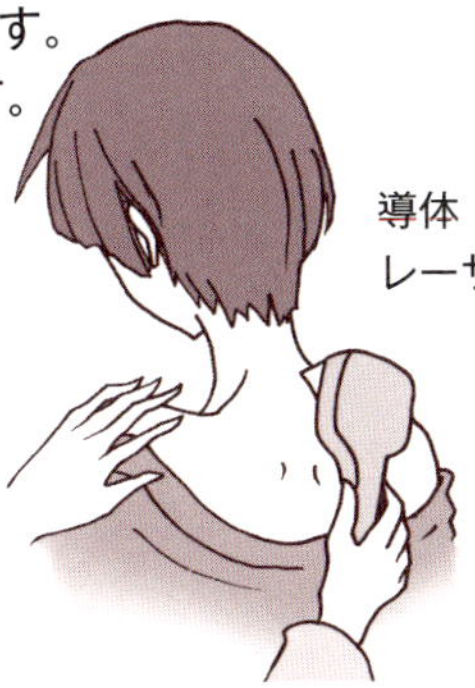

●レーザー療法

低周波のレーザー光線を患部にあて、深部に到達させることで、関節や筋肉などの炎症を緩和します。レーザー療法も温熱療法のひとつです。

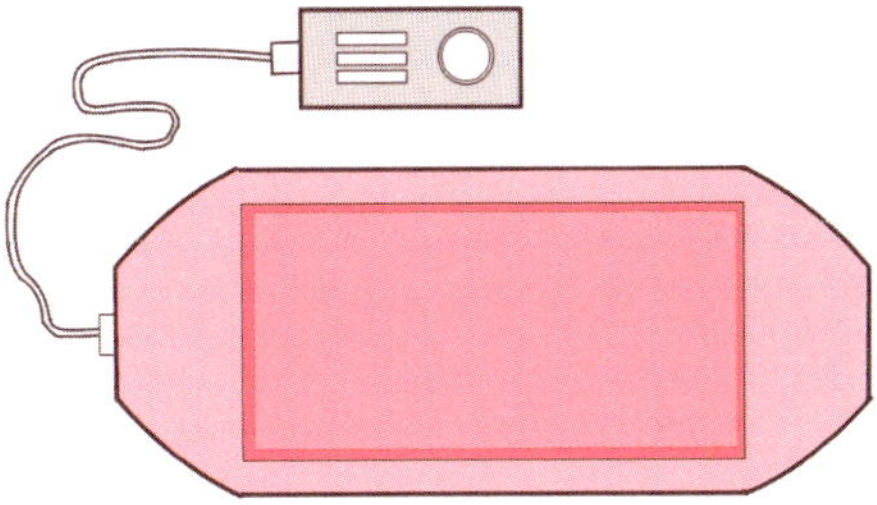

●ホットパック

40℃ほどに温められたホットパックを患部にあてて温めます。保温性の高い蒸しタオルのようなものです。患部の血行をよくし新陳代謝《しんちんたいしゃ》を高めます。

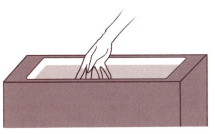

●パラフィン浴

50～60℃に温めた液体のパラフィン（ロウの一種）に3秒ほど患部をひたします。パラフィン膜が凹凸の指などの表面をおおい、均一に温めることができます。

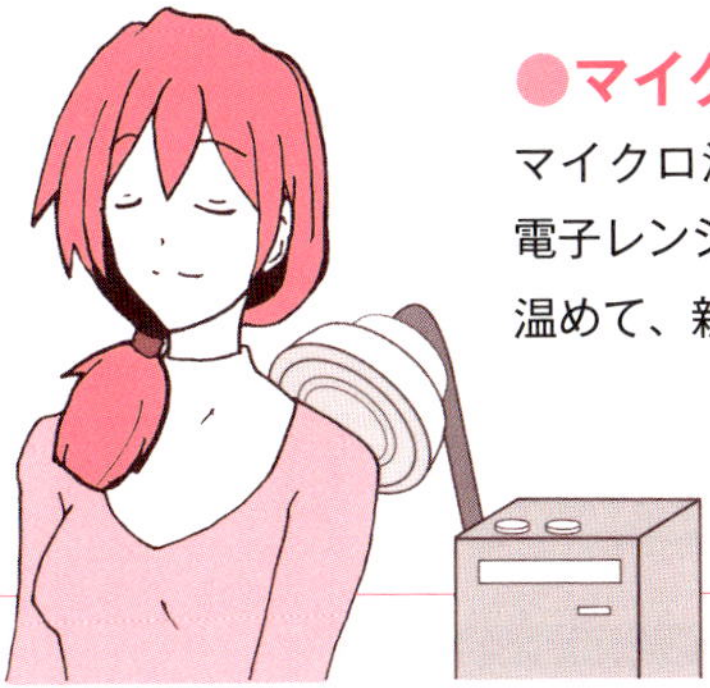

●マイクロ波

マイクロ波を患部に10分ほど照射します。電子レンジの原理で皮膚から筋肉まで均一に温めて、新陳代謝が促進されます。

関節や筋肉の萎縮《いしゅく》、機能低下を防ぎ、筋力を回復させる「リハビリテーション」

関節や筋肉に強い痛みがあると、「なるべく動かさないでいよう」という意識が働くため、ますます関節が動かなくなってしまう傾向があります。動かさないでいると、筋肉の萎縮※が起こります。このような悪循環を絶つ意味でも、炎症が落ち着いたら関節や筋肉を意識的に動かす「運動療法」を開始します。運動療法とは、体操や訓練など、いわゆる「リハビリテーション」と呼ばれるものです。

運動療法は、漠然とやろうとしても続けられるものではありません。**①関節機能を保ち、②筋力を回復させ、③治る力を引き出す、**という三つの目的を意識するとよいでしょう。最終的には、病気によって低下した運動機能を「復権」することにあります。

第4章では自分で行う「リウマチ体操」を紹介しましたが、ここでは理学療法士や作業療法士の専門家に介助してもらいながら行う運動療法を紹介します。**無理する必要はありませんが、少しずつでも毎日続けることを心がけましょう。**

※ 萎縮…組織や器官が萎《な》え小さくなること。

＊目的意識をもってチャレンジしよう

理学療法士や作業療法士の専門家の指導を受けながら、正しい関節の使い方を身につけましょう。
これらは、病院や地域の医療センターなどで受けられます。

介助を
受けながら
自分で体を
動かす

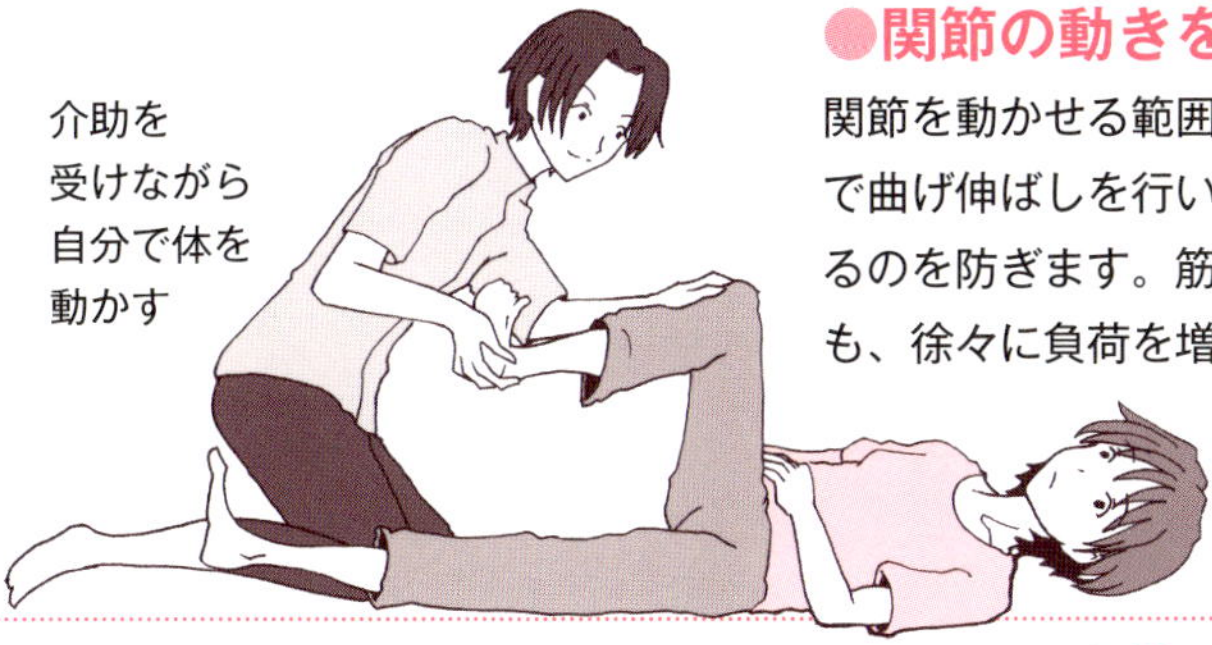

●関節の動きを保つ

関節を動かせる範囲（関節可動域）まで曲げ伸ばしを行い、可動域が狭くなるのを防ぎます。筋力を強化する運動も、徐々に負荷を増やします

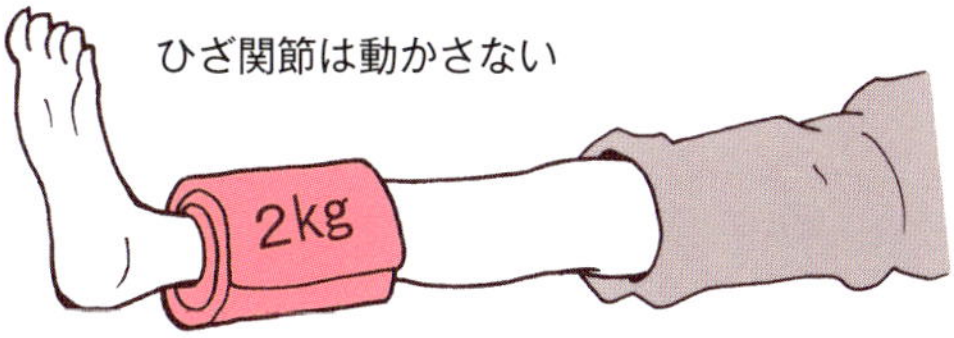

●等尺運動

関節を動かさずに力を入れて筋力を鍛えます。運動時に痛みが増す関節リウマチに有効な筋力増強法といえます。

●作業療法

家事や食事、服の脱ぎ着、洗顔などが思うようにできないとき、日常動作を改善します。医師がその人の日常動作を診断し、それにもとづいて指導されます。

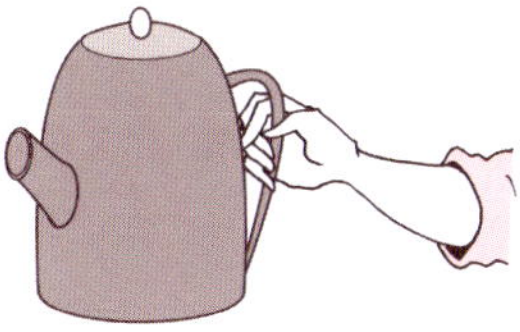

×ポットを片手で持つ

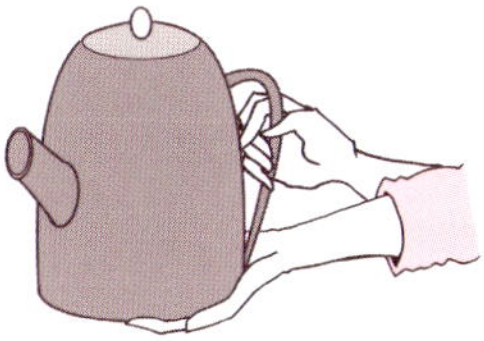

○ポットは両手を使って持つ

●装具療法

関節を安定させたり、変形を予防したりするために行われます。必要な装具（生活や作業をするために身につける道具）は個々に違うため、医師の処方を受けましょう。

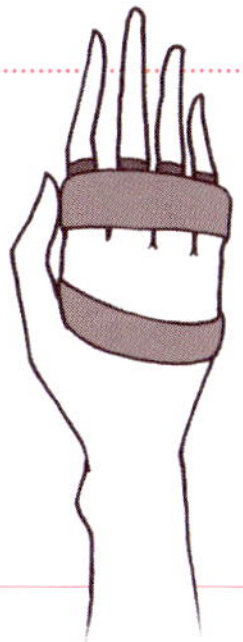

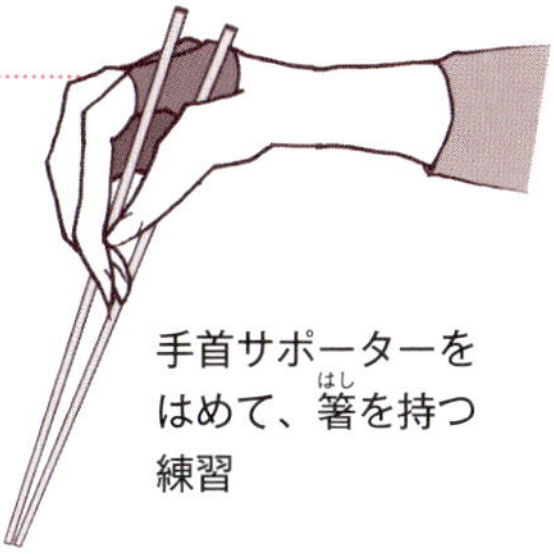

手首サポーターを
はめて、箸《はし》を持つ
練習

リハビリ 2

リハビリテーションはできるかぎり早くはじめ、毎日続けましょう

これまでリハビリテーションというと、多くの場合は「治療が終わったら行う」というスタイルでした。ところが、**最近はできるだけ早い段階から行われるようになりました。炎症の程度（活動性）を目安に、保護的に行うか、積極的に行うかを判断します。**活動性の高いときは安静を保ちます。しかし、関節を保護しながら手足を動かすことが重要です。活動性が低いときには積極的に行いましょう。

薬物療法や理学療法によって痛みは緩和されますが、筋力低下に対する効果はありません。低下した筋力を維持・強化するにはリハビリテーションを続けることなのです。温熱療法によって痛みや不快感が軽減されれば、心理的にもリラックスすることができ、体を動かすことも抵抗が少なくなるでしょう。

慢性に経過する疾患を抱えると、どうしても運動不足になりがちです。日ごろからストレッチや散歩なども取り入れて予防していきましょう。

＊家庭でも簡単にできる温熱療法

温熱療法は、
家庭でも簡単にできます。
主治医や理学療法士などの
アドバイスを受けてから
試してみましょう。

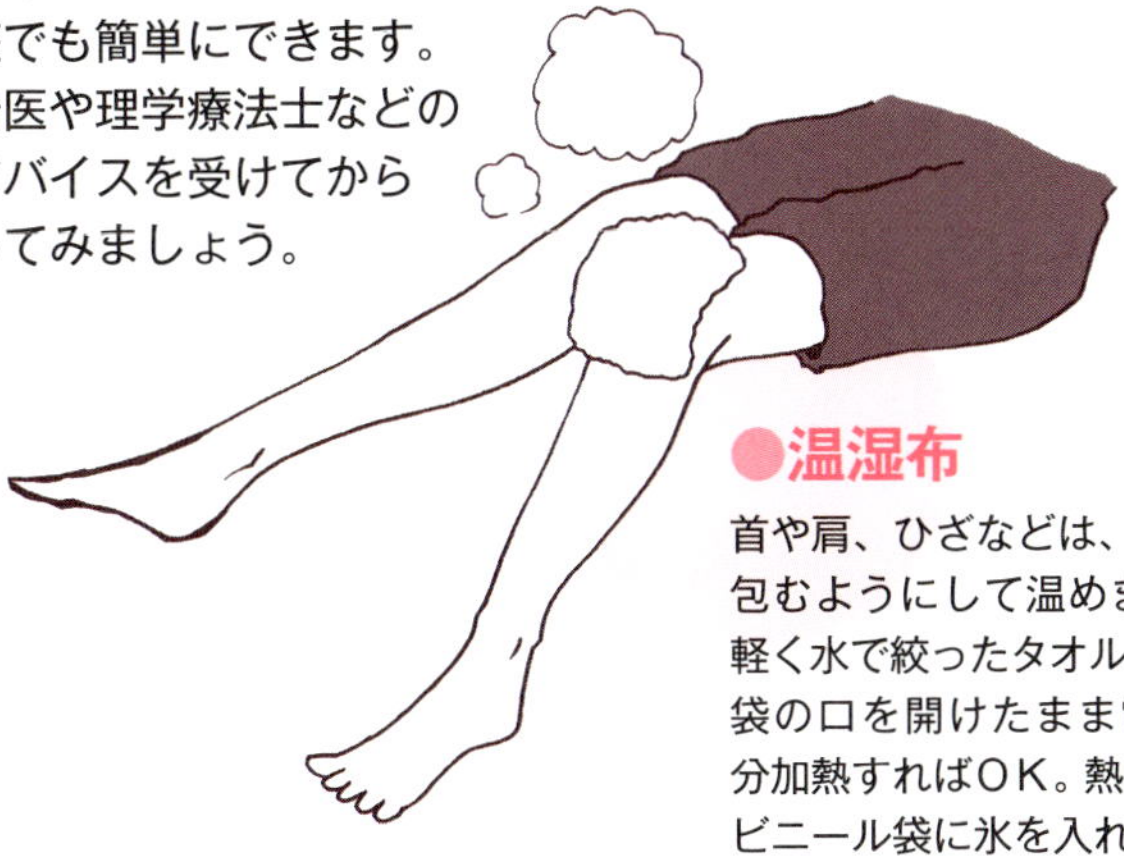

●温湿布

首や肩、ひざなどは、蒸しタオルで患部を包むようにして温めます。蒸しタオルは、軽く水で絞ったタオルをビニール袋に入れ、袋の口を開けたまま電子レンジで１～２分加熱すればＯＫ。熱をもっている場合は、ビニール袋に氷を入れて冷やしましょう。

●部分浴

手や足の痛みやこわばりがあるときは、40℃程度のお湯につける部分浴も効果的です。お湯のなかで、ゆっくり動かしながら行うとよいでしょう。レイノー現象にも有効です。

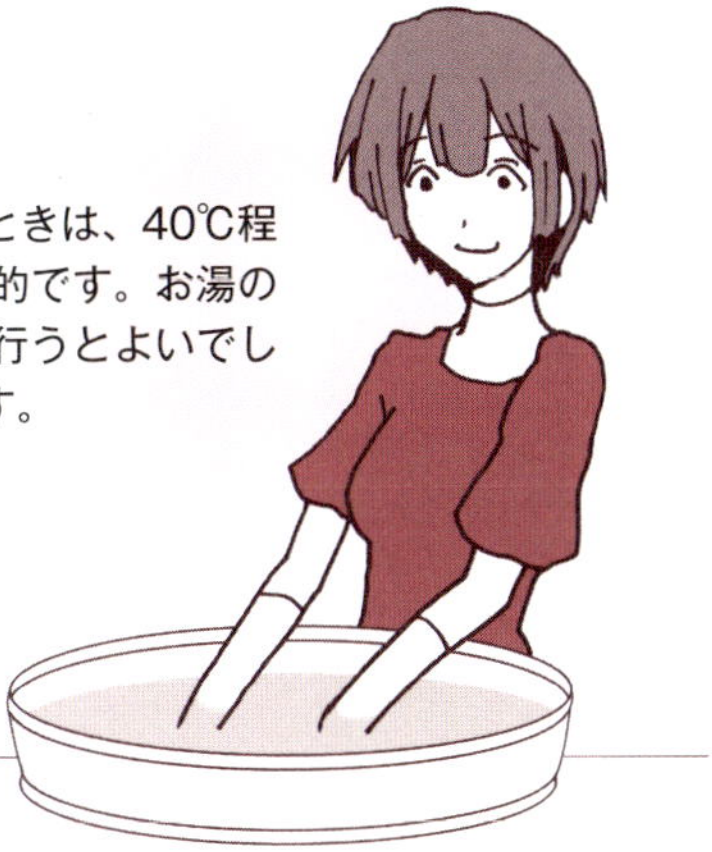

●温泉療法

温泉には、疲れた心身を休め、鎮痛《ちんつう》効果や血行をよくする効果があります。昔からリウマチのリハビリとして取り入れられていますが、使用する温度や入浴時間は注意が必要です。自宅のお風呂でのんびりするのも効果があります。

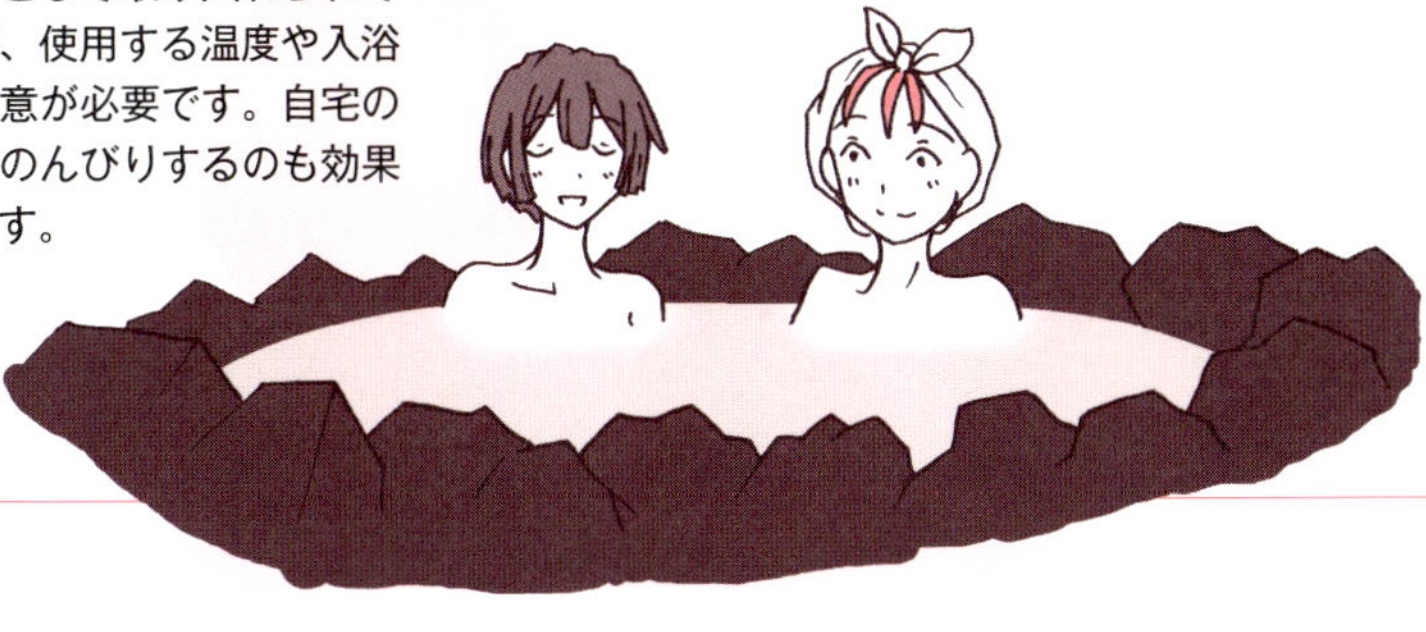

注意点

歯科治療や手術、予防接種、鍼灸《しんきゅう》などは、事前に主治医に相談することが大切です

膠原病《こうげんびょう》以外の病気やケガなどで、**外科的手術を受ける場合などは、かならず事前に主治医に相談しましょう。**手術は身体的に強いストレスがかかるため、ステロイド薬などの常用薬の量を増やさなければならないことがあります。

また、虫歯などの歯科治療が必要になることもあるでしょう。アスピリンなどを服用していると、処置のあとに血が止まりにくくなることがあります。だからといって、薬をやめれば膠原病治療に差しつかえます。抜歯のときは麻酔薬が使われたり、術後に鎮痛《ちんつう》薬や感染予防の抗生物質が処方されたりすることもあります。その際も主治医に伝えましょう。

鍼灸治療によって痛みを軽減したいという人もいますが、**膠原病では体に傷がつくことも症状を悪化させたり、感染症を招いたりする原因となります。**できるだけ避けたほうが安心です。このほか、眼科治療や予防接種など膠原病以外の治療を行ったり、健康食品や漢方薬などを取り入れたりするときも、かならず主治医に事前に相談しておきましょう。

＊こんな治療は要注意

膠原病の治療は「長いおつきあい」になることが多いのです。
その間、膠原病以外の病気になったり、
病院以外の治療を取り入れたりする場合は、主治医に相談しましょう。

●予防接種

予防接種には、インフルエンザや風疹《ふうしん》・麻疹《はしか》、結核などがありますが、ステロイド薬や免疫抑制《よくせい》薬を服用している場合には、効果が弱くなる場合があります。また、生ワクチンは禁忌《きんき》であることがありますので主治医の指示に従いましょう。

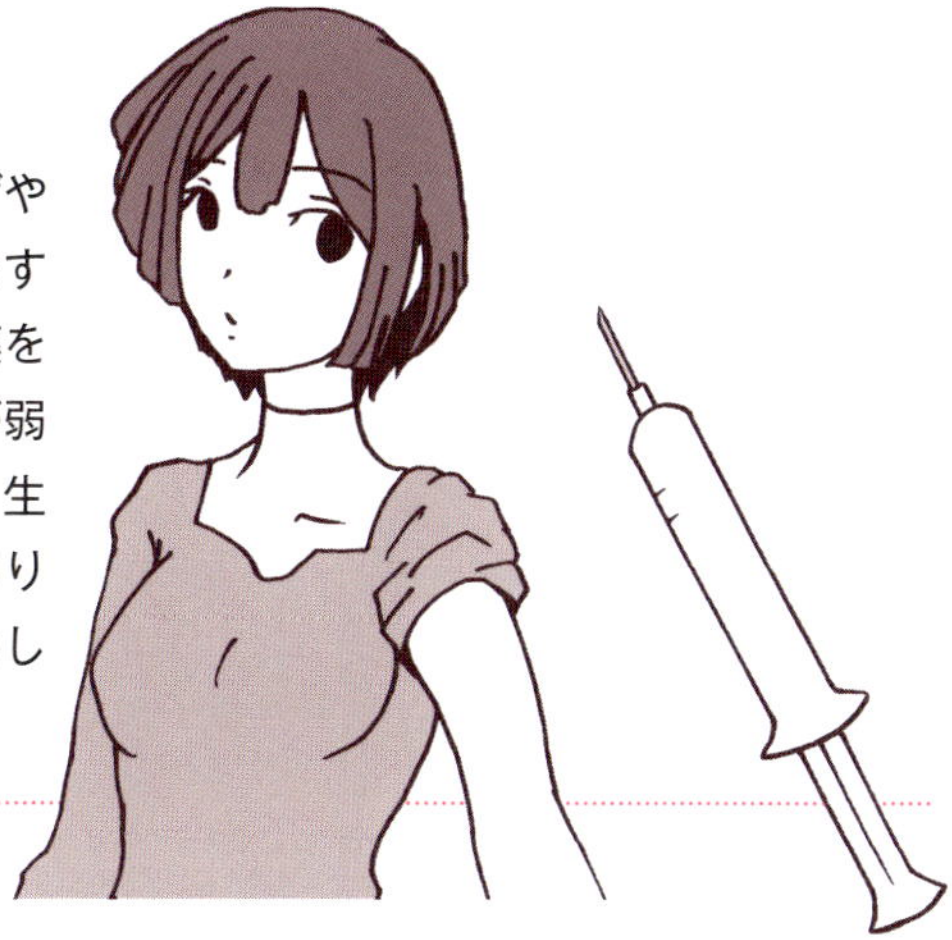

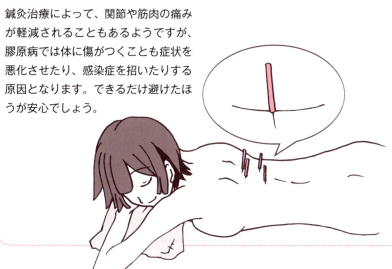

●鍼灸

鍼灸治療によって、関節や筋肉の痛みが軽減されることもあるようですが、膠原病では体に傷がつくことも症状を悪化させたり、感染症を招いたりする原因となります。できるだけ避けたほうが安心でしょう。

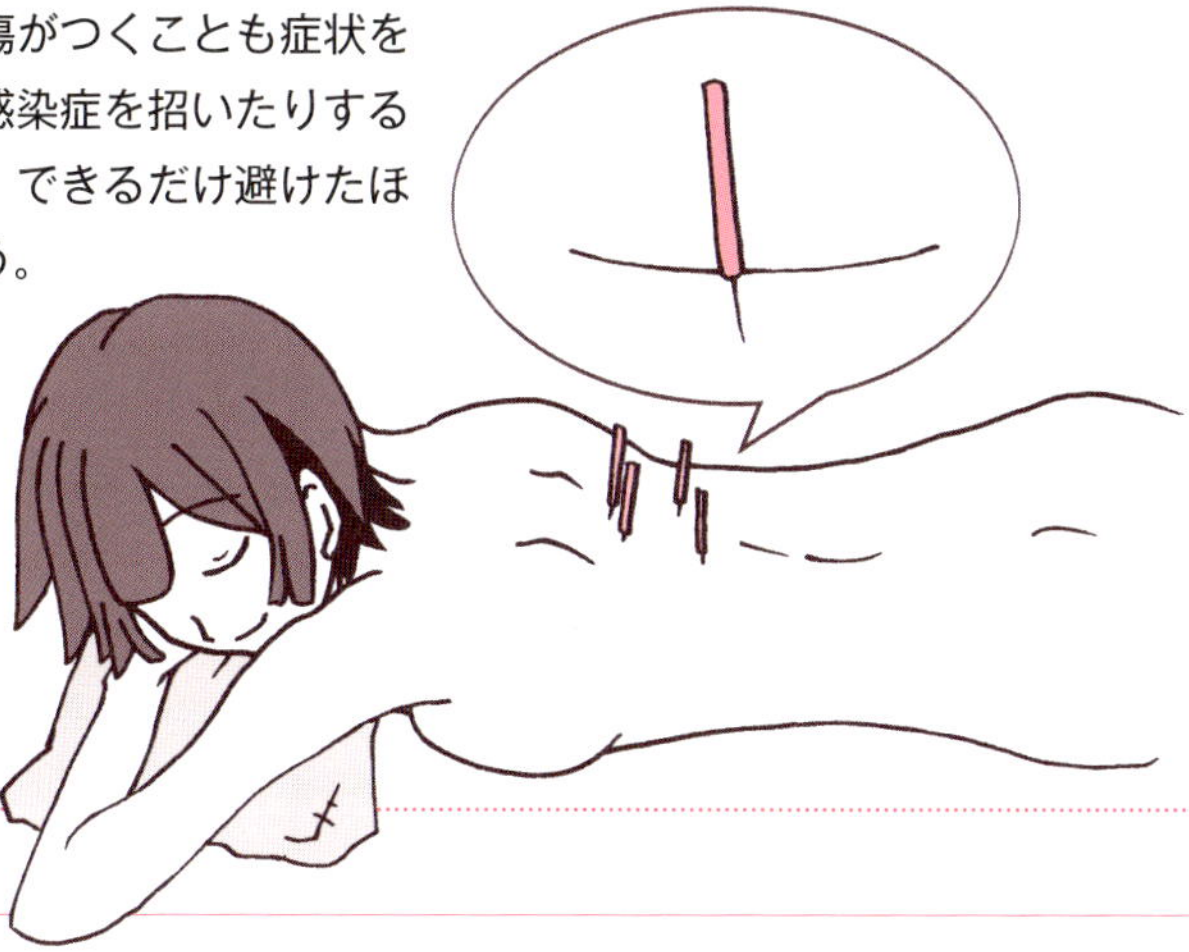

Column

膠原病《こうげんびょう》とともに生きる⑤

膠原病とじょうずにつきあう「八つの秘訣」

「なぜ、膠原病になったのだろう」と思い悩むより、「よい状態」にするという気持ちに切り換えましょう。また、好きな趣味に没頭したり、生きがいを感じたりすることをみつけていきましょう。膠原病とは、じょうずに折り合いをつけることが大切です。そのためには、つぎのことを心がけましょう。

1 自分の病気を正しく理解しよう

2 病気を受け入れ、前向きになろう

3 あせらず、心配せず、よくなることを考えよう

4 病状を記録して、コントロールしていこう

5 医師との信頼関係を築こう

6 同じ病気の人たちと交流を図ろう

7 療養を支援する社会保障制度を活用しよう

8 生きがいや心の支えになるものをもとう

第6章

どこまでできる？

～生活、仕事、妊娠・出産～

不安がらず、悲観したりせず！ よくなることを考えて治療に取り組もう!!

膠原病《こうげんびょう》と診断されると、これからの治療や生活、仕事、そして女性の場合には妊娠・出産のことを考えて、不安にかられることもあるでしょう。また、日常生活にも制限がでてくることで、イライラしたり、あせりを感じたりすることもあるでしょう。しかし、慢性の経過をたどる病気は、膠原病にかぎったことではないのです。

いたずらに不安がらず、悲観したりせず、かならずよくなることを考え、前向きに取り組みましょう。前向きな気持ちがあると〝自然治癒力〟も高まって、治療をするうえでもより効果的です。

膠原病は、〝長いおつきあい〟になる病気です。しかし、経過をみながら適切な治療を行っていれば、病状をコントロールできる病気なのです。**よい状態を保っていければ、健康なときとほとんど変わらない生活が送れます。**膠原病では、自分自身で病状をコントロールできるようになることが、最大の目標になります。

＊病気を悪化させないためには？

膠原病を悪化させずに、毎日を生き生きと過ごすには、
病院での治療とともに、自分自身の心もち一つで変わってきます。

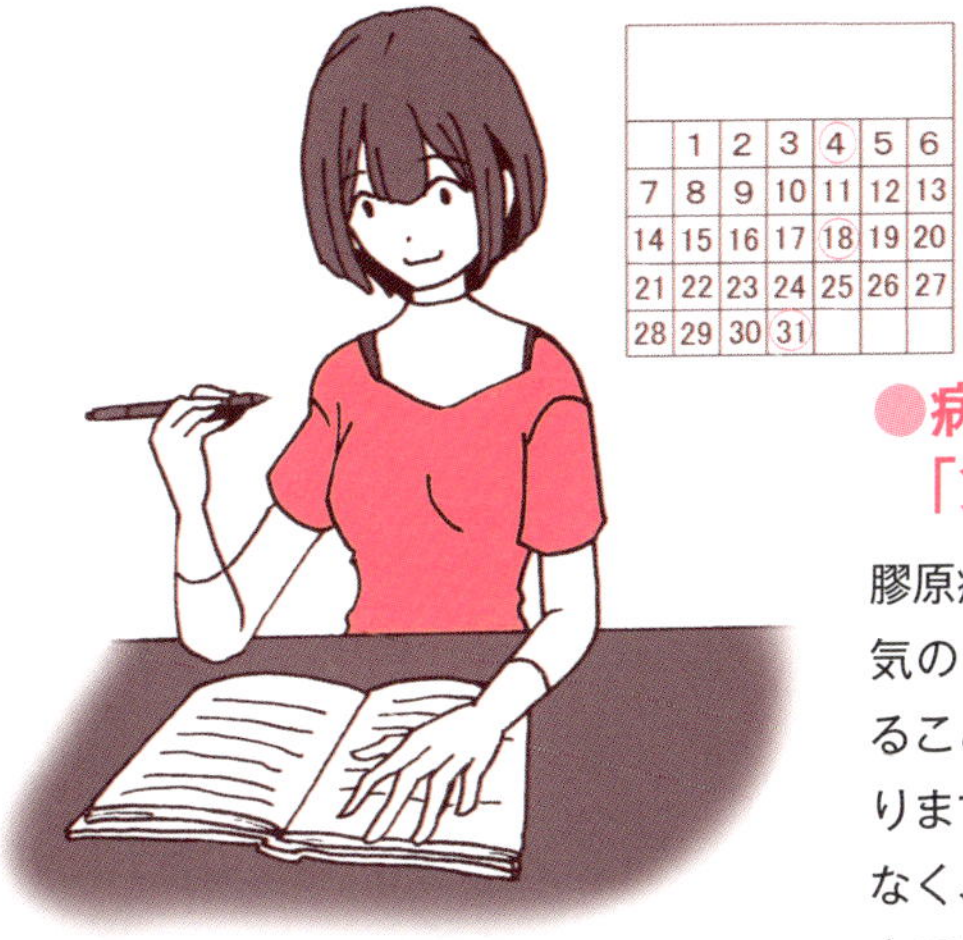

●病気を受け入れることが「負けない力」になる

膠原病と診断されて思い悩むより、病気のことを正しく理解して受け入れることが、病気に「負けない力」になります。誤った情報に惑わされることなく、主治医を信頼して治療に取り組んでいきましょう。

●医療機関とのつきあいは欠かせない

同じ膠原病でも、病気の程度や治療内容は個々に異なります。しかし、病状をコントロールするためには「医療機関とのつきあい」は欠かせません。必要に応じて、「通院」「入院」「検査」が実施されます。

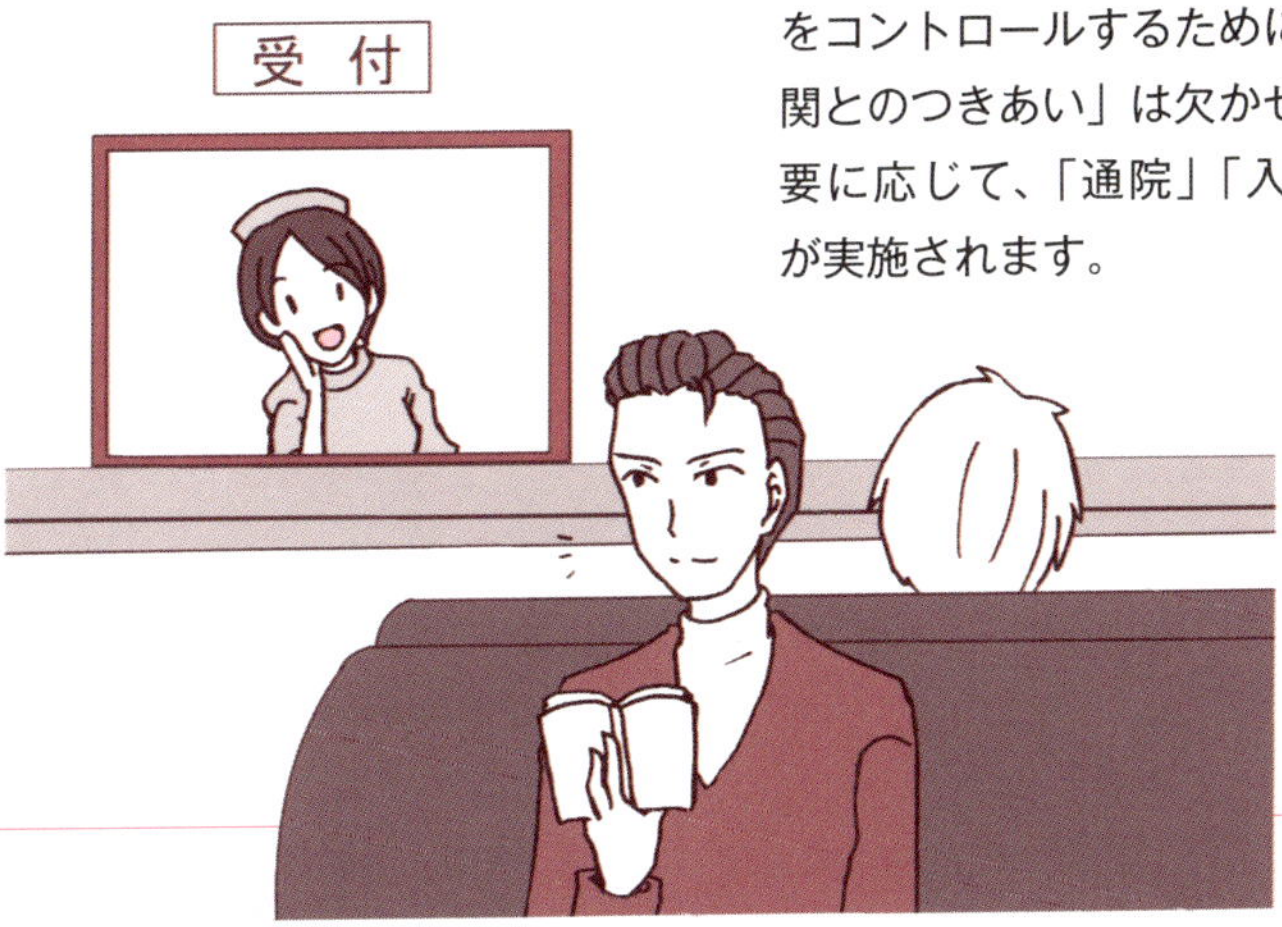

入院していた人は、徐々にもとの生活に戻していこう

膠原病《こうげんびょう》の活動性が高いときは、入院によって大量の薬物療法（ステロイド薬を※プレドニゾロン換算《かんさん》で1日30mg以上）を行うこともあります。この場合の入院は、通常は1～3か月はかかるでしょう。自覚症状が消え、内臓障害も抑えられ、検査数値にも改善がみられるようになれば、退院許可がでます。

退院してもすぐには本来の調子は戻りません。しばらくは自宅療養を続けることが望ましいでしょう。どのくらいの期間が必要か、どの程度の安静が必要か、主治医から説明を受けて、その指示をしっかり守ります。日常生活に復帰したあとも、病状に変化がなければ、1か月に1回程度の外来通院を続けることになります。

自宅療養といっても、炊事、洗濯、掃除、買い物など、家のなかの仕事はしないわけにはいきません。これは完璧にやろうとするとキリがなく、体の負担になります。**ひとりで頑張りすぎないで、家族や周囲の人たちの協力を得るようにしましょう。**

※プレドニゾロン換算…ステロイド薬の基準値。

＊疲れをためない日常生活の工夫

病状が落ち着き退院すれば、日常生活が待っています。
家事や学業、仕事に復帰する前には、
身の回りのことから徐々にはじめていきましょう。

●睡眠を十分にとる

再燃を防ぐには、体に負担をかけないために十分な睡眠が欠かせません。夜ふかしはしないで、1日8～10時間を目安にします。疲れたら昼間でもこまめに休息しましょう。

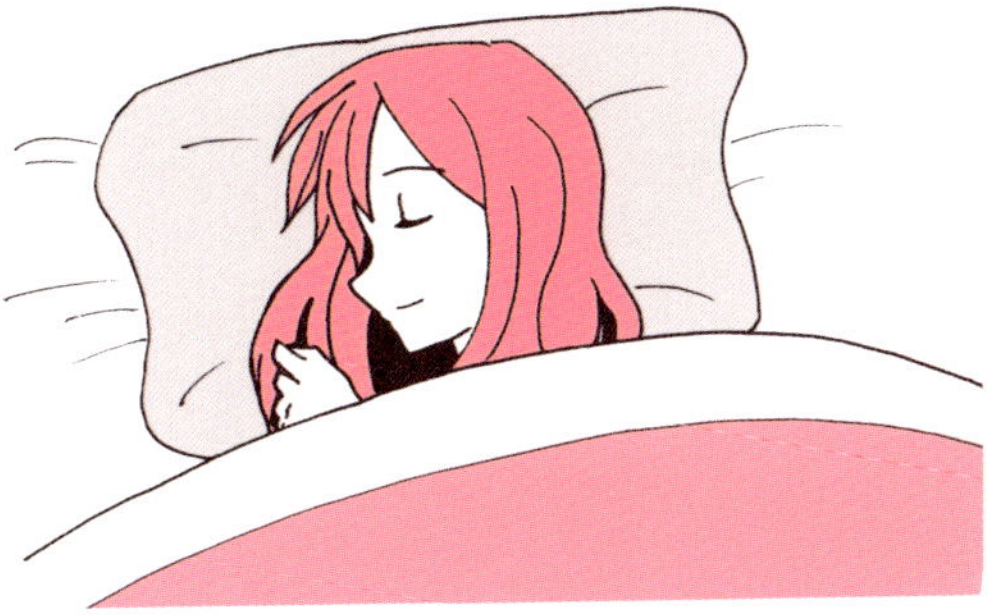

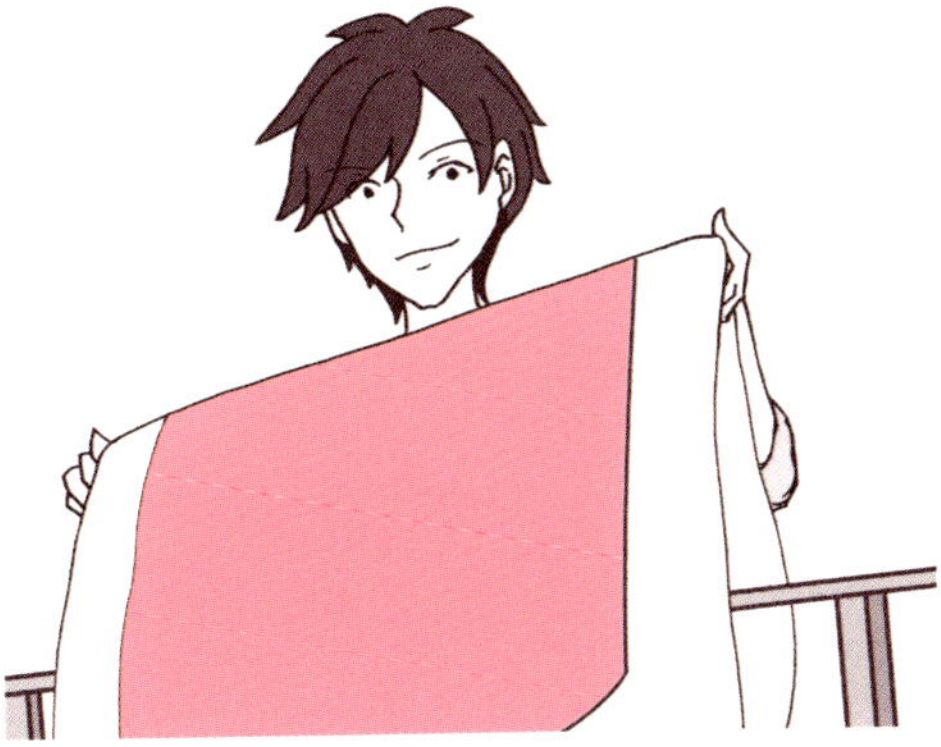

●力仕事はできるだけ避ける

布団干しや布団の上げ下ろし、家具の移動などの力仕事は、できるだけ避けたいものです。家族に頼むか、これを機にベッドに替えるのもよい方法です。

●家事の負担をなるべく減らす

立ち仕事も疲労の原因のひとつです。キッチンでは、いすに座って作業ができるようにします。掃除や洗濯なども長時間続けないで、休み休みするのが疲労をためないコツです。

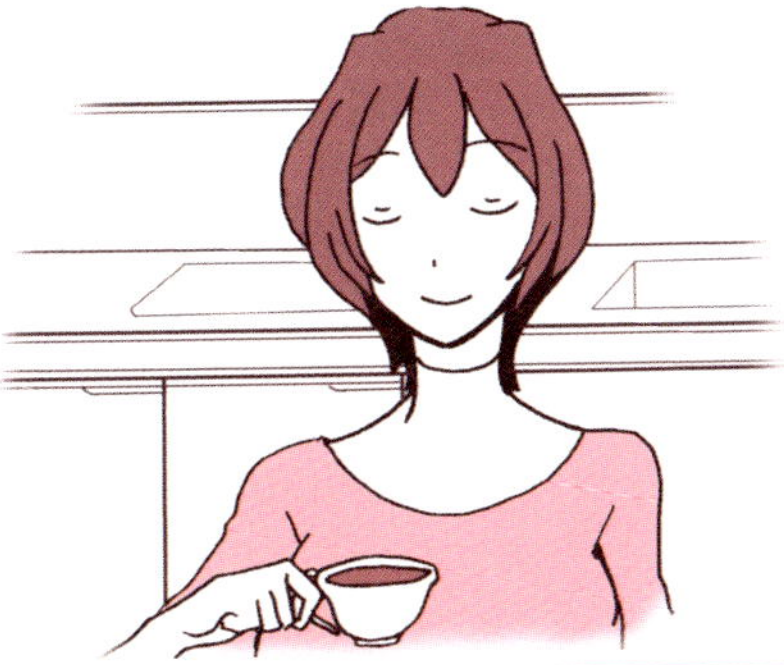

仕事をもっている人は、体調に合わせて調整できればベスト

仕事をもっている人が、1~3か月の長期入院した場合は、早く職場に復帰したいと思うでしょう。また、その後も通院や検査が繰り返されると、職場にも支障をきたすこともあるでしょう。しかし、体調を取り戻すために無理をしないことが大切なのです。

膠原病《こうげんびょう》であることを職場に報告するかどうかは、悩むところです。日常的に仕事が無理なくこなせるのであれば「あえて話さなくてもいい」と思うかもしれません。しかし、体調のよいときには問題がありませんが、体調の悪いときは遅刻や欠勤をするようになって、まわりの人に心配や迷惑をかけるようになるでしょう。そうであれば、**膠原病のことをきちんと説明しておいたほうがよいでしょう。**

立ち仕事や重い物を運ぶような力仕事は、疲労をためる原因になります。思いきって配置転換を相談するのも解決策です。**医師の診断書を提出すると、職場の理解を得られやすいでしょう。**こうした問題をクリアして仕事を続けている人はたくさんいます。

＊病気をオープンにする

「膠原病であることをオープンにすると、仕事に不利になるのではないか」

「病気を隠して働いていたが、うまくいかず離職してしまった」

そんな心配は早く解決しましょう。

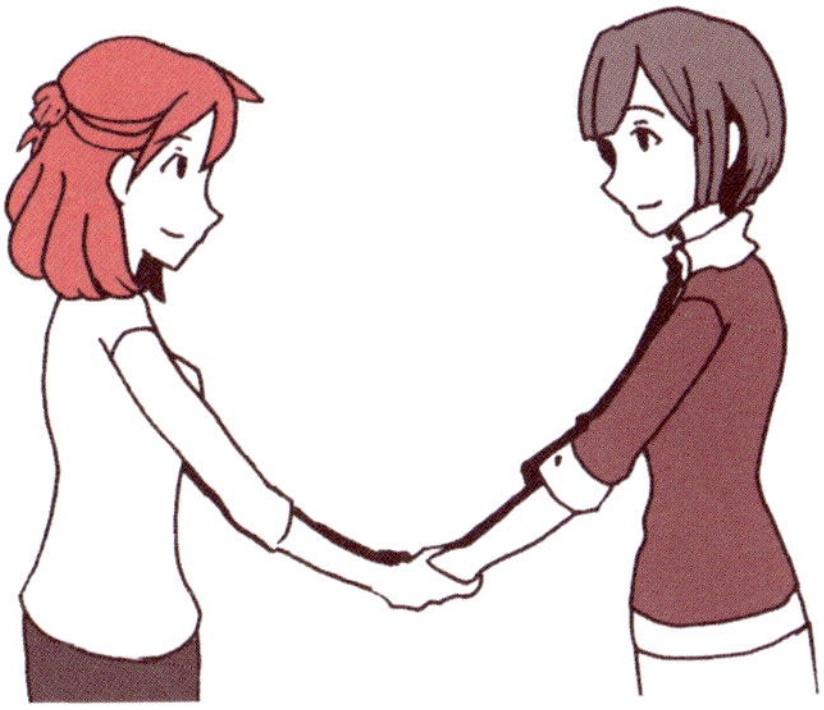

●膠原病であることを、きちんと伝える

職場の上司や仲間に、膠原病であることをきちんと報告しましょう。仕事は一人でできるものではなく、まわりの人とのチームワークです。理解と協力を得るようにしましょう。

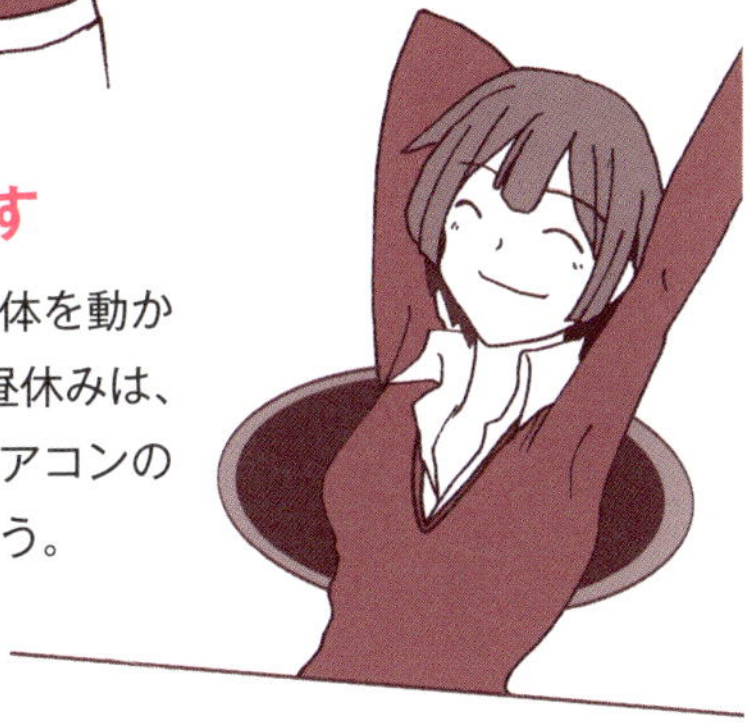

●仕事の合間に体を動かす

デスクワークの場合は、ときどき体を動かしたり、休憩したりしましょう。昼休みは、気分転換することも大切です。エアコンの温度や風向きにも気づかいましょう。

●通院の日程を確保する

事前に仕事のスケジュールを調整して、通院の日程を確保します。有給休暇などをうまく利用しながら工夫していきましょう。仕事よりも治療することを優先しましょう。

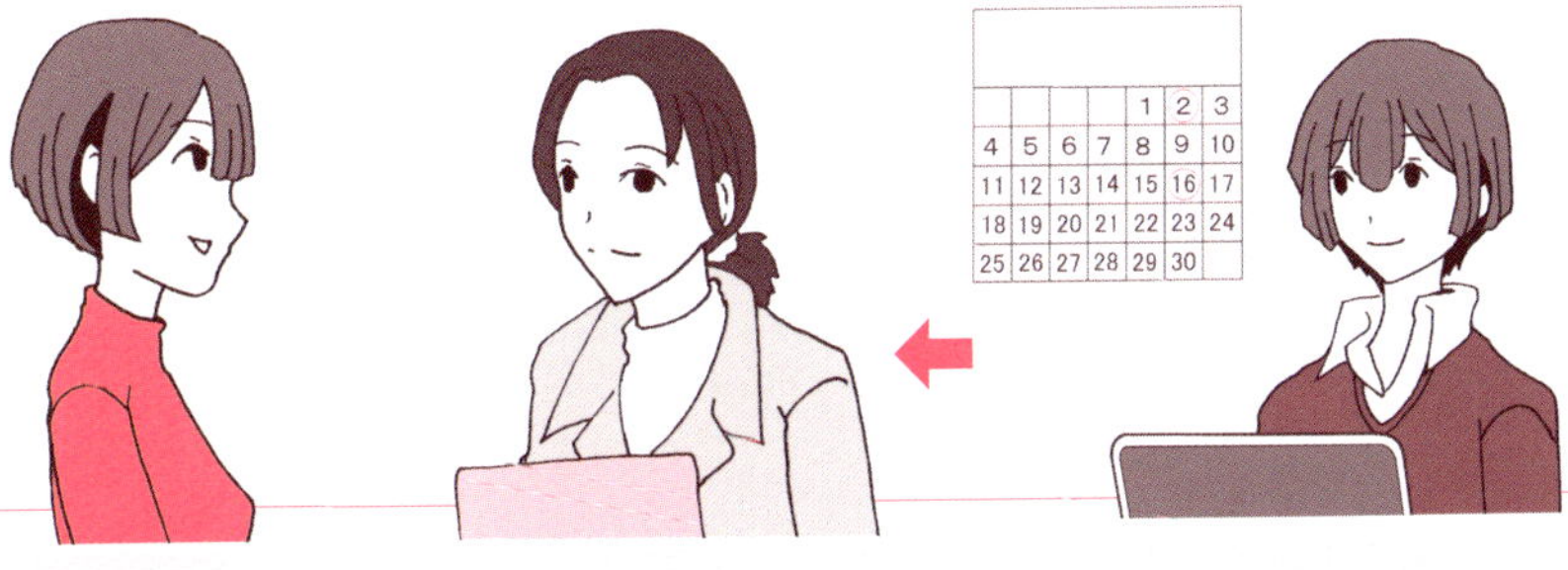

いくつかの条件とリスクを伴うが、時期を選んで計画的にのぞもう

膠原病《こうげんびょう》は、若い女性に発症することも多いので、結婚、妊娠・出産に対する不安は、切実な問題となります。妊娠をきっかけに、膠原病を発症することも少なくありません。このようなときは、家族に精神的にも肉体的にも支えてもらわなければなりません。また、結婚前の交際相手でも、正直に話して理解を求めましょう。

うまく説明する自信がないときには、**受診の際にパートナーに同行してもらい、主治医から詳しく説明してもらうのもよいでしょう。**膠原病は遺伝的な要因はあるものの、親から子どもに遺伝する病気でないことを理解してもらいます。そして、妊娠・出産についても互いに理解を深めて、話し合っておくことが大切でしょう。

膠原病であっても無事に出産して、元気な赤ちゃんを育てている人はいます。ただ、妊娠・出産するには、いくつかの条件とリスクが伴います。希望するときには、主治医とよく相談したうえ、時期を選んで計画的に望みましょう。

＊妊娠・出産できる条件は？

一人ひとりの状態や治療内容によって、妊娠・出産の条件は異なります。

男性が膠原病の場合も、服用する薬によっては胎児への影響が懸念《けねん》されることもあります。いずれにしても医師に相談しましょう。

長い間、よい状態にある

10か月以上、
落ち着いた状態にあり、
今後も[※1]寛解《かんかい》状態が続き、
妊娠期間を
無事に過ごせると
予測できることです。

重い臓器障害がない

腎臓、心臓、肺などに、
重い合併症がないことを
確認します。

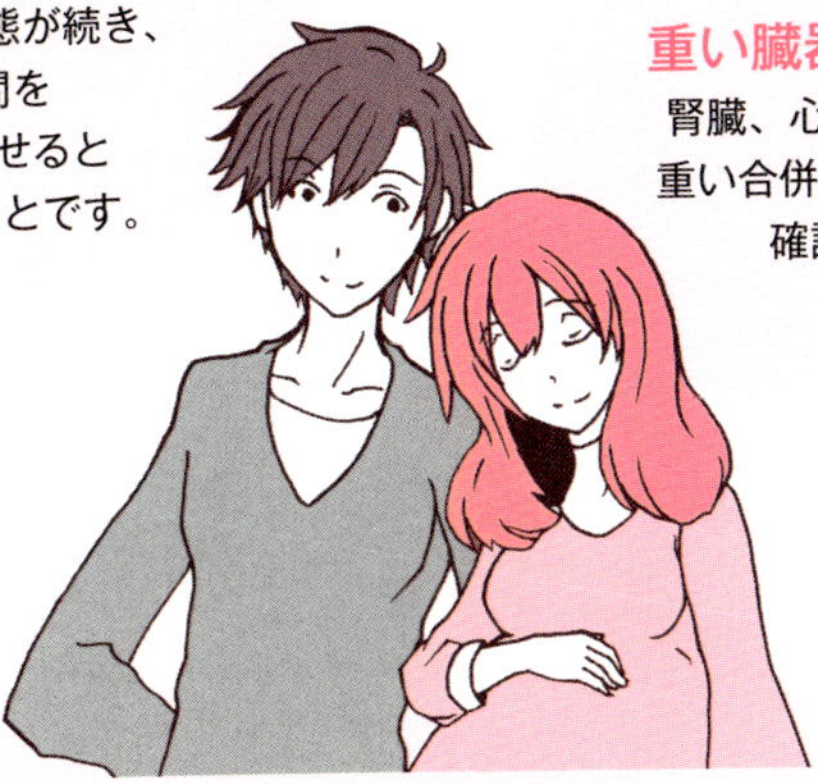

治療薬は制限される

●ステロイド薬

維持量（[※2]プレドニゾロン換算で1日10mg以下）であれば影響は少ないでしょう。

●抗リウマチ薬

胎児に催奇形《さいきけい》性（奇形）をもたらすことがあり、妊娠前に別の薬に切り替えるのが望ましいです。

●免疫抑制《めんえきよくせい》薬

胎児への影響が心配されるため、使用しないでよい状態であることが条件です。

特殊な自己抗体をもっていない

●抗ＳＳ－Ａ抗体

約10％の割合で胎児に先天性ブロック（心臓の脈が乱れる病気）を引き起こす可能性があります。

●抗リン脂質抗体

流産や死産の原因として知られます。妊娠をきっかけに血栓症を起こすこともあり、慎重な対応が必要です。

※1・寛解…病状が落ち着いた状態。
※2・プレドニゾロン換算…ステロイド薬の基準値。

母子ともに元気であるためのマタニティライフの注意点

希望どおりに妊娠したら、出産までの10か月間を無事に乗り切ることを第一番に考えます。**妊娠・出産の場合には、膠原病《こうげんびょう》の主治医と、産婦人科の医師とに密に連絡をとってもらい、どちらも定期的に受診して、経過をみてもらいます。**

妊娠・出産には、アクシデントはつきものです。妊娠初期は、健康な人でもつわりに悩まされ、流産の危険も伴います。妊娠中期は、比較的病状は安定します。妊娠後期になると、健康であっても急に妊娠高血圧症候群（妊娠中毒症）になって、早産をすることもあります。定期検診で貧血やむくみの徴候《ちょうこう》があれば、食事（鉄分の多いものや塩分を控え、栄養のバランスを整える）にも注意して、妊娠中毒症を予防します。また、不正出血や破水に注意して、いつ分娩《ぶんべん》してもいいように準備しておきましょう。

母体の状態が悪くなれば、人工中絶もありうるということも頭に入れておかなくてはならないでしょう。**気になることがあれば、ただちに受診するようにしましょう。**

＊ 妊娠期間に気をつけることは？

妊娠期間中は、膠原病と産科の定期検診を受けます。
母体の病状はいままでどおり主治医が治療していき、
胎児の発育や妊娠経過については、産婦人科医がチェックします。

●妊娠初期（妊娠15週まで）

流産に注意して、無用な外出は避け、安静に過ごします。必要な薬はきちんと服用します。

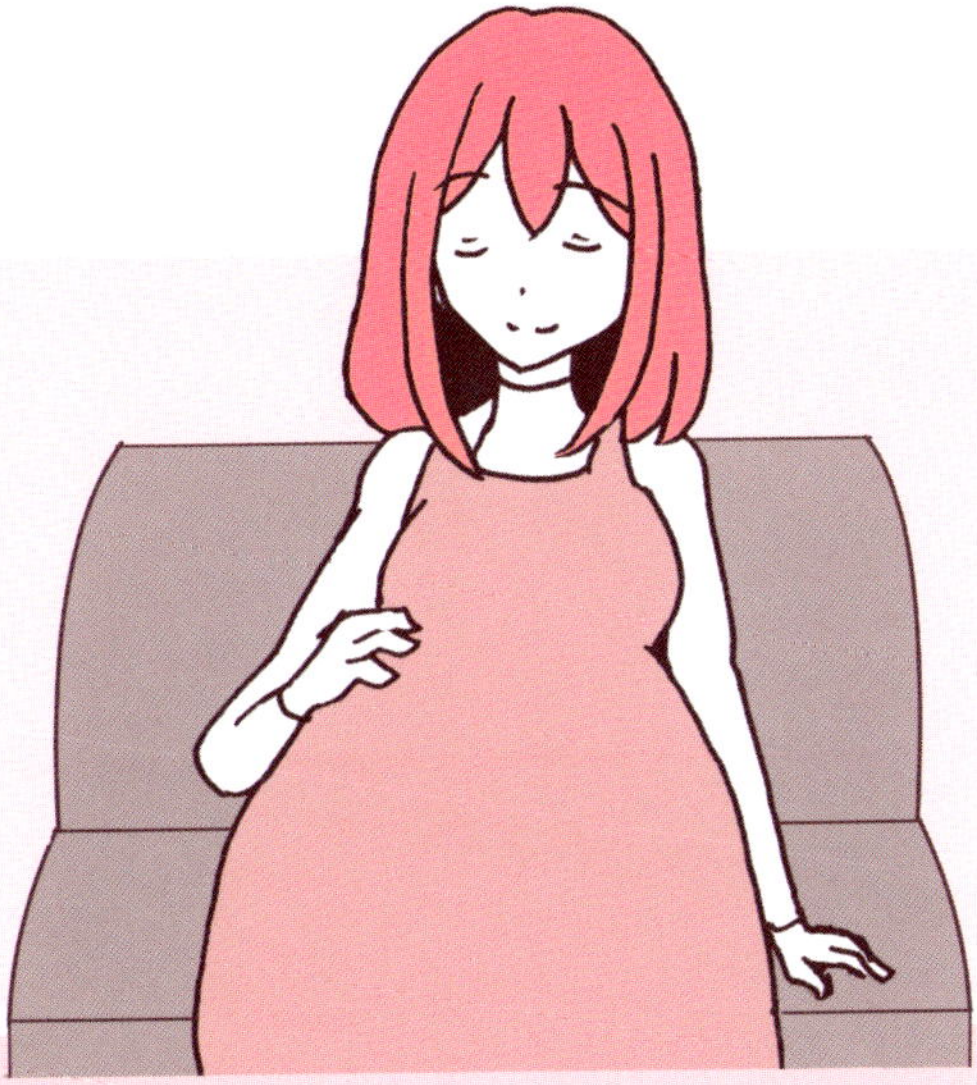

●妊娠中期（妊娠16～27週まで）

妊娠前よりもよい状態になります。ステロイド薬を減らしたり、抗リウマチ薬を使わなくても落ち着いた状態が保てます。ただし、お腹が大きくなって体重が増えると、関節への負担がかかります。定期検診で貧血やむくみの徴候があれば、食事にも注意します。

●妊娠後期（妊娠28週以降）

早産することもあるため、体を十分に休めます。不正出血や破水に注意して、いつ分娩になってもいいように準備します。

●出産後

※再燃が起こりやすくなるので、ステロイド薬を一時的に増量して再燃を防止します。母乳保育ができるかについては、主治医に相談しましょう。

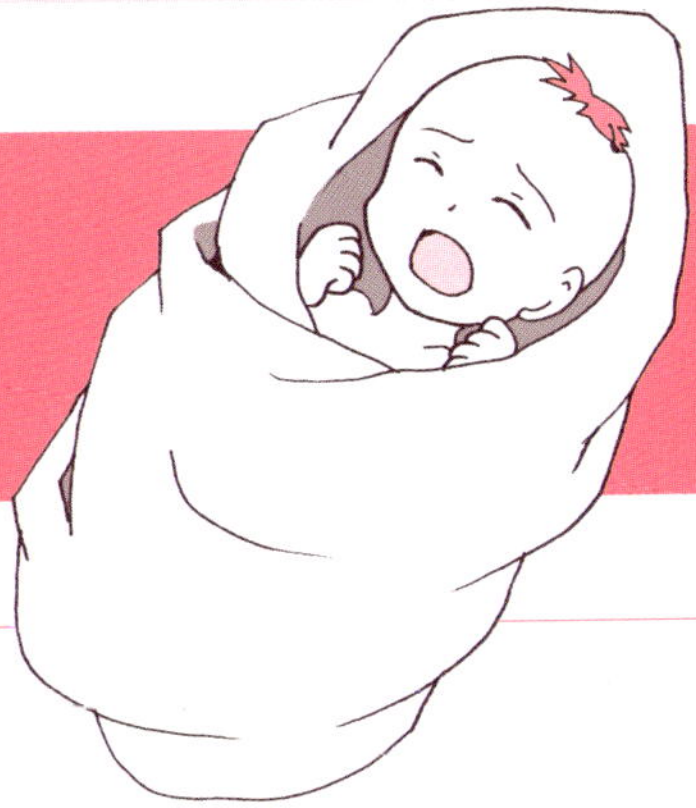

※再燃…再び病状が勢いを増す
増す状態。

出産後は、再燃《さいねん》を予防しながら育児とともに体調管理を行おう

女性の体にとって、精子や着床した胎児の細胞は「異物（非自己）」なのです。このため免疫システムが働き、胎児を異物と認識して排除するようなこと（流産）が起こりかねません。こういった働きから**赤ちゃんを守るため、妊娠中は免疫系が抑えられていると考えられています。**しかし、**出産が終わると、免疫系の抑制《よくせい》は一気に解除され、免疫システムはもとに戻ろうと前にも増して活発化します。**そのため自己免疫疾患を引き起こしやすく、膠原病の活動性も高まって再燃[※1]することが多いのです。

とくに、全身性エリテマトーデスや関節リウマチは悪化しやすく、それを防止するために一時的にステロイド薬の服用量を増やしたり、抗リウマチ薬の服用を早く開始したりする必要があります。なお、ピルの服用は、全身性エリテマトーデスでは女性ホルモンにより病気が悪化するおそれがあるかもしれないという理由で、積極的にはすすめられていません。また、抗リン脂質抗体陽性の患者さんは、ピルは禁止です。

※1・再燃…再び病状が勢いを増す状態。

＊出産後は？

無事に出産したあとも油断はできません。
出産後は育児におわれて、体に疲労がたまりがちです。
自分自身の体調管理や母乳保育について、しっかり考えましょう。

●家族のサポートが必要!!

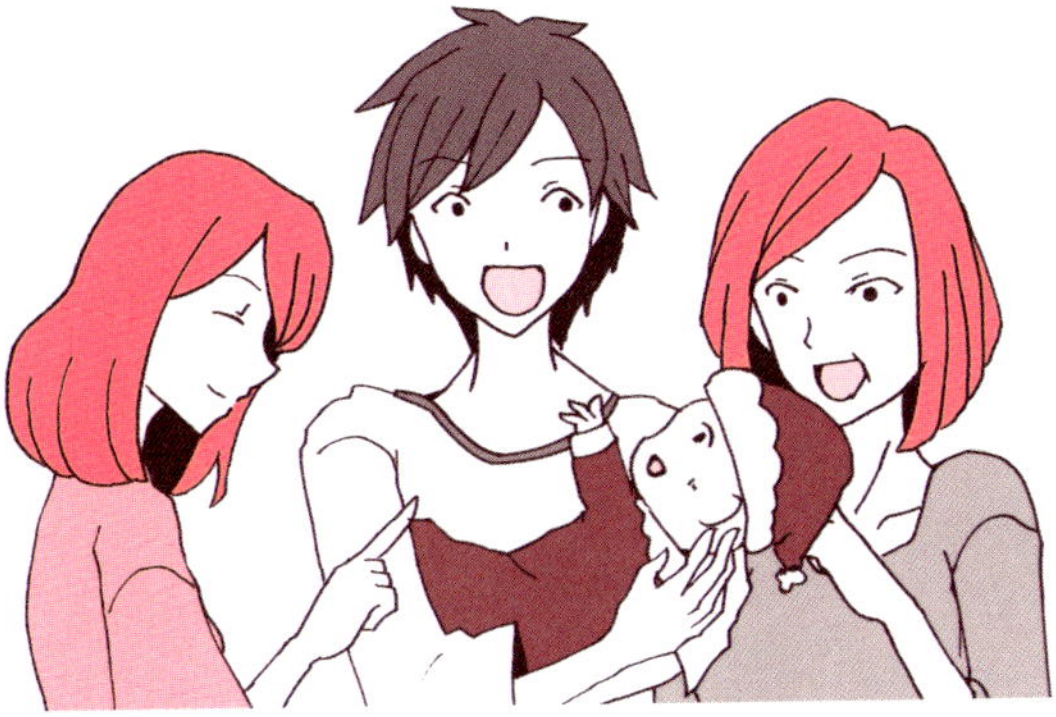

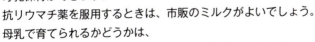

出産後は、
再燃が起こりやすいうえに、
育児で体に負担をかけがちです。
早めに治療を開始するとともに、
家族の協力を
得るようにしましょう。
ベビーシッターなどの
プロの手を借りるのもよいでしょう。

●母乳はだいじょうぶ？それとも粉ミルク？

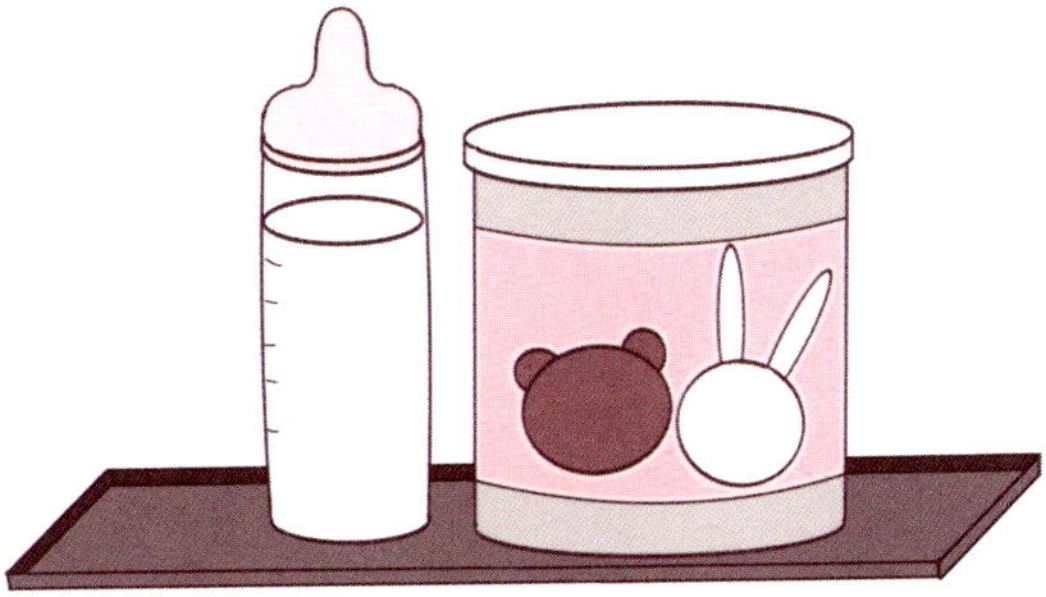

ステロイド薬は、
[※2]プレドニゾロン換算で
１日 20mg 以下であれば
母乳保育ができます。
抗リウマチ薬を服用するときは、市販のミルクがよいでしょう。
母乳で育てられるかどうかは、
服用する薬の種類と量で違うため主治医に相談しましょう。

※2005年に、厚生労働省により「妊娠と薬情報センター」が、
国立成育医療研究センターに設置されています。ホームページには、
授乳と薬に関する情報が掲載されています。
※妊娠と薬情報センター　http://www.ncchd.go.jp/

※２・プレドニゾロン換算…ステロイド薬の基準値。

かぜやインフルエンザを防ぐには、日ごろから皮膚や粘膜を衛生的にしよう

膠原病《こうげんびょう》では、異常な免疫反応が起こり、自己に向かって免疫が働きます。そのため本来の免疫の役割である外敵に対する防御システムがおろそかになりがちです。また、ステロイド薬や免疫抑制《よくせい》薬を服用していることは、感染症に対する防御を弱らせる原因になっています。そのため、患者さんは**感染症にかかりやすい傾向にあります。**

また、シェーグレン症候群では、粘膜が乾燥しやすいことで、ウイルスや細菌の感染を引き起こしやすくします。全身性強皮症をはじめ、膠原病では皮膚が傷つきやすく、化膿《かのう》しやすいのも特徴です。感染症を引き起こしやすくするだけでなく、感染症が引き金になって、膠原病を悪化・再燃[※1]させることもあるため注意が必要です。

なお、**かぜやインフルエンザなどにかかったときは、主治医を受診するのがよいでしょう。主治医とは別の近くの内科医を受診する場合は、膠原病であることと服用している薬をかならず伝えましょう。**日ごろから感染症の予防を心がけることが大切です。

※1・再燃…再び病状が勢いを増す状態。

＊感染症の予防で心がけることは？

かぜやインフルエンザの予防として、
「マスク・うがい・手洗い」がありますが、※2寛解《かんかい》状態であれば、
予防接種が可能です。
このほかにも心がけたい
感染症の予防があります。

●予防接種も有効

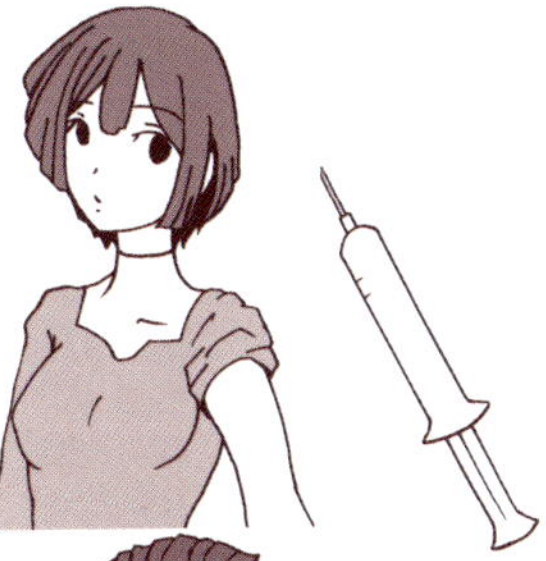

●皮膚、粘膜からの防ぐ

皮膚や粘膜は、
細菌から体を守る物理的バリアです。
けが、虫刺され、やけどなどによって
傷つけることを防ぎ、
衛生面にも注意します。

こまめに
歯磨きをしたり、
口をすすいだりする

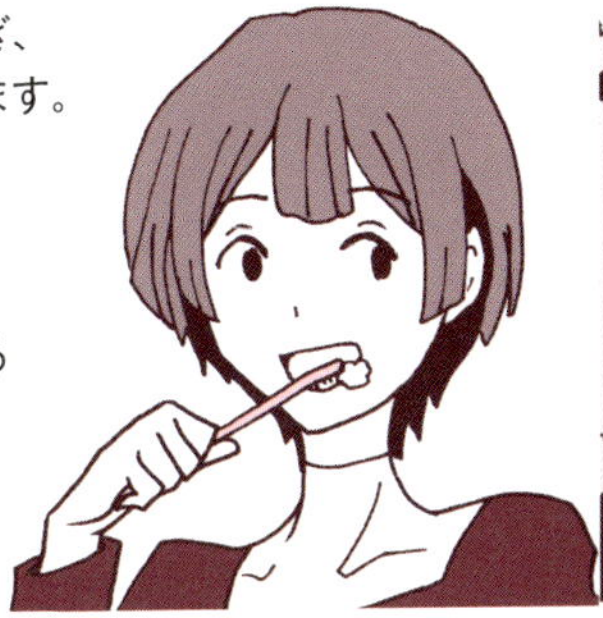

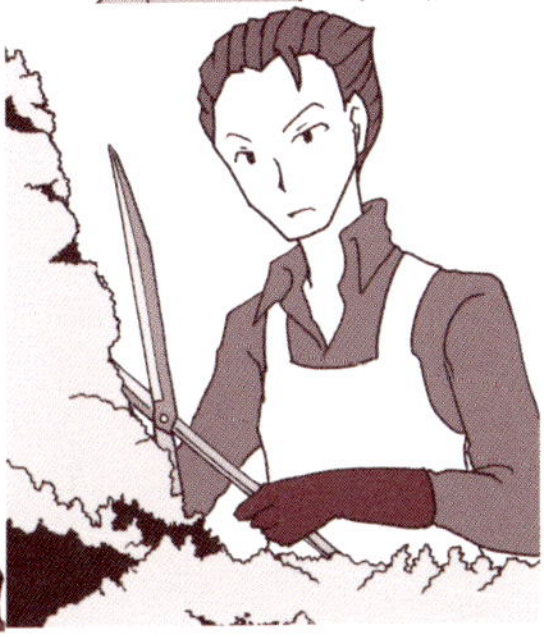

炊事や庭いじりは、
ゴム手袋をはめる

●尿路《にょうろ》感染症の予防

女性の場合は、
男性と比べ尿道《にょうどう》が短いため
細菌が膀胱《ぼうこう》に入りやすく、
膀胱炎や尿道炎を起こします。
日ごろから
衛生面に気づかい、
つぎのことを注意します。

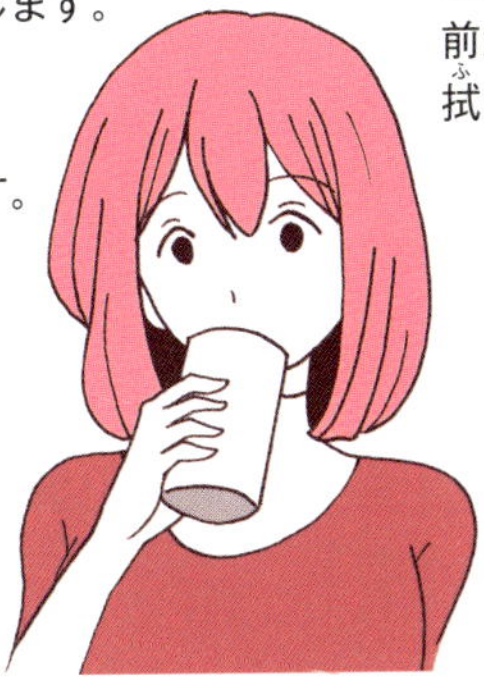

水分を多くとります
（日中多めに、
夕方からは控えめに）

尿意《にょうい》を
がまんしないで、
排尿《はいにょう》・排便《はいべん》の後は
前から後ろに
拭《ふ》くようにする

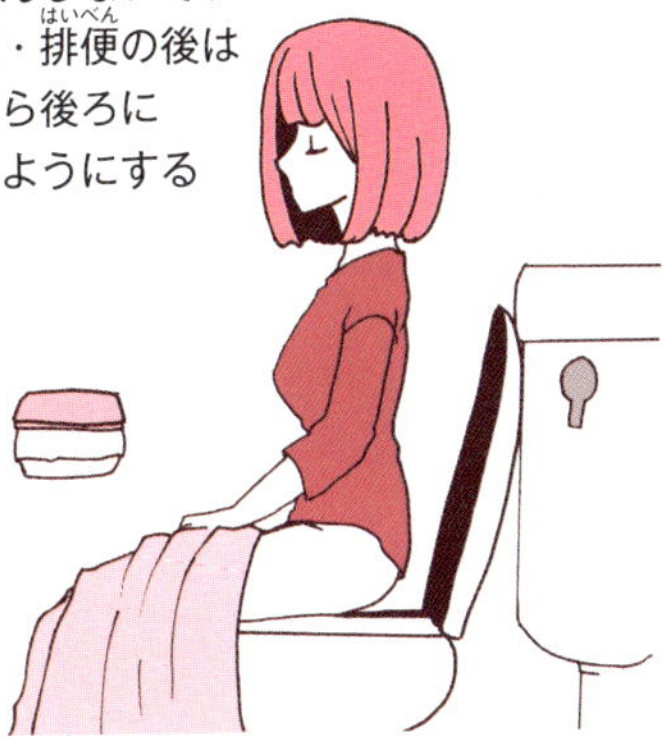

※2・寛解…病状が落ち着いた状態。

直射日光に過敏《かびん》な人は、できるだけ肌の露出《ろしゅつ》を避けよう

膠原病《こうげんびょう》のなかでも、特に全身性エリテマトーデス、シェーグレン症候群、皮膚筋炎の患者さんでは、「日光過敏症」がみられることがあります。この場合は、**直射日光（紫外線）を浴びると症状が悪化します。**

外出するときは、肌を露出させないように長袖の衣服を身につけ、日傘や帽子で直射日光を避けるようにします。また、日焼け止めクリームを塗るのも効果的です。また、海辺やプールサイド、冬の雪山、公園の砂場などでは、日陰でも反射による日光の影響があるため、長時間過ごすのは避けましょう。

日光過敏症があると、「戸外のスポーツや行楽はできない」と思い込んでしまう患者さんや家族が多いようです。しかし、一般的な紫外線対策を行って、なるべく短時間で切り上げれば、病気に悪影響を及ぼすようなことはありません。**1日中、部屋のなかにひきこもっているほうが、精神的なストレスになってしまいます。**

＊紫外線対策は？

すべての患者さんに、
日光過敏症がみられるわけではありません。
紫外線対策をすれば、戸外のスポーツやレジャー、
散歩も楽しめます。

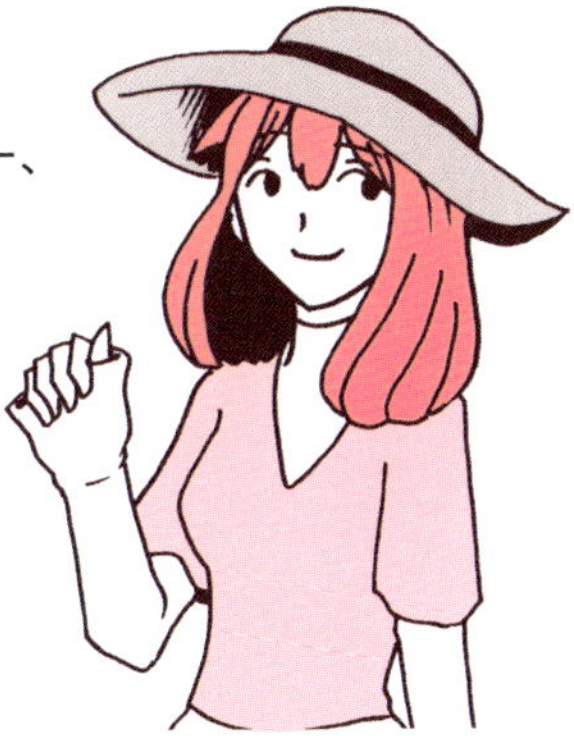

●長袖の衣類

日焼けを起こしやすい肩や腕は、衣類でカバーします。ＵＶカット素材の衣服もおすすめです。春先に薄手の長袖を購入しておくとよいでしょう。

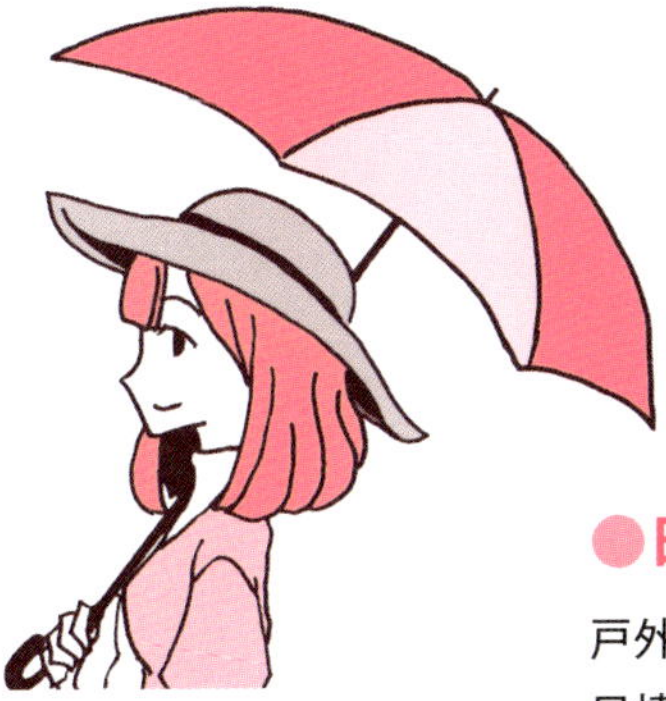

●日傘や帽子

夏の外出時は、直射日光（紫外線）を浴びないように、日傘やつばの広い帽子が欠かせません。

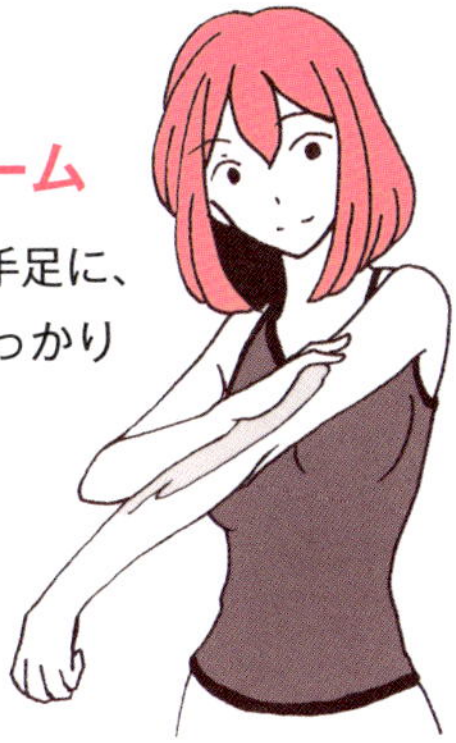

●日焼け止めクリーム

戸外にでるときは、顔や手足に、日焼け止めクリームをしっかり塗っておくと安心です。

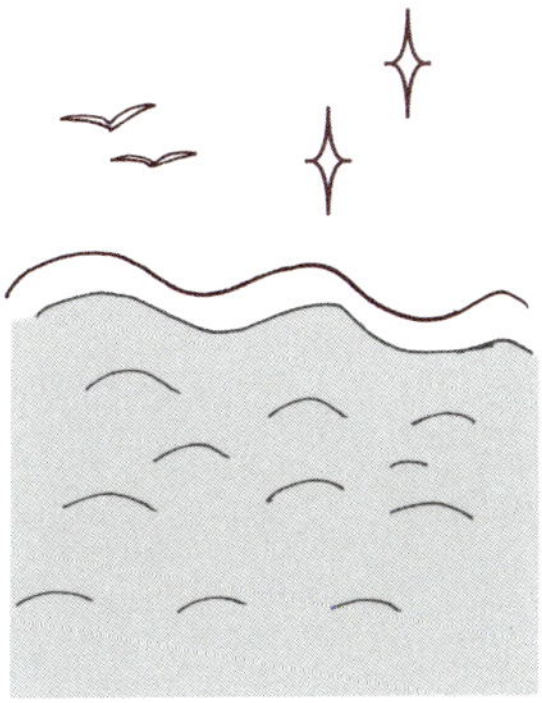

●雪、砂、水による反射も要注意

戸外でのスポーツや行楽での日焼けには、十分注意します。雪の日、公園の砂場、プールや湖にいるだけでも、日光の反射が悪影響を及ぼしますので気をつけましょう。

レイノー現象を予防するには、手足を寒さから守るのがいちばん!!

レイノー現象は、寒冷刺激や精神的なストレス（緊張）をきっかけに末端の動脈が収縮して血流が悪くなり、手足の指先が蒼白色《そうはくしょく》からチアノーゼ（紫色）になり、血液の流れが回復すると充血して自然に正常に戻る現象です。この現象が起きているときは、内臓にも同じように血流障害が生じている可能性があり、体にとってよい状態ではありません。

予防するには、極端な疲労や精神的なストレスを避けて、手足を寒さから守ることです。炊事や洗濯、掃除などで手を冷やさないことを心がけ、室温調整にも気づかい、夏場のエアコンは使いすぎないように注意します。

症状が強くでる場合は、手足の部分浴や温湿布で患部を温めます。血行をよくするために、ぬるめの湯（40℃以下）にゆっくりつかったり、手足のマッサージをしたりするのも効果的です。また、窮屈《きゅうくつ》な衣服は血行を悪くするため避けたほうがよいでしょう。薄くて軽い保温性の高い洋服や下着、靴下など、肌に優しい素材を選ぶようにしましょう。

＊こんなことが冷え対策!!

冷え対策は、首や手足、
お腹まわりを冷やさないで温めることに尽きます。
使い捨てカイロを使うのも有効です。

●重ね着で調整する

衣類を重ね着すると、
寒暖の差に合わせて脱ぎ着ができて便利です。
冬は手袋やマフラー、帽子などの
小物も活用しましょう。

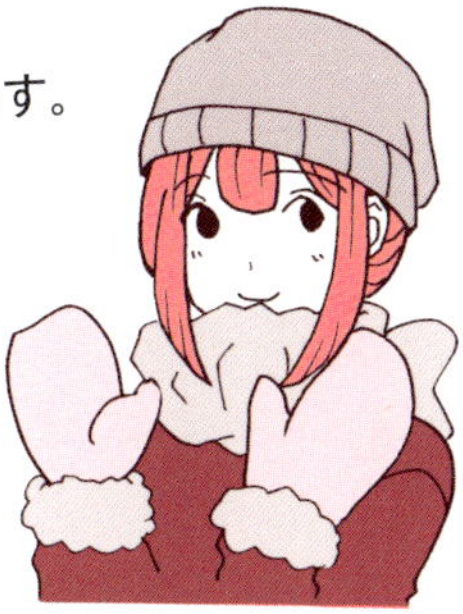

●洗いものは、手袋と温水でする

手指を冷やさないように、
炊事の洗いものや洗濯、掃除には、
ゴム手袋と温水を使うようにしましょう。

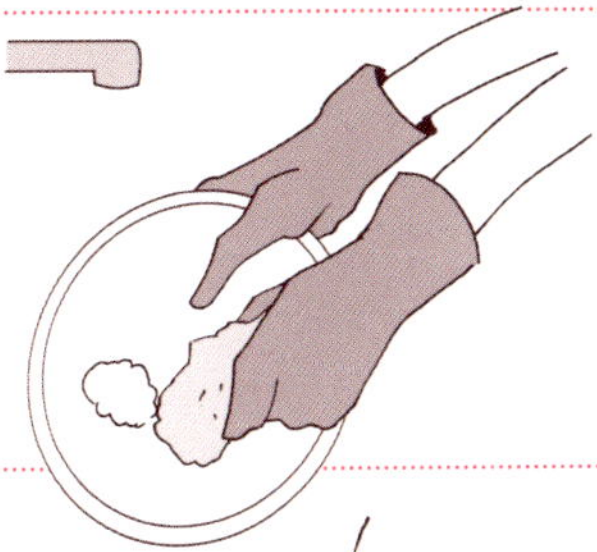

●部分暖房を活用する

寒い季節は、キッチンの足元に
小型ヒーターを置いたり、
リビングはホットカーペットを
敷いたりして、
足を温めるようにしましょう。

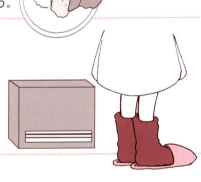

●冷房の温度設定は高めにする

冷房の温度設定は、常に高めにします。
除湿（ドライ）設定でも
十分に涼しいものです。
職場ではひざかけを
常備しておきましょう。

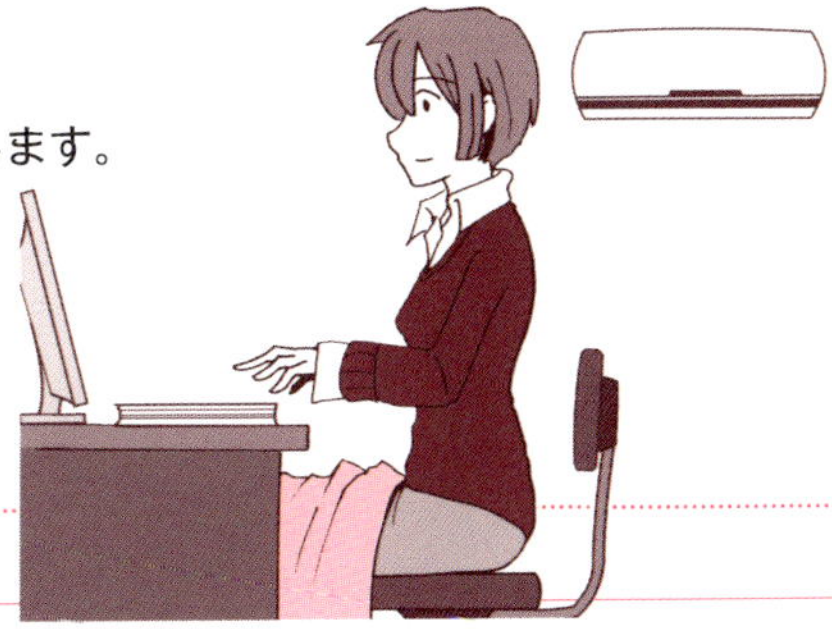

太りすぎに注意し、悪化させない食事を工夫しよう

膠原病《こうげんびょう》は、内臓障害がなければ、特別な食事療法は必要としません。ただ、薬の服用を考えると、**1日3回、決まった時間に、バランスのよい食事をすることが基本です。**

注意したいのは、ステロイド薬の副作用による体重増加です。**ステロイド薬には、食欲を増進させたり血糖値を上げたりする働きがある**ため、どうしても太りすぎやムーンフェイスになってしまいます。外見的に悩むだけでなく、関節や骨に負担をかけることになり、関節の痛みを強めたり、変形を進めたりする要因となります。また、ステロイド薬によって、骨粗《そ》しょう症や高血圧症、高脂血症、糖尿病などがみられやすいのです。

サプリメントや健康食品で特定の栄養素を補うよりも、食事から栄養をとるのがよいでしょう。また、冷たいものを食べすぎると、体が冷えてだるくなることがあるので注意しましょう。食事を工夫することで、体調がコントロールできれば、それに越したことはありません。

＊病院の栄養指導を楽しみながら……

「何をどう食べればよいのか？」「こうするとより効果的！」など、
病状に応じて栄養指導をしたり、
定期的に料理教室を開催したりする病院が増えています。
こうしたものを積極的に利用して、バランスのよい食事を心がけましょう。

●太りすぎ

ステロイド薬によって食欲が増します。食事は適量にとどめ、食べすぎに注意しましょう。

＊肥満を防ぐ

炭水化物、糖類、肉の脂身はひかえ、野菜や海藻《かいそう》などの食物繊維《せんい》を増やす、よく噛《か》んで食べる、間食はしないなど

●骨密度が低い

ステロイドを服用している人や関節リウマチで骨が弱くなっている人は、カルシウムの多い食品をとりましょう。

＊カルシウムの多い食品

小魚、乳製品、大豆・大豆加工品、緑黄色野菜など

●血圧が高い

膠原病で侵されやすいのが腎臓で、腎機能障害による高血圧です。塩分やたんぱく質を制限します。

＊減塩のコツ

だしをとって調味料は控える、漬け物・佃煮《つくだに》・干物・塩辛を食べすぎない、麺類《めんるい》の汁は残すなど

●貧血がある

女性はもともと貧血になりやすい傾向があり、検査で貧血がみられる人は、鉄分やたんぱく質をとりましょう。

＊鉄分の多い食品

レバー、魚介類、卵・チーズ、海藻、緑黄色野菜など

●飲み込みにくい

食道障害、乾燥症状によって食べ物が飲み込みにくいときは、硬いものを避けて水分をふくんだ消化のよいものをとりましょう。

＊食べやすい調理法

煮込んでやわらかくする、あんかけにする、汁物にするなど

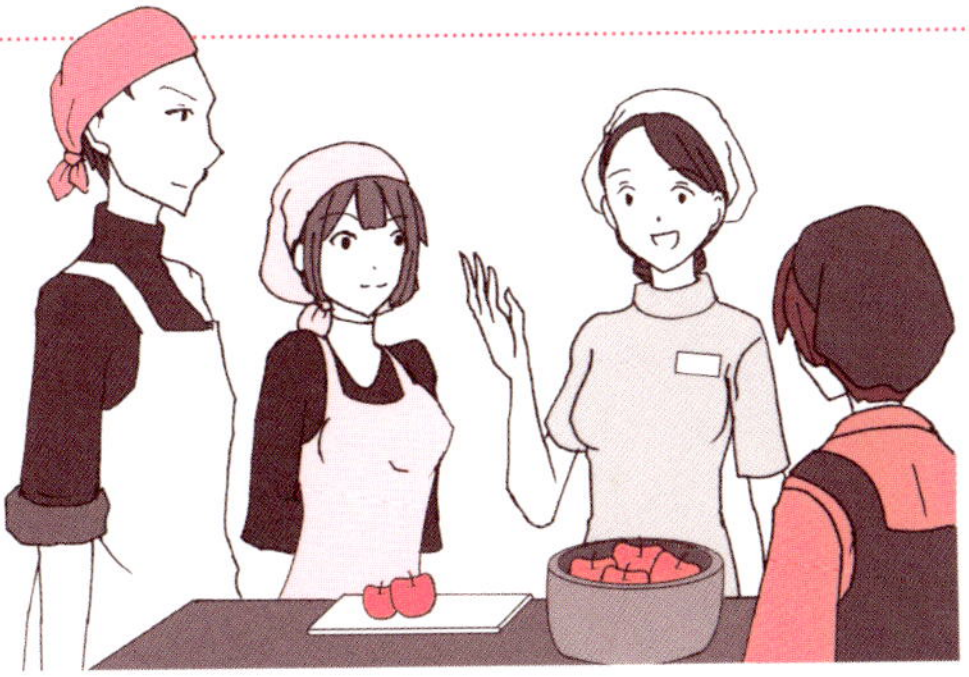

住まいの安全性を図り、できるだけ快適に暮らそう

関節障害が進行すると、健康なときにはできていた日常動作ができなくなり、暮らしのなかで不自由を感じる場面も増えてきます。骨がもろくなっている場合や、大腿《だいたい》や下肢《かし》の筋力が衰えて足が上がらなくなっている場合には、家のなかで転倒事故を起こしやすくなります。

転倒による打撲《だぼく》や骨折は回復が遅く、高齢になると骨折が引き金となって、寝たきりになってしまうこともしばしば見受けられます。そのような転倒事故を防ぎ、日常動作のしやすい快適な住環境をつくることが、※寛解《かんかい》を保つためには必要なことなのです。

たとえば、生活時間帯の多くを過ごすキッチンやリビングには、できるだけ段差をなくして、手すりなどをつけるとよいでしょう。トイレやバスルームなどの水回りは、寒さ対策や手すりや滑り止めマットを配置するとよいでしょう。生活の場である住まいの安全性を図って、できるだけ快適に暮らせるように工夫していきましょう。

※寛解…病状が落ち着いた状態。

＊これが家のなかでの転倒防止!!

関節障害があるときは、住まいを改造して、暮らしやすさをアップしましょう。
ちょっとした工夫で、生活の質が高まります。

段差をなくす

家のなかの敷居の段差は、
できるだけバリアフリーにして
転倒事故を防ぎます。

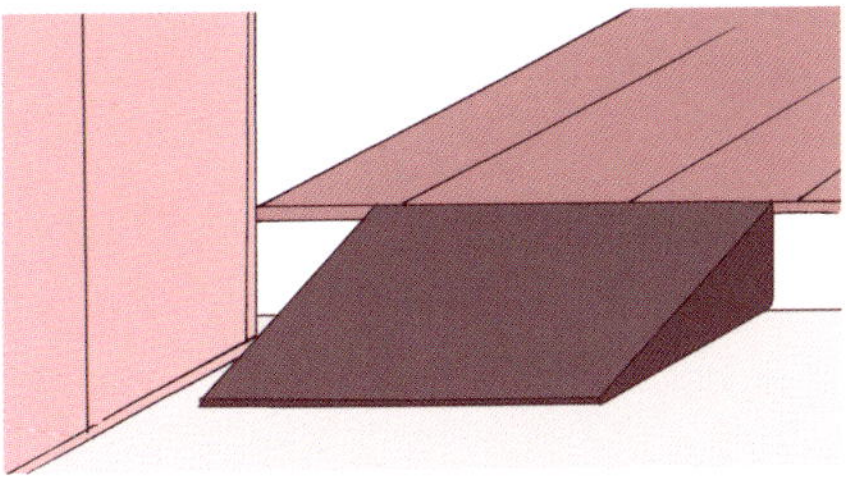

トイレ

足やひざに負担をかけないためには、
洋式トイレが便利です。
また、手の動きが不自由なときは
温水洗浄便座が必需品です。
手すりやひざかけがあるとよいでしょう。

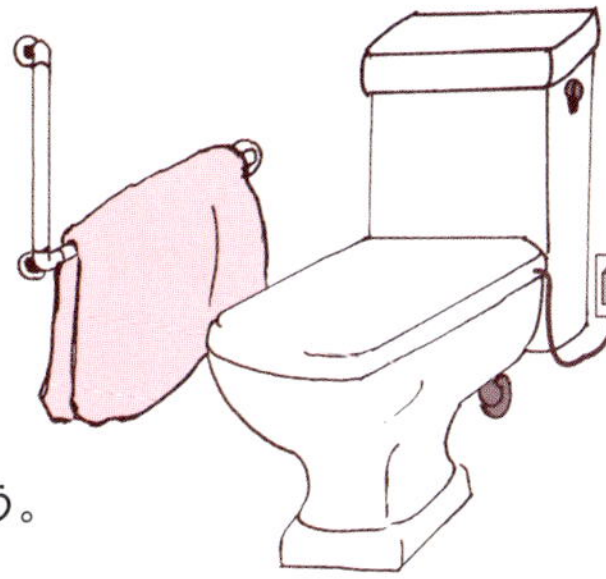

バスルーム

入浴時の事故も注意が必要です。
手すり、滑り止めマット、
浴槽内の腰かけは設置すると安全です。
脱衣所の寒さ対策も必要でしょう。
リラックスできる空間にしたいものです。

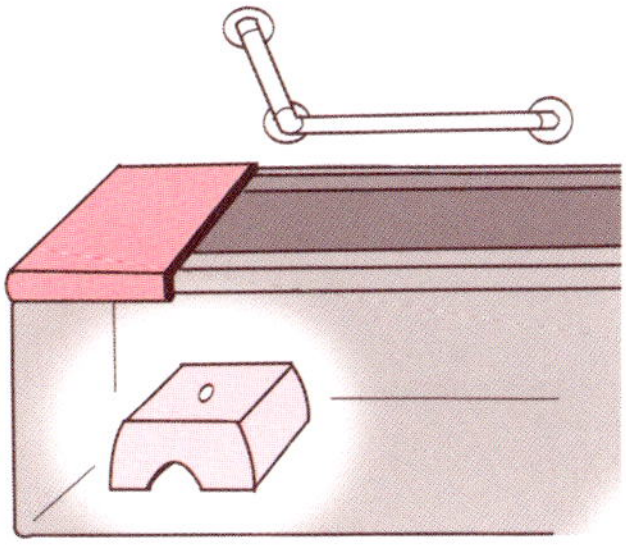

ドアノブ

ひねって回すドアノブは、
手の関節が痛むときは不便なものです。
レバー式に替えるか、
自助具を取りつけるとよいでしょう。

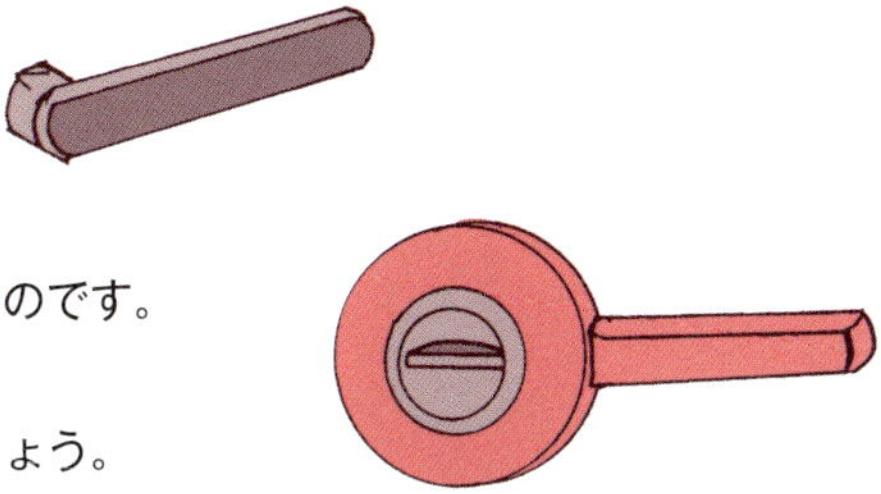

知っておきたい
ネットワーク

緊急時や体調管理に役に立つ!!

「膠原病《こうげんびょう》手帳」

同じ病気をもつ人と交流することは、不安やあせりを共有したり、
より前向きな考え方を知ったりでき、多くのメリットをもたらしてくれます。
患者会のひとつである「全国膠原病友の会」で作成された
「膠原病手帳」が注目されています。ぜひ参考にしてください。

「膠原病と診断されて、ひとりで悩んでいるという方も多くいらっしゃいます。どうか同じ病気をもつ仲間がいることを知ってください」と話すのは、全国膠原病友の会・会長の森幸子さんです。

東日本大震災をきっかけに、患者会が行う災害対策のひとつとして作成されたのが「膠原病手帳」です。

膠原病手帳は、緊急時に自分の病状を正しく伝えることができるよう、膠原病患者にとって必要な情報が掲載されるとともに、自分自身の情報を記入します。緊急医療支援手帳であるほか、日ごろの体調管理のための受診記録を含め、膠原病患者のための手帳として活用できます。

ふだんは何事もなく暮らしていける患者さんも、東日本大震災のような大規模災害が起これば、医療が不可欠な膠原病患者は「災害弱者（災害時要援護者）」になってしまうという現実が、被災者のなかから切実な声としてあがったのです。

一般に普及されている「お薬手帳」と一緒に、常に携帯するようにします。もちろん手帳がなくても、現在服用している〝薬のリスト〟をメモして携帯すれば大丈夫です。

同会・会長の森さんも、膠原病の患者さんのひとりです。妊娠を

知ってておきたい情報

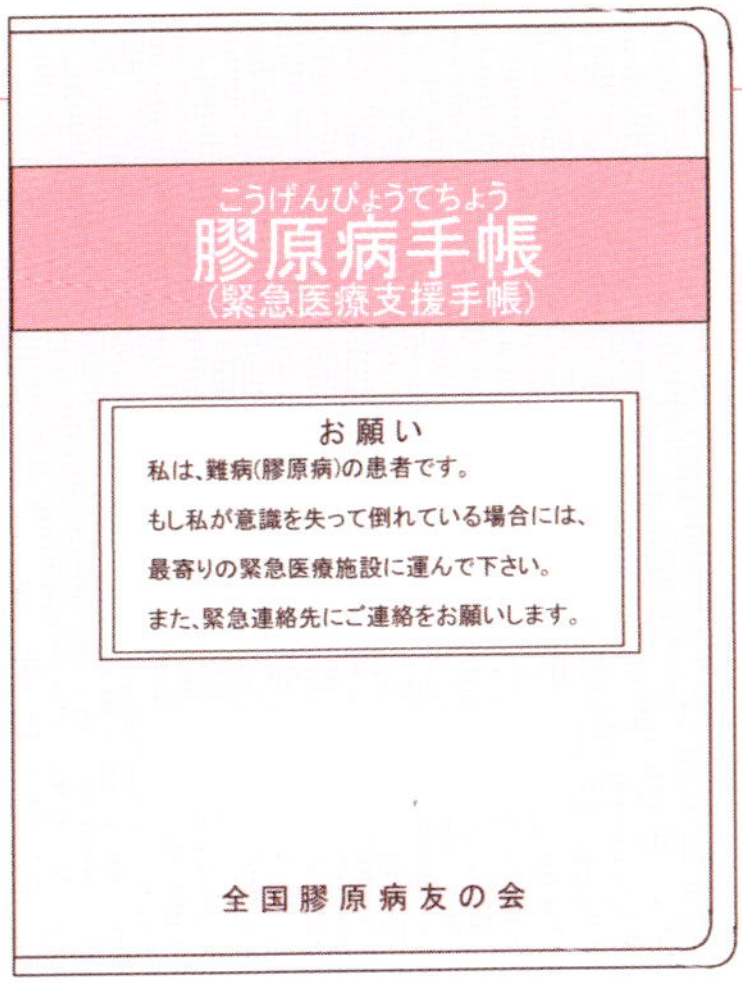

緊急医療支援する
「膠原病手帳」

サイズは、A6判（お薬手帳や文庫本と同じ大きさ）です。会員に無料配布されますが、一般販売（300円）もされます。問い合わせは、つぎのページの同会事務局まで。

きっかけに20歳前半で全身性エリテマトーデスを発病。「赤ちゃんを産みたい!!」という強い意志と、家族のサポートを得て、京都大学病院で無事に長男が誕生しました。

しかし、出産後は、副作用でムーンフェイスや胃潰瘍《いかいよう》になり、骨粗《そ》しょう症による脊椎《せきつい》の圧迫骨折、精神的にも不安定になって不眠症なども経験します。

症状がよくなるなかで、「病気にはなったけれど、家族や医師、看護師、近所の人、患者会の人たちに助けられてやってこられた」と思えるように。同会の活動に積極的に参加して「自分の経験を伝えていきたい」と話します。

＊記入事項は？

●本人の状況

氏名／年齢／住所／電話番号／血液型／緊急連絡先／健康保険証および特定疾患医療受給者証・心身障害者医療費受給資格者証などの番号など

●医療情報

膠原病の病名／膠原病と診断された年および医療機関名／現在かかっている膠原病に関する医療機関名および主治医名／合併症を含む膠原病以外の病名／使用薬剤名／禁忌《きんき》薬剤名（副作用などで使ってはいけない薬）など

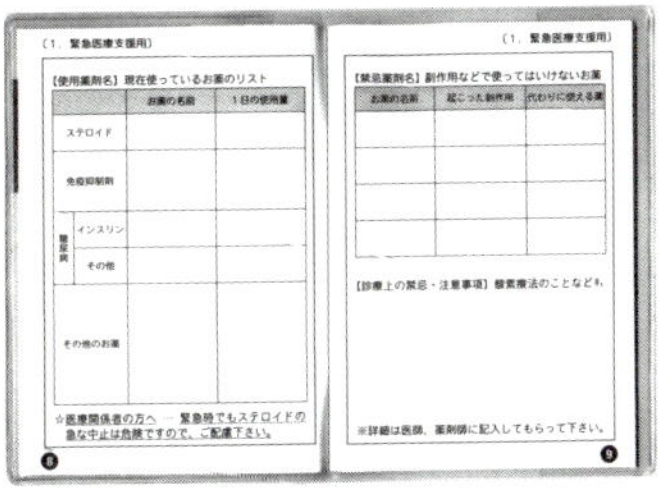

知っておきたいネットワーク

同じ病気をもつ「患者会」リスト

膠原病《こうげんびょう》の患者会では、それぞれ定期刊行物や総会・支部会、医療講演会、相談会などを開催して患者さん同士の交流を深めています。ここでは、おもな患者会を紹介します。

●公益社団法人日本リウマチ友の会

1960年設立以来、リウマチ患者の医療・福祉・社会環境の改善に大きな役割を果たしてきた会です。会員数は約1万6000人を有します。

〒101-0047
東京都千代田区神田紺屋町6番地
大矢ビル2階
TEL 03-3258-6565
FAX 03-3258-6668
＊9時30分～16時30分（土、日、祝日を除く）
http://www.nrat.or.jp/

●あすなろ会

16歳までに発症する関節リウマチ「若年性特発性関節炎」の子どもをもつ親の会です。子どもたちをとりまく諸問題に、前向きに取り組む活動を行っています。

〒125-0041
東京都葛飾区東金町7-5-8-501
TEL & FAX 03-3600-9771
（常時留守伝、折り返し電話します）
http://www.asunarokai.com/

●日本シェーグレン症候群患者の会
●特定非営利活動法人シェーグレンの会

「日本シェーグレン症候群患者の会」からの業務委託で、2013年4月22日に「特定非営利活動法人シェーグレンの会」を設立。集会の開催、会報や患者カードの発行、「シェーグレン寄り添いダイヤル」を毎週火曜日午前9時～正午に実施。

〒173-8610
東京都板橋区大谷口上町30-1
日本大学板橋病院 血液膠原病内科内
TEL 070-5082-7185
FAX 03-3972-2893
＊10時～16時（土、日、祝日を除く）
http://www.maeda-shoten.com/sjogren/

●全国膠原病友の会

1971年に膠原病患者や専門医などの協力により設立され、機関誌『膠原』や『膠原病ハンドブック第3版』などを発行。会員数は約5000名。全国35の都道府県に支部があり、身近な地域での活動を行っています。

〒102-0071
東京都千代田区富士見2-4-9
千代田富士見スカイマンション203
TEL 03-3288-0721
FAX 03-3288-0722
＊10時～16時（土、日、祝日を除く）
http://www.kougen.org/

●大動脈炎症候群友の会・あけぼの会

2002年に、京都を拠点に出発した大動脈炎症候群（高安動脈炎）単独の患者会です。全国各地で交流会や勉強会を行っています。

TEL 080-3430-5815
http://ip.tosp.co.jp/i.asp?i=a2k0b0n2

●ベーチェット病友の会

ベーチェット病に関する正しい理解を深め、よりよい療養生活を送るため、さまざまな活動を行っております。

〒630-0114
奈良県生駒市鹿ノ台西3-10-13　遠田方
TEL 090-3272-7088
TEL & FAX 0743-79-4183
http://behcets.web.fc2.com

※2016年4月時点

知っておきたい
制度

療養生活を支える「社会制度」

膠原病《こうげんびょう》は慢性疾患であるため、その治療は長い期間にわたることもあります。その間の医療費は家計に大きな負担になります。医療費負担を軽減するために、公的な援助制度を利用しましょう。公的な援助制度はいろいろあります。利用できる制度があれば、最大限に活用するとよいでしょう。

「指定難病」かどうか

2014年の「難病の患者に対する医療等に関する法律」の成立に伴い、2015年から左側に示す膠原病の大部分の病気が「指定難病」に含まれることになりました。指定難病はこれまで特定疾患と呼ばれていたものですが、患者数が少なく、原因が不明で治療法が確立しておらず、長期療養を必要とする病気を意味しています。指定難病は医療費の助成を受けることができますが、医療を受けている指定医療機関の難病指定医に診断書を作成していただくことが必要です。診断基準には重症度分類にもとづく重症度も記載され、これにより医療費助成が行われます。

指定難病に含まれる膠原病の仲間

高安動脈炎（大動脈炎症候群）、巨細胞性動脈炎（側頭動脈炎）、結節性多発動脈炎、顕微鏡的多発血管炎、多発血管炎性肉芽腫症（ウェゲナー肉芽腫症）、好酸球性多発血管炎性肉芽腫症（チャーグ・ストラウス症候群、アレルギー性肉芽腫性血管炎）、悪性関節リウマチ、原発性抗リン脂質抗体症候群、全身性エリテマトーデス、多発性筋炎／皮膚筋炎、強皮症（全身性強皮症）、混合性結合組織病、シェーグレン症候群、成人スチル病、再発性多発軟骨炎、ベーチェット病、全身性若年性特発性関節炎

認定

病状と所得に応じて自己負担が軽減される

認定されると、「特定医療費受給者証」が交付され、病状と所得に応じて医療費の自己負担の限度額が決まります。その限度額を超えた金額が公費で負担されます。

医療費助成の対象は症状の程度が一定以上の患者ですが、軽症者であっても高額な医療を継続することが必要な場合には医療費助成の対象となります。

対象外

ほかの助成制度を探す

指定難病の対象外の患者さんには、健康保険や国民健康保険などの医療保険に加入していると、つぎの給付制度が利用できます。また、自治体によって、いろいろな公的サービスがありますので、積極的に自治体に問い合わせてみるとよいでしょう。

- 高額療養費の払い戻し制度
- 高額医療費貸付制度
- 傷病手当金
- 重度身体障害者医療費助成制度
- 介護保険、など

難治性疾患克服研究事業による医療費の公費負担制度のしくみ

治療を行う医療機関	都道府県知事が、本事業を行うに適当と認められる医療機関を選定しています。
対象者	指定難病に※罹患《りかん》し、医療を受けており、保険診療の際に自己負担がある者です。
治療期間	原則として１年以内となっています。

● 申請手続きの流れ ●

「申請書（①）」「同意書（②）」

臨床審査個人票を提出することに対するものを自分で記入します。

▼

「臨床審査個人票（③）」を主治医に記入してもらいます。

▼

申請に必要な書類は、**「住民票（④）」**と、
世帯の生計中心者の所得が確認できるもの、
「源泉徴収票（⑤）」あるいは「（非）課税証明書」です。

▼

以上、**５つの書類**がそろったら、住んでいる地域の保健所に提出します。

▼

書類は、保健所から「特定疾患認定審査対策協議会」に送られます。

＊申請から医療受給者証が交付されるまで、１か月はかかります。
＊申請手続きの詳細は都道府県によって異なりますので、詳しくは最寄りの保健所で問い合わせ下さい。

「難病情報センター」

厚生労働省が「難治性疾患克服研究事業」の対象としている疾患を中心に、ホームページで情報の提供を行っています。病気についての詳しい知識や、各都道府県の「難病相談・支援センター」の所在地・連絡先などの情報が得られます。医療機関ではないため、個人個人の症状や診断・治療内容に関する問い合わせは行っていません。　ホームページ　http://www.nanbyou.or.jp/

※罹患…病気にかかること。

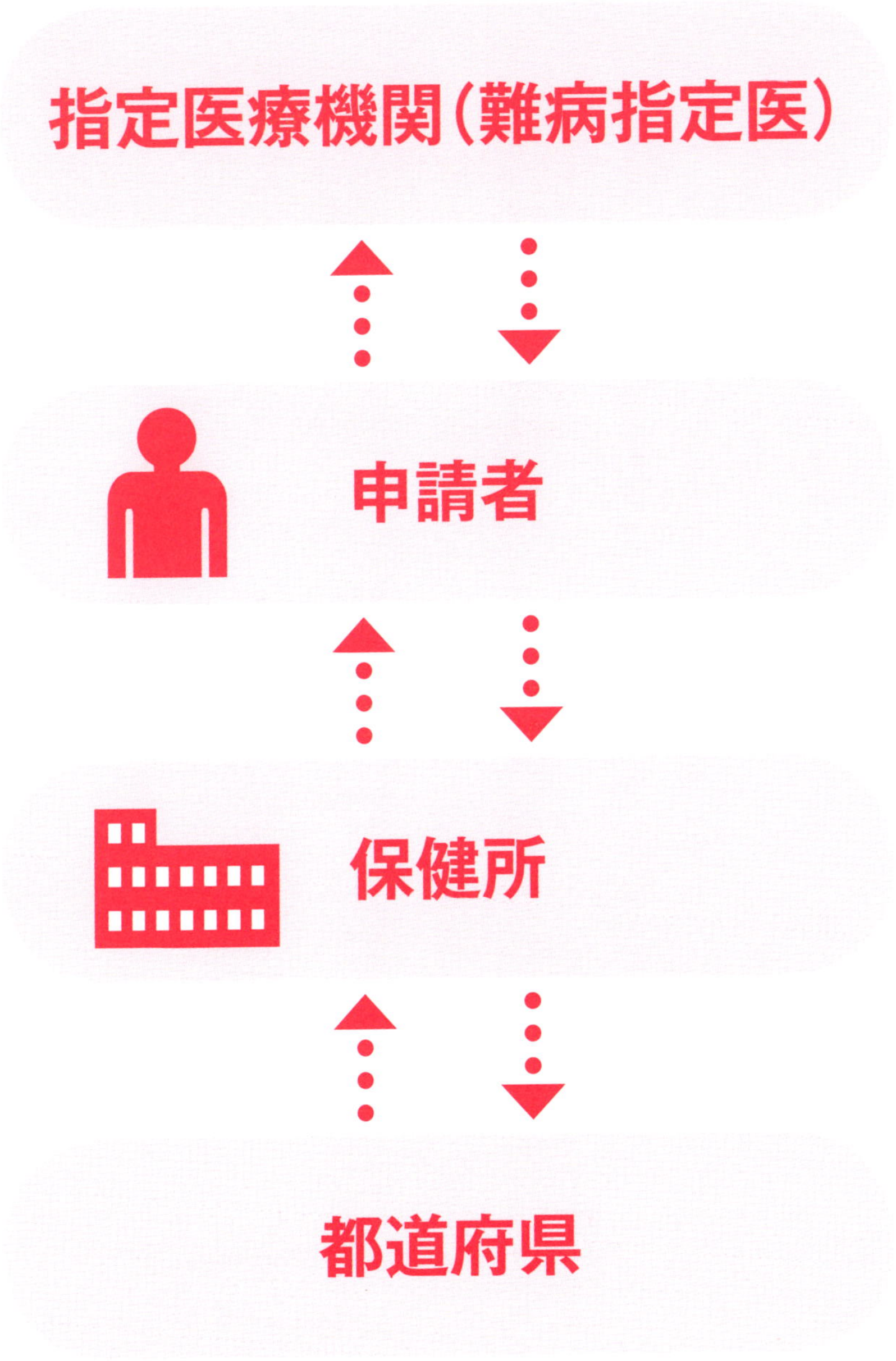
指定医療機関（難病指定医）
申請者
保健所
都道府県

あとがき

近い将来は〝オーダーメイド医療〟の時代に

２００５年に順天堂大学膠原病《こうげんびょう》内科学教室教授を退任しましたが、現在もリウマチ・膠原病の診療に携わっています。わたし自身、人生の大半を膠原病とともに歩んできたことになります。

昨年の秋に、30年以上前に受診された全身性エリテマトーデスの患者さんと、そのご子息が訪ねてこられました。お母さんは、当時かかりつけの医師から禁じられていた妊娠・出産をあきらめきれず、わたしどもの病院で出産されたのです。膠原病の患者さんの妊娠・出産は、40年前は禁止、30年前はチャレンジだったのです。現在、妊娠するには、いくつかの条件とリスクも伴いますが、妊娠前から病状をコントロールしておけば可能となりました。

膠原病の治療で、一歩先を進んでいるのが関節リウマチです。生物学的製剤の導入により、治療薬不要の「完全寛解《かんかい》」※も夢ではなくなりました。また、薬の効果や副作用の多くは、遺伝子のタイプによって影響されていることが次第に解明されてきています。これにより、未然に重い副作用を避けること

※完全寛解…病状が落ち着いた状態を保ち、臨床的にコントロールされた状態。

ができるようになりました。近い将来は、一人ひとりの患者さんにあった治療薬を選択する〝オーダーメイド医療〟が実施されると思われます。

患者さんも年齢を重ねますと、膠原病そのものではなく、生活習慣病や悪性腫瘍《しゅよう》（がん）、身体機能では骨粗《そ》しょう症による転倒・骨折にも留意する必要があります。

「なぜ膠原病になったのか」と思い悩むより、病気を自分自身の一部として共有することができれば、健康だったときと同様に幸福感を味わうことができると思います。

膠原病の医療が飛躍的に発展を遂げた時期に、診療・研究に携わることができたこととともに、患者さんからおしはかることができないほど、多くのことを教えていただいたことに感謝しています。

橋本博史